U0295296

世界
卫生统计

2019

为可持续发展目标监测健康

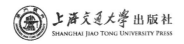
上海交通大学出版社
SHANGHAI JIAO TONG UNIVERSITY PRESS

图书在版编目（CIP）数据

世界卫生统计：为可持续发展目标监测健康. 2019 /
世界卫生组织著；信虹云, 袁玉芹主译. —上海：上
海交通大学出版社, 2022.1
ISBN 978-7-313-24341-6

Ⅰ. ①世… Ⅱ. ①世… ②信… ③袁… Ⅲ. ①卫生统
计-世界-2019 Ⅳ. ①R195.1

中国版本图书馆CIP数据核字（2021）第184557号

Published by the World Health Organization in 2019
Under the title *World health statistics 2019: monitoring health for the SDGs, sustainable development goals*
© World Health Organization in 2019
世界卫生统计（2019）：为可持续发展目标监测健康
©上海交通大学出版社, 2019
The World Health Organization has granted a translation and publicationpermission for an edition in Chinese to the Shanghai Jiao Tong University Press,which is solely responsible for the quality and faithfulness of the Chinesetranslation. In the event of any inconsistency between the English and the Chinese editions, the original English edition shall be the binding and authenticedition.
世界卫生组织已授权上海交通大学出版社翻译和出版中文译本，该出版社对中文译本的质量和忠实负责。
中英文版本如有不一致之处，以英文原版为准。

世界卫生统计（2019）：为可持续发展目标监测健康
SHIJIE WEISHENG TONGJI (2019): WEI KECHIXUFAZHANMUBIAO JIANCE JIANKANG

著　　者：世界卫生组织

出版发行：上海交通大学出版社

邮政编码：200030

印　　制：当纳利（上海）信息技术有限公司

开　　本：889mm×1194mm　1/16

字　　数：105千字

印　　次：2022年1月第1次印刷

书　　号：ISBN 978-7-313-24341-6

定　　价：98.00元

主　　译：信虹云　袁玉芹

地　　址：上海市番禺路951号

电　　话：021-64071208

经　　销：全国新华书店

印　　张：9

版　　次：2022年1月第1版

版权所有　侵权必究

告读者：如发现本书有印装质量问题请与印刷厂质量科联系

联系电话：021-31011198

国外最新卫生政策研究译丛
编委会

译者序

为应对社会经济发展伴随的各种资源环境问题，联合国于1987年在《我们共同的未来》中提出了"可持续发展"(sustainable development) 的概念。可持续发展是"既满足当代人的需要，又不对后代人满足其需要的能力构成危害的发展"。为了更好地引导世界各国落实可持续发展的相关议程，联合国制定了不断细化的可持续发展目标 (sustainable development goals, SDGs) ，先后发布了《我们共同的未来》、《21世纪议程》、《联合国千年宣言》(又称"千年发展目标"，简写为MOG) 、《改变我们的世界：2030可持续发展议程》(又称"2030议程") 等。其中，"2030议程"用于指导2015—2030年的全球可持续发展工作。

"2030议程"制定了17个可持续发展目标和169个具体目标，兼顾了经济、社会和环境三个方面。这17个可持续发展目标分别是：

(1) 在世界各地消除一切形式的贫穷 (SDG1)；

(2) 消除饥饿，实现粮食安全，改善营养和促进可持续农业 (SDG2)；

(3) 让不同年龄段的所有的人过上健康的生活，提高他们的福祉 (SDG3)；

(4) 提供包容和公平的优质教育，让全民终身享有学习机会 (SDG4)；

(5) 实现性别平等，保障所有妇女和女孩的权利 (SDG5)；

(6) 为所有人提供水和环境卫生并对其进行可持续管理 (SDG6)；

(7) 每个人都能获得价廉、可靠和可持续的现代化能源 (SDG7)；

(8) 促进持久、包容性和可持续经济增长，促进充分的生产性就业，促进人人有体面工作 (SDG8)；

(9) 建造有抵御灾害能力的基础设施、促进具有包容性的可持续工业化，推动创新 (SDG9)；

(10) 减少国家内部和国家之间的不平等 (SDG10)；

(11) 建设包容、安全、有抵御灾害能力的可持续城市和人类社区 (SDG11)；

(12) 采用可持续的消费和生产模式 (SDG12)；

(13) 采取紧急行动应对气候变化及其影响 (SDG13)；

(14) 养护和可持续利用海洋和海洋资源以促进可持续发展 (SDG14)；

(15) 保护、恢复和促进可持续利用陆地生态系统，可持续地管理森林，防治荒漠化，制止和扭转土地退化，提高生物多样性 (SDG15)；

(16) 创建和平与包容的社会以促进可持续发展，让所有人都能诉诸司法，在各级建立有效、负责和包容的机构 (SDG16)；

(17) 加强执行手段，恢复可持续发展全球伙伴关系的活力 (SDG17) 。

在这17个可持续发展目标和169个具体目标中，包含了1个健康目标和50多个与健康相关的具体目标。

当然，仅给出目标是不够的，目标的完成情况如何，需要通过一系列指标进行监测和审查。对此，联合国于2017年6月正式发布了包含232个指标的可持续发展目标指标体系。这一体系构建了一个全球性的、跨行业与国家背景的可持续发展基准，有利于建立横向对比基础，促进全球尺度的协作，进而推动可持续发展。

世界卫生组织 (WHO) 作为联合国系统内卫生问题的指导和协调机构，一直致力于跟踪和监测全球卫生健康趋势。自2005年以来，世界卫生组织每年发布关于世界卫生状况的年度报告，提供了世界卫生组织各会员国的最新卫生统计数据，是有关世界人民健康状况的权威消息来源。在世界卫生组织的官方网站上，所有的年度报告都可以 Adobe PDF 的形式下载，但遗憾的是，其中大多数为英文。为了让读者充分了解全球卫生健康趋势，我们组织力量，对2019年版的《世界卫生统计》进行了翻译，并希望能在今后继续跟进，每年发布新的版本。由于时间仓促，翻译中的不足之处，恳请读者朋友批评指正。

上海市卫生和健康发展研究中心主任

2020年8月

前言

成立71年以来，世界卫生组织（简称"世卫组织"）始终抱持的愿景是：所有国家的所有人民都能达到最高健康水准。为评估我们是否正在朝着这一愿景发展，突显已取得进展的方面，以及揭示需要改变方向的领域，拥有可靠的数据至关重要。

健康趋势在不断发展，卫生系统也是如此。没有一个卫生系统是完美的，所有国家都有被卫生系统落下的人。因此，准确记录全球人口的健康状况及其变化过程非常重要。

自2005年以来，世卫组织每年都公布《世界卫生统计》报告，该报告是世界卫生状况的年度快照。自2016年以来，《世界卫生统计》系列报告一直侧重于监测卫生工作在实现可持续发展目标（SDG）上的进展，2019年版《世界卫生统计》中含有卫生相关SDG指标的现有最新数据。

SDG旨在消除任何地方的医疗不平等问题。2019年版《世界卫生统计》阐明了一段时间内的人口健康趋势，并按世卫组织区域、世界银行收入组别分类和生理性别对数据进行了分解，以确定主要的医疗不平等现象。该报告显示，在低收入国家，人们的健康经常受到可预防或可治疗的疾病和病症的影响。许多过早死亡与环境因素或主要的潜在死亡原因（如吸烟、不健康的饮食、缺乏锻炼和酗酒）有关。

《世界卫生统计（2019）》报道的只是冰冷的数字，后果却是人类承担的。在低收入国家，每41名妇女中就有一名死于孕产原因，每一例孕产妇死亡都会极大地影响其家庭成员的健康和社区的复原力。孕产妇死亡的风险不仅因贫困得到加重，这种风险的出现还会使贫困社区的贫困现象一代一代地持续循环下去。

为了解决这种人间悲剧，我们必须坚持不懈地寻找方法，在采取应对措施时，必须以具有说服力的可靠的健康风险、服务可及性和健康结果数据为依据。目前，许多国家都缺乏准确监测卫生趋势和为决策提供信息所需的卫生信息系统。为此，世卫组织正着手制定与各国进行战略政策对话的全新方法，并战略性地采用了相关证据和信息来推动变革。

我们将继续与各国合作，以加强这些国家的卫生信息系统并获得更好的数据。我们还将建设一个现代化的数据主干网，允许世卫组织和各国在三个层面上共享和分析数据。我们还将投入资金加强各级机构的分析能力，从而确定卫生趋势，进行预测，并为加快实现卫生目标助力。

报告中每一页纸上的每个数字背后都是一个人、一个家庭、一个社区和一个国家。我希望各国政府、卫生保健提供者、学术界、民间社会组织、媒体等各行各业根据这些统计结果来促进健康、维护世界安全和为弱势群体服务。

世界卫生组织总干事

谭德塞　博士

（Tedros Adhanom Ghebreyesus）

缩略语对照表

AFR	WHO African Region	世卫组织非洲区域
AIDS	acquired immunodeficiency syndrome	艾滋病
AMR	WHO Region of the Americas	世卫组织美洲区域
COPD	chronic obstructive pulmonary disease	慢性阻塞性肺病
COSI	Childhood Obesity Surveillance Initiative	儿童肥胖症监督计划
CRD	chronic respiratory disease	慢性呼吸道疾病
CRVS	civil registration and vital statistics	民事登记与人口动态统计
CVD	cardiovascular disease	心血管疾病
DHS	demographic and health surveys	人口与健康调查
DTP3	diphtheria-tetanus-pertussis third dose	百白破三联疫苗第三剂
EMR	WHO Eastern Mediterranean Region	世卫组织东地中海区域
EUR	WHO European Region	世卫组织欧洲区域
FGM	female genital mutilation	女性生殖器切割
GGE	general government expenditure	政府总支出
GHO	Global Health Observatory	全球卫生观察站
HALE	healthy life expectancy	健康预期寿命
HBV	hepatitis B virus	乙型肝炎病毒
HES	health examination survey	健康体检调查
HI	high income	高收入
HIV	human immunodeficiency virus	艾滋病毒
IHR	International Health Regulations	国际卫生条例
ITN	insecticide-treated mosquito net	经杀虫剂处理的蚊帐
LAC	Latin America and the Caribbean	拉丁美洲及加勒比
LI	low income	低收入
LMI	lower-middle income	中低收入
LMIC	low-and middle-income countries	中低收入国家
M/F	male to female (ratio)	男女比率
MCV2	measles-containing vaccine second dose	第二剂麻疹类疫苗
MIS	malaria indicator surveys	疟疾指标调查
MMR	maternal mortality ratios	产妇死亡率
NCD	noncommunicable disease	非传染性疾病

NTD	neglected tropical disease	被忽视的热带疾病
ODA	official development assistance	官方发展援助
PAHO	Pan American Health Organization	泛美卫生组织
PCV3	pneumococcal conjugate vaccine third dose	肺炎球菌结合疫苗第三剂
PPP	purchasing power parity	购买力平价
PrEP	pre-exposure prophylaxis	暴露前预防措施
SCI	service coverage index	服务覆盖指数
SDG	Sustainable Development Goal	可持续发展目标
SEAR	WHO South-East Asia Region	世卫组织东南亚区域
TB	tuberculosis	肺结核
UHC	universal health coverage	全民健康服务覆盖
UMI	upper-middle income	中高收入
UN	United Nations	联合国
UNICEF	United Nations Children's Fund	联合国儿童基金会
WASH	water, sanitation and hygiene for all	饮用水、卫生设施和个人卫生
WB	World Bank	世界银行
WHO	World Health Organization	世界卫生组织
WPR	WHO Western Pacific Region	世卫组织西太平洋区域

目 录

简 介

《世界卫生统计》系列是世界卫生组织为其194个成员国编制的卫生统计年鉴。该系列由世卫组织数据、分析和交付司、技术部门和区域办事处合作编制而成。

《世界卫生统计 (2019)》总结了预期寿命和死亡原因方面的最新趋势和水平 (第1章),并报告了卫生状况和卫生相关可持续发展目标 (SDG) 及相关目标 (第2—8章)。接着,该报告总结了主要的卫生调查结果,包括可用于监测卫生相关SDG进展情况的基础数据 (第9章),最后简要讨论了对卫生政策和方案规划的影响 (第10章)。附件1和附件2分别提供了地区级和国家级指定健康相关SDG指标的统计数据,附件3概述了世卫组织的区域分组。

2019年报告尽可能按世卫组织区域、世界银行收入分类[1]和生理性别来分门别类地陈述数据,并讨论了健康状况和预防以及治疗服务可及性方面的差异,特别是两性间的差异。人们观察到,生理性别和社会性别会造成卫生差异 (如表0.1所示),本报告已尽量对这些因素所起的作用加以阐述。由于世界卫生统计侧重于阐述预期寿命、死亡原因和SDG指标,因此未反映男性和女性在一些疾病 (如贫血) 上的重要健康差异。此外,本报告总结了各国卫生数据和各国之间的卫生差距,但对于卫生相关指标中生理性别差异与家庭财富、种族和地理位置等其他因素之间的相互作用,本报告未进行地方层面的分析。最后要指出的是,可供分析的数据集之间存在差距,这意味着本报告中的分析并非详尽无遗。尽管如此,笔者仍希望,通过该报告来提高人们在两性关键卫生结果差异方面的意识,强调这些差异在实现SDG方面的重要性,并鼓励人们在收集数据、分析健康状况、制定政策和设计卫生方案时系统考虑性别作用。

表 0.1　生理性别和社会性别的定义

生 理 性 别	社 会 性 别
生理性别是指决定一个人是女性还是男性的生物学特征。这些生物学特征并不相互排斥,因为有些人天生就具有不符合传统女性或男性定义 (兼具两性特征者) 的生理或生物性特征。	社会性别是指在社会文化下形成的关于女人与男人,男童与女童的标准、角色以及关系。社会性别还指女人、男人、男童、女童和兼具两性特征者的性表达和性身份。社会性别与决定健康和公平的其他社会因素和结构因素密不可分,而且会因时间和地点的不同而不同。
在染色体、基因表达、激素、免疫系统和解剖学 (如体型、性和生殖解剖学) 上均可以看到生物性别差异。	社会性别差异和卫生不平等现象会影响以下方面:人们面临的风险因素、就医行为和风险承担行为;健康信息的获得和使用,促进、损防、治疗、康复和姑息医疗服务的获得和使用;以及医疗体验,包括获得与掌控资源和权力关系方面的体验。

1　除非另有说明,本报告中使用的世界银行收入分类是指世界银行根据与数据或估计数年份相对应的人均国民总收入 (gross national income, GNI) 对经济体进行的分类。

生 理 性 别	社 会 性 别
具有生物性别特异性的病症的示例： ● 宫颈癌 (女性)； ● 前列腺癌 (男性)； ● X连锁免疫调节剂可以加强女童的免疫反应。	导致不同健康结果的社会性别相关因素的示例： ● 早孕,包括童婚导致的早孕,使女童面临不良健康结果的风险上升； ● 由于男女有别的劳动分工,男性和女性可能面临不同的工伤或疾病风险； ● 对于男性来说,男子气概的社会性别规范鼓励吸烟和饮酒,而针对年轻女性,烟草行业提出了将吸烟与女性自由和解放画等号的社会性别规范； ● 女性在获得医疗服务时可能会因为其无法支配或不掌管家庭资金、需要照顾家人以及出行不便而受到限制,而男性的就医则可能受到男子气概规范的影响,在这类规范中,看医生会被认为不像个男人； ● 除了社会性别规范和角色之外,在性认同上的交叉性歧视会导致变性人在医院等场所遭受很多羞辱和歧视,并且无法获得可满足其需求的相应医疗服务。

《世界卫生统计 (2019)》中的统计数据是世卫组织基于2019年3月全球监测用数据编制的官方统计数据。这些统计数据主要根据世卫组织或世卫组织所属的联合国团体 (如联合国儿童死亡率估算机构间小组) 制作和维护的出版物和数据库编制而成。此外,还有一些统计数据来自联合国经济和社会事务部及其人口司等其他国际组织编制和维护的数据。

本报告中的统计数据可以分为两类：

- **原始数据**——国际机构根据各国的例行报告编制的数据,或从人口与健康调查 (demographic and health surveys, DHS) 等公开渠道获得的数据；这类统计数据均是按原样或经过适度调整后提供的；

- **可比数据**——经过调整的国家数据或模拟国家数据,以便进行国家间比较或时段性比较。世卫组织会为有基础原始数据的国家编制可比数据,在某些情况下,也会为没有基础原始数据的国家编制可比数据。

在编制估计数时,世卫组织会先要求成员国复核估算方法、数据输入和由此产生的估计数,然后才会敲定这些估计数。可比数据存在相当大的不确定性,特别是对于基础原始数据的可用性和质量有限的国家来说,更是如此。但是,为确保可读性,《世界卫生统计》系列的纸质版本与在线版本均不包含这些不确定数据的边缘值,这些边缘值可通过世卫组织在线数据库,如全球卫生观察站 (Global Health Observatory, GHO) 等进行查看。

《世界卫生统计 (2019)》还考虑了基础数据在多大程度上可为世卫组织或其他联合国机构或机构间团体使用的程度。此外,本报告亦关注了两性卫生数据的可获得性。如需了解本报告中的指标和统计数据的更多详情,可参见全球卫生观察站 (GHO)。

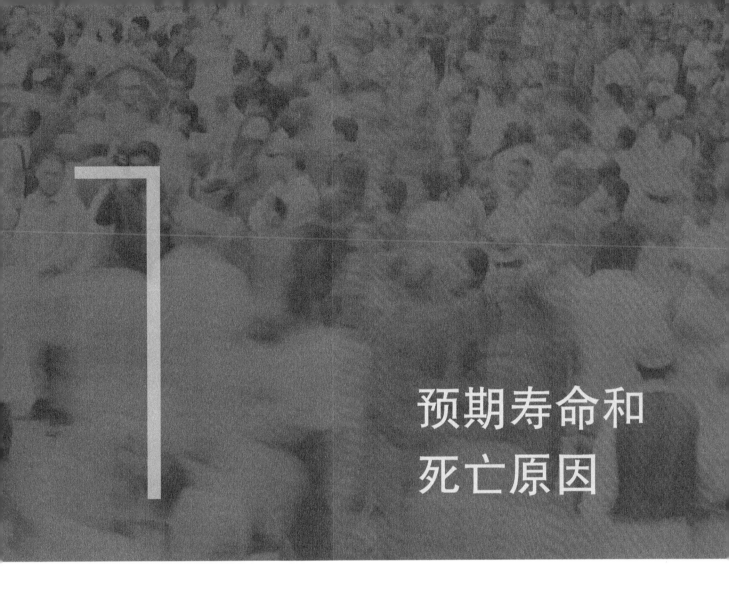

预期寿命和死亡原因

女性比男性长寿，但她们在多活的几年中并非一直很健康

2019年，将有超过1.41亿名儿童出生：7 300万名男童和6 800万名女童(1)。按近期的死亡率来算，这些男童的平均寿命将为69.8岁，女童的平均寿命将为74.2岁，相差4.4岁。在60岁人群的预期寿命上，女性也高于男性：前者为21.9年，后者为19.0年。

在所有年龄段，女性的预期寿命都比男性长（见图1.1）。虽然预期寿命的绝对差异会随着年龄的增长而减小，但两性预期寿命比例上的差异却从1岁直至80岁都在增加，之后才会下降。因此，女性在20岁时预期寿命比男性长7.6%，在80岁时预期寿命比男性长14%。1950年至1990年间，全

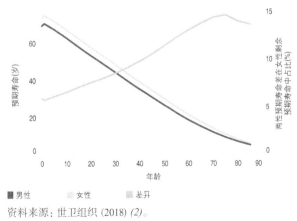

■男性　　■女性　　■差异

资料来源：世卫组织 (2018) (2)。

图1.1　2016年全球男性与女性不同年龄阶段的预期寿命

球男性和女性的预期寿命差异有所增加，但随后有所下降（见表1.1）。

表 1.1　1950—2015 年男性预期寿命差值在女性剩余预期寿命中的占比

年龄	1950—1955	1955—1960	1960—1965	1965—1970	1970—1975	1975—1980	1980—1985	1985—1990	1990—1995	1995—2000	2000—2005	2005—2010	2010—2015
0—4	6%	6%	6%	7%	6%	7%	7%	7%	7%	7%	6%	6%	6%
5—9	5%	6%	6%	6%	6%	6%	7%	7%	7%	7%	6%	6%	6%
10—14	6%	6%	6%	6%	7%	7%	7%	7%	7%	7%	7%	7%	7%
15—19	6%	7%	7%	7%	7%	7%	8%	8%	8%	8%	7%	7%	7%
20—24	7%	7%	7%	7%	8%	8%	9%	8%	9%	9%	8%	8%	8%
25—29	7%	8%	8%	8%	8%	9%	9%	9%	9%	9%	9%	8%	8%
30—34	8%	9%	9%	9%	9%	9%	10%	9%	10%	10%	9%	9%	9%
35—39	9%	10%	10%	10%	10%	10%	11%	10%	11%	11%	10%	10%	9%
40—44	10%	11%	12%	11%	11%	11%	12%	11%	12%	11%	11%	10%	10%
45—49	12%	13%	13%	12%	12%	13%	13%	12%	13%	12%	11%	11%	11%
50—54	13%	14%	14%	13%	14%	14%	14%	13%	14%	13%	12%	12%	12%
55—59	13%	15%	15%	15%	15%	15%	15%	15%	15%	14%	13%	13%	12%
60—64	13%	15%	16%	16%	16%	16%	16%	16%	16%	14%	14%	14%	13%
65—69	13%	15%	16%	16%	17%	17%	17%	17%	17%	16%	15%	15%	14%
70—74	13%	14%	15%	16%	17%	18%	18%	17%	17%	17%	16%	15%	15%
75—79	13%	14%	15%	15%	16%	18%	18%	18%	18%	17%	16%	16%	15%
80—84	12%	12%	13%	14%	15%	17%	18%	18%	18%	16%	16%	16%	15%
85—89	10%	10%	11%	12%	13%	16%	17%	18%	17%	16%	15%	16%	15%
90—94	8%	8%	9%	9%	11%	14%	15%	17%	15%	15%	14%	15%	13%
95—99	6%	5%	6%	6%	8%	11%	13%	15%	13%	12%	12%	13%	12%
100+	4%	3%	4%	3%	5%	8%	10%	12%	10%	9%	9%	10%	9%

资料来源:《世界人口前景: 2017 年修订本》(1)。

男女比例在整个生命过程中都在变化

从全球来看, 男女比例在出生时为 105—110 : 100 (1); 然而, 由于男性在整个生命过程中的死亡率较高, 这一比例在相应人群的生命过程中会不断降低 (见图 1.2)。在全球 50—54 岁年龄段的人群中, 男女比例为 100 : 100, 在 60—64 岁年龄段的人群中, 男女比例为 95 : 100, 此后该比例急剧下降。世界各地的男女比例存在显著差异, 一些国家的男女比例较高, 这在一定程度上与人们偏爱男童有关。

因为疾病发病率随年龄而变化, 而且女性比男性长寿, 所以有些疾病在女性中可能更常见; 例如,

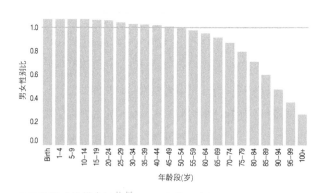

资料来源:《世界人口前景: 2017 年修订本》(1)。

图1.2　2016年全球各年龄段男女比例

女性一生中罹患阿尔茨海默病的风险高于男性, 部分原因是较多的女性活到了该疾病普遍发生的年龄, 但某些地方的女性似乎也更容易患病(3)。

女性的健康预期寿命比男性长

2000年至2016年间，全球男性和女性出生时的预期寿命合计增加了5.5岁，从66.5岁增加到72.0岁。健康预期寿命 (HALE) 也从2000年的58.5岁增加到2016年的63.3岁；但是，人们因处于不健康状态而丧失的健康寿命年限也有所增加，从8.0年增加到了8.6年。2016年，60岁人群的剩余预期寿命为20.5岁，而其健康预期寿命

为15.8岁，也就是说，这些人群完全丧失健康的年数 (4.7年，占比23%) 几乎是剩余预期寿命的四分之一。

女性不仅出生时的预期寿命比男性长，而且其出生时的健康预期寿命和60岁时的剩余健康预期寿命也更长 (分别为：出生时，女性64.8岁，男性62.0岁；60岁时，女性16.8岁，男性14.8岁)。但是，人们因处于不健康状态而丧失的健康寿命年限也更多了 (从7.8年增加至9.5年) (见图1.3)。

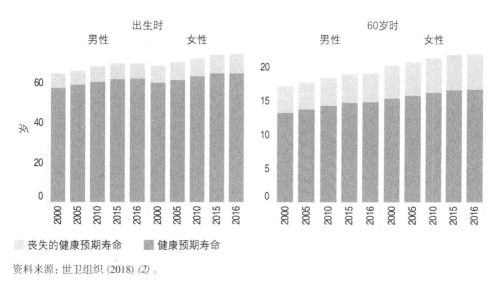

资料来源：世卫组织 (2018) *(2)*。

图1.3　2000—2016年全球预期寿命及健康预期寿命

一些疾病导致了男性与女性预期寿命的差异

男性预期寿命比女性短不是由某一项因素造成的，其原因不在少数。在40个主要死亡原因中，有33个原因与男性比女性的预期寿命短有关 (见图1.4)。

导致男性预期寿命短于女性的主要致死性疾病是：缺血性心脏病 (0.84岁)、交通伤亡 (0.47岁)、肺癌 (0.40岁)、慢性阻塞性肺病 (0.36岁)、中风 (0.32岁)、肝硬化 (0.27岁)、肺结核 (0.23岁)、前列腺癌 (0.22岁) 和人际暴力 (0.21岁)。与全球男性预期寿命 *(3,4)* 相比，在降低全

球女性预期寿命方面影响最大的致死性疾病是乳腺癌 (0.30岁)、孕产疾病 (0.23岁) 和宫颈癌 (0.15岁)。这些疾病不一定是全球最首要的死亡原因，但却是能体现两性最大差异的疾病。例如，疟疾是一个关键的死亡原因，但排名却很低，因为大多数死亡病例为儿童，且男女童死亡率相同。

生理性别和社会性别都会导致预期寿命的差异

男性和女性预期寿命的一些差异是由生理性别差异造成的。一些致死性疾病只会特定

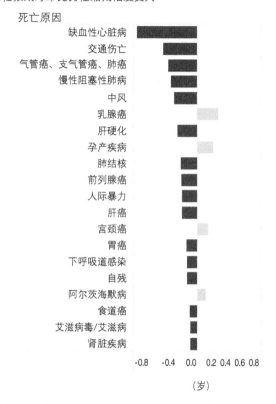

死亡原因

缺血性心脏病
交通伤亡
气管癌、支气管癌、肺癌
慢性阻塞性肺病
中风
乳腺癌
肝硬化
孕产疾病
肺结核
前列腺癌
人际暴力
肝癌
宫颈癌
胃癌
下呼吸道感染
自残
阿尔茨海默病
食道癌
艾滋病毒/艾滋病
肾脏疾病

-0.8 -0.4 0.0 0.2 0.4 0.6 0.8
(岁)

资料来源：世卫组织 (2018) *(2)*，预期寿命差异分析参见 *(4)*。

图1.4　2016年造成全球男性和女性出生时预期寿命差异的首要致死性疾病

于某一性别；例如，与性器官和生殖器官相关的疾病（如女性宫颈癌、男性前列腺癌等）。其

他一些疾病则女性和男性均有可能罹患，但患病率会受到生理性别的影响；例如，女性因缺血性心脏病而死亡的概率低于男性，部分原因是女性雌激素水平较高 *(5)*，而男性感染肺结核的概率高于女性，部分原因是免疫方面的问题 *(6)*。就某些疾病而言，如果男性和女性面临相同的风险，其死亡率将相似，但由于社会性别相关因素，如职业因素（交通伤亡等），男性与女性面临的风险并不相同。健康素养、健康信息和服务的提供与获得以及医务工作者的知识和态度因社会性别不同会存在差异，这也会影响健康结果。生理性别和社会性别对健康差异的确切影响往往难以区分，因为这些因素不是单独起作用的 *(7)*。

死亡年龄因国家收入组别不同而大相径庭

低收入国家人口出生时预期寿命（62.7岁）比高收入国家人口（80.8岁）低18.1岁（见表1.2）。在高收入国家，大多数死亡的人都是老年人；然而，在低收入国家，5岁以下儿童的死亡人数几乎占死亡人数的三分之一（见图1.5）*(2)*。

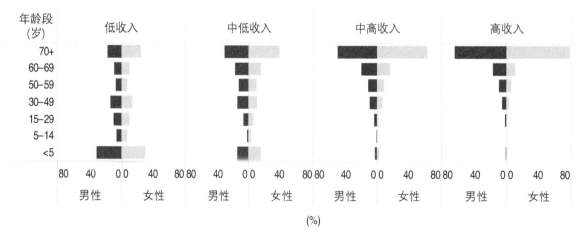

资料来源：世卫组织 (2018) *(2)*。

图1.5　2016年各年龄段及世界银行各收入组别的男女死亡比例 (%)

表 1.2　2016 年各性别、世卫组织区域和世界银行收入组别人口预期寿命和健康预期寿命

		预期寿命	健康预期寿命	预期寿命	健康预期寿命
		出生时 (岁)		60 岁时 (岁)	
全　球	男　性	69.8	62.0	19.0	14.8
	女　性	74.2	64.8	21.9	16.8
	两　性	72.0	63.3	20.5	15.8
世界卫生组织区域 (两性)	非洲区域	61.2	53.8	16.6	12.5
	美洲区域	76.8	67.5	22.7	17.6
	东南亚区域	69.5	60.4	18.2	13.3
	欧洲区域	77.5	68.4	22.3	17.4
	东地中海区域	69.1	59.7	18.2	13.3
	西太平洋区域	76.9	68.9	21.0	16.6
世界银行收入组别 (两性)	低收入	62.7	54.9	17.1	12.9
	中低收入	67.9	59.1	18.0	13.2
	中高收入	75.2	67.0	20.2	15.8
	高收入	80.8	71.2	24.3	19.0

深色部分表示预期寿命值较低。
资料来源：世卫组织 (2018) (2)。

在高收入国家，男性与女性预期寿命的差异更大

低收入国家男性与女性预期寿命差异比高收入国家小 (见图 1.6)。这不一定意味着低收入国家两性在健康方面更为平等。

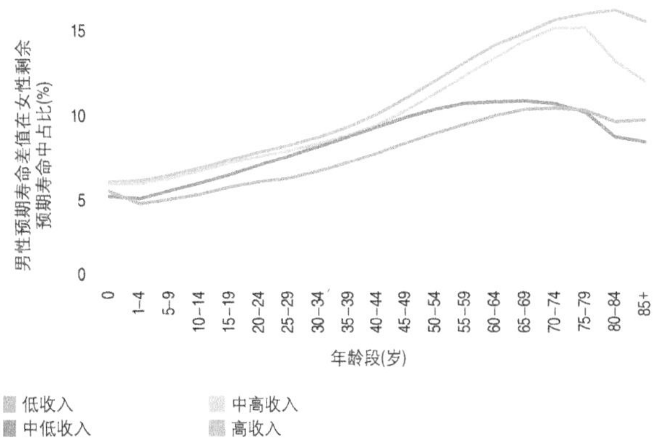

因各国财力不同，导致预期寿命差异的死亡原因也各不相同

在低收入国家，传染病、损伤和孕产疾病是造成男女预期寿命差异的最大原因；而在高收入国家，非传染性疾病是造成男女预期寿命差异的最大原因 (见图 1.7) (2,4)。

与其他原因相比，孕产疾病对男女出生时预

资料来源：世卫组织 (2018) (2)。

图 1.6　2016 年世界银行各收入组别的男性预期寿命差值在女性剩余预期寿命中占比

期寿命差异的影响更大。孕产疾病集中发生在低收入国家，这主要与缺乏基本卫生服务有关。尽管因多数死亡原因导致男性预期寿命比女性

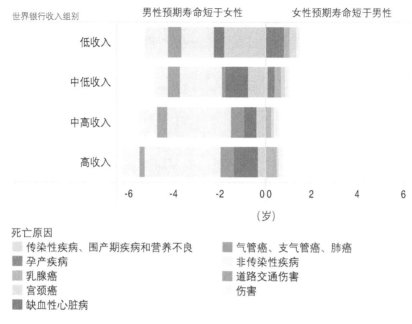

死亡原因
传染性疾病、围产期疾病和营养不良　　气管癌、支气管癌、肺癌
孕产疾病　　非传染性疾病
乳腺癌　　道路交通伤害
宫颈癌　　伤害
缺血性心脏病

资料来源: 世卫组织 (2018) *(2)*，预期寿命差异分析参见 *(4)*。

图1.7　2016年导致世界银行各收入组别两性预期寿命差异的死亡原因

预期寿命短，而且低收入国家比高收入国家的预期寿命更短，但在低收入国家，单凭孕产疾病、乳腺癌和宫颈癌的影响就拉近了男性与女性预期寿命的差距，使得两性在这方面的差距小于高收入国家。

国家财力不同导致的预期寿命差异比性别方面的预期寿命差异更甚

低收入国家人口出生时预期寿命 (62.7岁) 比高收入国家 (80.8岁) 少了18.1岁，而全球两性之间的预期寿命差距为4.4岁。造成低收入国家两性预期寿命缩短的10大疾病如下：下呼吸道感染 (预期寿命缩短2.09岁)、腹泻疾病 (1.97岁)、中风 (1.45岁)、艾滋病病毒/艾滋病 (1.45岁)、肺结核 (1.35岁)、缺血性心脏病 (1.35岁)、疟疾 (0.96岁)、交通伤亡 (0.75岁)、出生窒息和出生创伤 (0.63岁) 以及蛋白质能量营养不良症 (0.62岁) (见图1.8) *(2.4)*。

较之高收入国家，低收入国家人口因下呼吸道疾病，预期寿命更短，而两性因该疾病减少的

预期寿命相同。在低收入国家，女性的预期寿命的减少尤其与孕产疾病和宫颈癌相关；而在这些国家，交通伤亡、肺结核、人际暴力、前列腺癌、自残和溺水对男性预期寿命的影响甚于女性。

性别化健康状况因国家情况不同而不同

低收入国家两性预期寿命的差异是由一些致死性疾病造成的，如果人们能够获得基本的保健服务，这些疾病其实往往是可以预防或治疗的。高收入国家人口的过早死亡现象往往与环境因素或不良生活方式有关 (见图1.9)。

若两性健康结果存在差异，应进一步解析影响女性和男性健康结果的决定因素，这样有助于形成旨在考虑女性特定需求的性别敏感措施。为制定这类应对措施，需要更好地了解男性和女性在接触和应对风险因素、获得和使用保健服务以及干预措施的有效性方面的差异。另外，还需要进行定性研究，以揭示导致不良健康结果的性别规范、角色、关系和期望背后的因素。

许多影响风险暴露程度和保健服务可获得性的因素超出了卫生部的传统职权范围，需要多部门齐心协力，才能解决导致性别和社会经济不平等的根本原因。

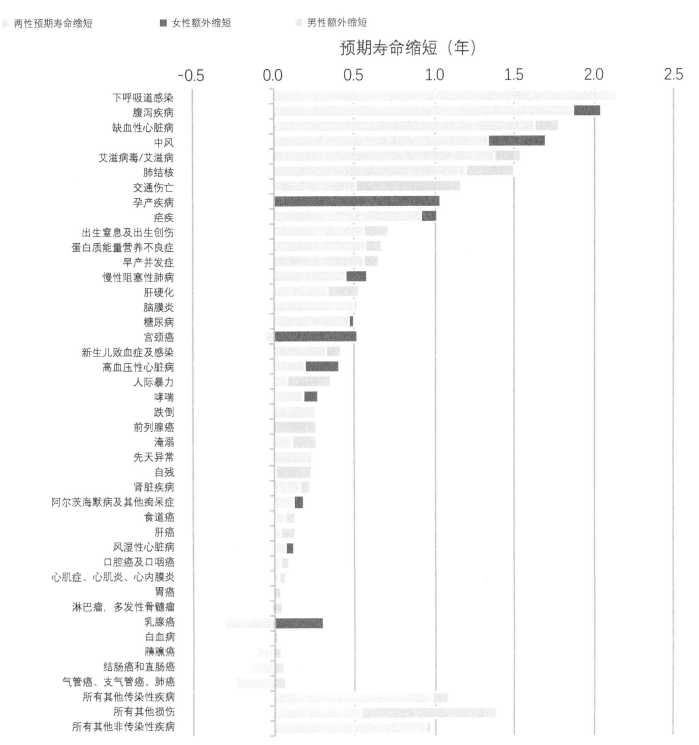

资料来源：世卫组织 (2018) (2)，预期寿命差异分析参见 (4)。

图1.8　2016年导致高收入国家女性与低收入国家两性预期寿命差异的死亡原因

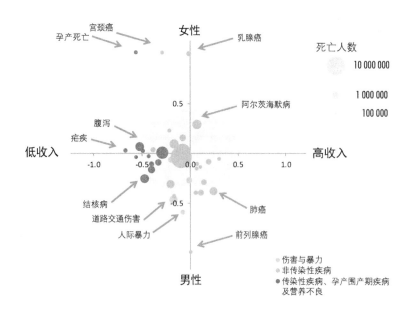

右图中的分数代表着全球40个首要死亡原因,其大小是与2016年的死亡人数成比例的。因为篇幅原因,不便在图中标注所有死亡原因,只选择性地标注了一些原因。集中指数用于总结高收入或低收入国家、或男性/女性因某种疾病而死亡的集中程度。该指数范围从-1到1,"0"表示与国民收入或性别无关,"-1"或"1"表示某种疾病仅发生在男性/女性或低收入/高收入国家(例如,产妇死亡仅发生在女性身上,并集中发生于低收入国家;而肺癌则集中发生于高收入国家,且男性发病率更高)。

资料来源:世卫组织 (2018) (2),集中指数计算方法参见 (8)。

图1.9 2016年高低收入国家及两性的死亡集中指数

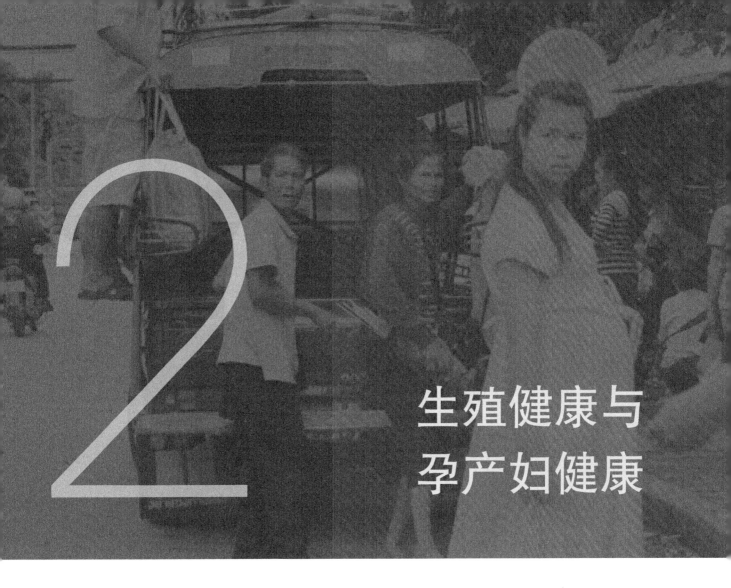

生殖健康与孕产妇健康

在《世界卫生统计》报告中，可持续发展目标中涉及生殖健康和孕产妇健康的目标主要是目标3.1、3.2及3.7。目标5.6也与生殖健康和孕产妇健康非常相关，但这里不作进一步讨论，因为自2010年以来，只有41个国家有指标5.6.1相关数据；而指标5.6.2目前无数据。

2015年，估计有30.3万名妇女在怀孕分娩期间死亡。2016年，孕产死亡是育龄妇女的第二大死亡原因，仅次于艾滋病毒／艾滋病，也是15—29岁女性的主要死亡原因（见图2.1）。几乎所有孕产妇死亡（95%）都发生在低收入和中低收入国家，其中近三分之二（65%）发生在世卫组织非洲区域。

孕产死亡风险指女性因怀孕、分娩而在怀孕期间、分娩期间或产后42天内出现并发症和死亡

目标3.1：到2030年，将全球孕产妇死亡率降低到每10万活产70例

指标

3.1.1　孕产妇死亡率
3.1.2　熟练医务人员接生率

目标3.7：到2030年，确保全面普及性健康和生殖健康服务，包括实施计划生育、提供相关信息和教育，并将生殖健康纳入国家战略和方针

指标

3.7.1　利用现代避孕方法满足计划生育需求的育龄妇女（15—49岁）的比例
3.7.2　少女（10—14岁；15—19岁）生育率（每千名）

目标5.6：根据《国际人口与发展会议行动纲领》和《北京行动纲要》及其审查会议的成果文件，确保全面普及性健康和生殖健康及生育权利

指标

5.6.1　就性关系、使用避孕药具和生殖保健做出明智决定的15—49岁女性的比例
5.6.2　有法律和法规保证年满15岁以上的女性和男性充分和平等地获得性保健和生殖保健服务、相关信息和教育的国家的数量

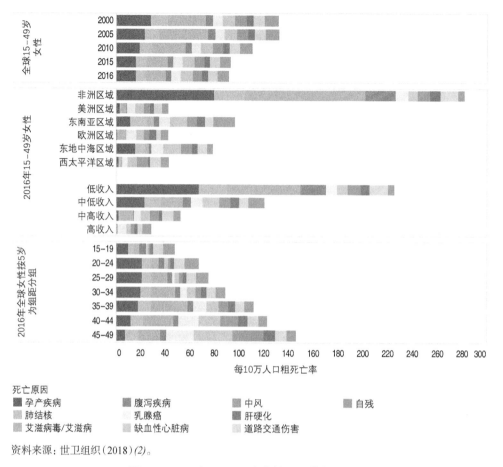

资料来源：世卫组织（2018）*(2)*。

图2.1 2016年15—49岁女性死亡的主要原因

的风险。在资源匮乏的地区，生育率更高，死于分娩的风险也更大*(9)*，因此，这些地区的女性一生中所面临的孕产死亡风险率要高得多；2015年，在低收入国家，每41名女性中就有一名死于孕产原因（见图2.2）。

通过更好地普及现代避孕方法，并确保女性在分娩前、分娩中和分娩后均获得高质量医疗服务，可以降低孕产妇死亡的风险。据估计，现代避孕方法满足了76%育龄女性的计划生育需求。2013年至2018年间，全球熟练助产士接生率达81%。但是，不同地区的接生率存在着巨大差异。从世卫组织非洲区域的59%到美洲区域以及欧洲和西太平洋区域的90%以上，各地区熟练助产士接生率各不相同。

孕产妇死亡率与15—49岁女性通过现代避孕方法满足避孕需求的比例成反比；孕产妇死亡率

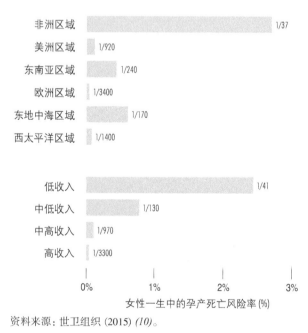

资料来源：世卫组织（2015）*(10)*。

图2.2 2015年女性一生中的孕产死亡风险率[a]

[a] "女性一生中的孕产死亡风险率"是指一名女性自15岁起到最后死于孕产原因的概率，前提是假设她一生都有生育能力并面临孕产死亡风险。本图表中的数据为2015年的风险率估计值。

与接受熟练医务人员优质照护的女性的比例也同样成反比 (见图2.3)。因此,孕产妇死亡率最高的地方同时也是关键医疗服务普及率或使用率最低的地方。

2018年,15—19岁少女中估计有1 280万人生育,生育率达44‰。高收入国家的少女生育率最低 (12‰),低收入国家最高 (97‰)。从地区来看,世卫组织西太平洋区域的少女生育率最低 (14‰),非洲区域最高 (99‰)。

较之20—24岁女性,少女 (10—19岁) 在分娩期间面临更高的子痫、全身感染和并发症风险 (11)。早育也可能对新生儿的健康以及年轻母亲和怀孕少女的健康产生负面影响,她们可能会面临屈辱和压力,因此不太可能完成学业,进而使她们的人生际遇变差,对资源和生活的掌控力变弱 (13,14)。

少女生育率与避孕需求得到满足的15—49岁女性的比例成反比,后者也与国家财力有关 (见图2.4)。少女生育率和接受熟练医务人员优质助产服务的女性的比例也成反比。因此,少女在分娩时不仅较少接受高危分娩预防措施,而且在高危分娩时还不太可能有熟练的助产士接生。

产妇死亡不仅是一场产妇丧生的悲剧,还会对家庭产生负面影响,包括对家庭成员的身心健康影响 (15,16)。研究表明,丧母儿童的死亡率出现了显著增加 (17—19岁)。其他有文献证明的影响包括:灾难性支出和家庭收入减少 (20—22);因此,孕产妇死亡的风险不仅因贫困得到加重,还会使贫困社区的贫困现象一代一代地持续循环下去。

随着越来越多现代避孕措施的出现和使用,以及高质量的妊娠和分娩护理,许多女性及其子女的生命得到了挽救。但是,大多数孕产妇死亡事件还受到贫穷、缺乏生殖健康选择自由和无资源等其他因素的影响。为妇女经济赋权和提高其受教育程度等解决孕产妇死亡上游风险因素的方案对妇女及其家庭的福祉也很重要。

孕产妇死亡频率和原因的信息不完整,使得孕产妇保健计划的设计和监测工作受到了影响,而在产妇死亡率最高的国家,这类数据极为稀缺。

■ 低收入　■ 中低收入　▦ 中高收入　　高收入

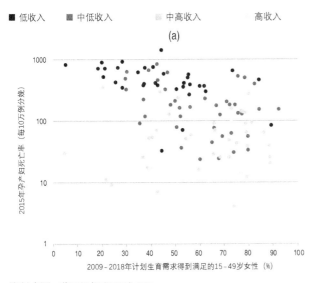

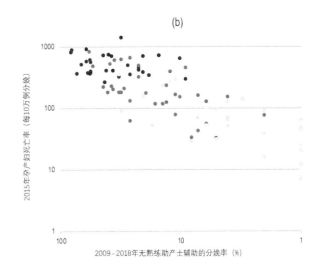

资料来源:世卫组织 (2015) (10)。

图2.3　孕产妇死亡率最高的地方具有以下两种特点:(a)计划生育需求满足程度最低;(b)熟练助产士接生率最低[a]

[a] 有6个中高收入国家和1个高收入国家不符合2.4a的总体趋势,这些国家的计划生育需求满足程度较低,孕产妇死亡率也较低。这些国家分别是:阿尔巴尼亚、亚美尼亚、波斯尼亚和黑塞哥维那、利比亚、黑山、阿曼和塞尔维亚 (12)。

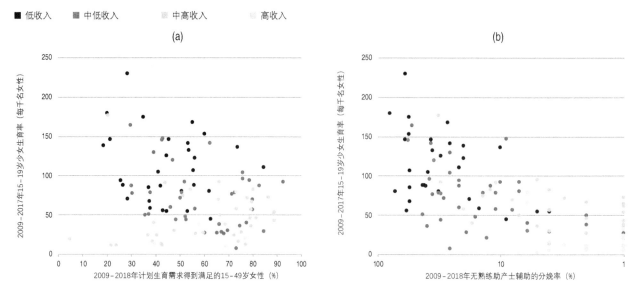

图2.4　少女生育率最高的地方具有以下两种特点:(a)计划生育需求满足程度最低;(b)熟练助产士接生率最低[a]

[a] 各项得分均代表着相应国家自2009年以来的最新调查结果(12)。

人们需要对相关监测系统进行投资,以便调查孕产妇死亡(而不惩罚孕产妇死亡报告者)和基本产科保健的提供和质量等方面。这类系统将作为常规健康信息系统和家庭调查的补充。

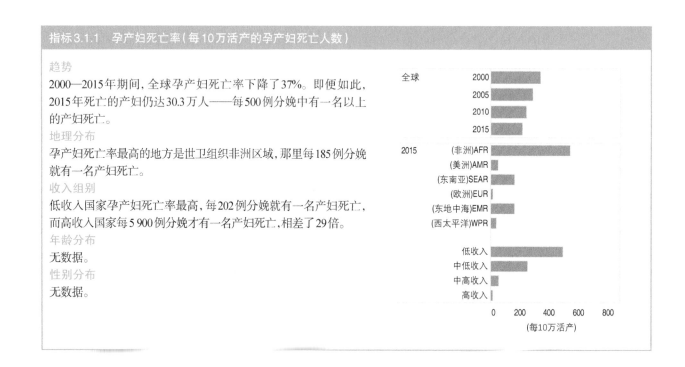

指标3.1.1　孕产妇死亡率(每10万活产的孕产妇死亡人数)

趋势

2000—2015年期间,全球孕产妇死亡率下降了37%。即便如此,2015年死亡的产妇仍达30.3万人——每500例分娩中有一名以上的产妇死亡。

地理分布

孕产妇死亡率最高的地方是世卫组织非洲区域,那里每185例分娩就有一名产妇死亡。

收入组别

低收入国家孕产妇死亡率最高,每202例分娩就有一名产妇死亡,而高收入国家每5 900例分娩才有一名产妇死亡,相差了29倍。

年龄分布

无数据。

性别分布

无数据。

趋势

熟练医务人员接生率从2000—2005年的62%上升到了2013—2018年的81%。

地理分布

世卫组织非洲、东地中海和东南亚区域的熟练医务人员接生率最低。

收入组别

在低收入国家的熟练助产士接生率只有60%,而在中高收入和高收入国家,这一比率接近100%。

年龄分布

无数据。

性别分布

无数据。

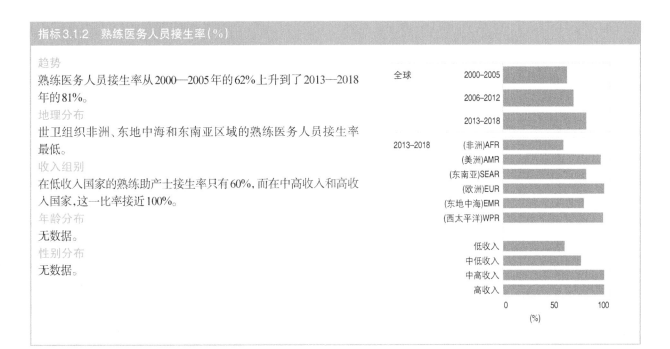

趋势

2000—2015年,利用现代避孕方法满足计划生育需求的育龄女性的比例有所增加。

地理分布

世卫组织非洲区域利用现代避孕方法满足计划生育需求的女性的比例最低,西太平洋区域最高。

收入组别

无数据。

年龄分布

无数据。

性别分布

不适用,因为指标3.7.1的分母是15—49岁的女性。但是,避孕方法(包括女性和男性避孕方法)相关信息是通过人口与健康状况普查进行收集的。在39个国家2010—2017年具有国家代表性的人口与健康状况的最新普查结果中,有26个国家最常使用避孕套,9个国家最常使用口服避孕药,2个国家最常使用避孕针剂,1个国家最常进行女性绝育,1个国家最常使用宫内避孕器。这类调查主要是在中低收入国家进行的。避孕套也可以用来预防性传播疾病。

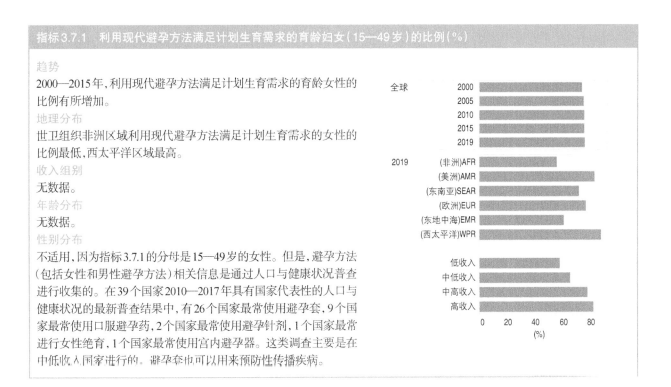

指标3.7.2　15—19岁少女生育率（每千名女性）

趋势

全球15—19岁少女生育率已从2000—2005年的53‰下降到了2015—2020年44‰。

地理分布

世卫组织非洲区域的少女生育率最高，那里每年有十分之一的少女生育。

收入组别

低收入国家的少女生育率（97‰）是高收入国家（12‰）的8倍。

年龄分布

少女生育率的计算只适用于15—19岁的少女，不适用于10—14岁者。

性别分布

无数据。

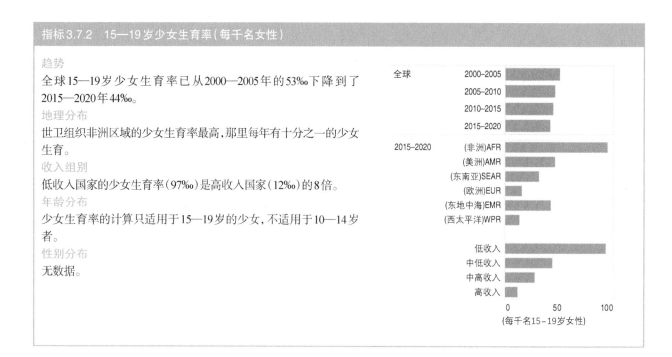

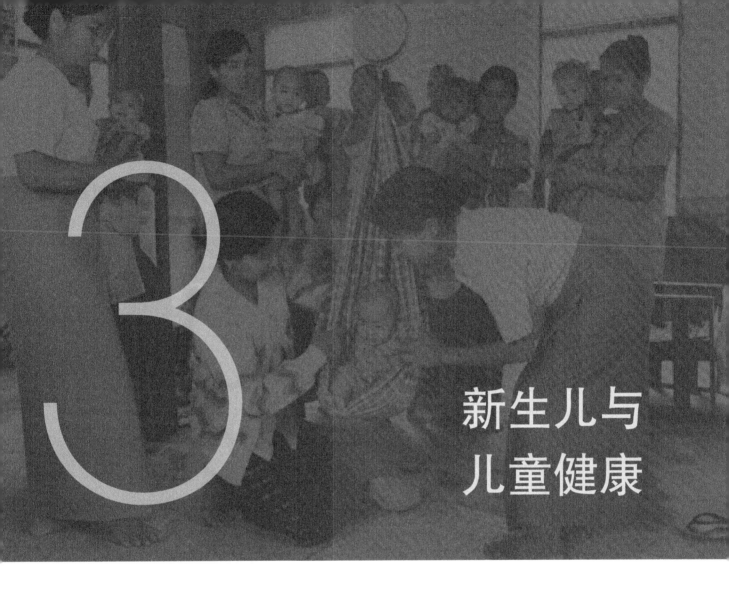

3 新生儿与儿童健康

本章将探讨以儿童健康为重点的一些SDG子目标：营养（目标2.2）、儿童死亡率（目标3.2）和疫苗（目标3.b）。对儿童健康至关重要的其他一些子目标是：生殖健康和孕产妇健康（目标3.7和3.1）、安全饮用水（目标6.1）以及卫生设施和个人卫生（目标6.2）；本报告第2章和第7章对这些目标一一进行了探讨。

自2000年以来，各国在降低儿童死亡率方面取得了重大进展，全球5岁以下儿童死亡率下降了49%，从2000年每千活产77例下降至2017年的39例。也就是说，在2000年，每13名儿童中有1名在5岁前死亡，而在2017年，每14名儿童中有1名在5岁前死亡。2017年，估计有540万5岁以下儿童死亡，其中250万为女性，290万为男性。在这些死亡的儿童中，有250万人死于出生后28天内。

目标3.2：到2030年，杜绝可预防的新生儿死亡和5岁以下儿童的死亡，所有国家的目标均应为：新生儿死亡率至少降低至12‰，5岁以下儿童死亡率至少降低至25‰

指标
3.2.1　5岁以下儿童死亡率
3.2.2　新生儿死亡率

目标2.2：到2030年，消除一切形式的营养不良，包括：到2025年，实现国际商定的关于5岁以下儿童发育迟缓和消瘦的目标，并满足少女、孕妇和哺乳期妇女以及老年人的营养需求

指标
2.2.1　5岁以下儿童发育迟缓（年龄别身高比世卫组织儿童生长标准中位数低2个标准差）发生率
2.2.2　按消瘦和超重类别，5岁以下儿童营养不良（身高别体重比世卫组织儿童生长标准中位数高或低2个标准差）发生率。

目标3.b：针对对发展中国家产生主要影响的传染性和非传染性疾病，支持相关疫苗和药物的研发，并提供人们负担得起的基本药物和疫苗

指标
3.b.1　国家免疫规划的所有疫苗的目标人口接种率

从全球来看，儿童出生后首个月内死亡的比率下降了41%，从2000年的31‰降至2017年的18‰，与1—59个月儿童死亡率下降54%相比，首月死亡率下降幅度较小。世卫组织非洲区域和低收入国家5岁以下儿童的死亡率最高，在这些国家，每14名出生的儿童中就有一名死亡。

5岁以下儿童的死亡有一半以上都是由通过简单低廉的干预措施可以预防和治疗的疾病导致的（见图3.1）。28天以上幼儿死亡的主要原因仍然是肺炎、腹泻、先天缺陷和疟疾（在疟疾流行国家）。在低收入国家，因各种疾病导致的死亡的发生率较高，但低收入国家的儿童死于传染病的可能性是高收入国家的100多倍。

出生后28天内死亡的儿童（新生儿死亡）所患疾病与出生时缺乏优质照护，或刚出生和出生后头几天缺乏熟练照护和治疗相关。

2017年，早产、分娩并发症（出生窒息或出生时没有呼吸）、感染和先天缺陷导致的新生儿死亡人数最多。大多数新生儿死亡发生在低收入和中等收入国家，2017年，有近70%的新生儿死亡现象发生在世卫组织非洲区域和东南亚区域。通过提高高质量产前护理、熟练分娩护理、产后母婴护理以及小病新生儿护理的覆盖率，可以改善新生儿的存活率和健康状况。

2017年，5岁以下男童的死亡率比女童高11%。由于生理原因（包括出生时肺成熟度较低和对传染病的抵抗力较弱），男童在5岁前死亡的概率高于女童(24,25)。新生男婴出生时体重通常比女婴重，但其围产期死亡率更高，先天性畸形更常见。与X染色体相关的免疫调节基因赋予了女童对传染病更强的抵抗力，因为女性有两条X染色体，而男性只有一条X染色体。

由于男童在生理上比女童有更高的死亡风险，因此不能根据健康结果中5岁以下男童与女童死亡率相等与否来评断是否存在性别歧视。男童与女童死亡率趋同反而表明了女童处于弱势地位。在世界银行所划分的所有收入组别和所有区域中，男童5岁前死亡的风险都高于女童。但是，在世卫组织东

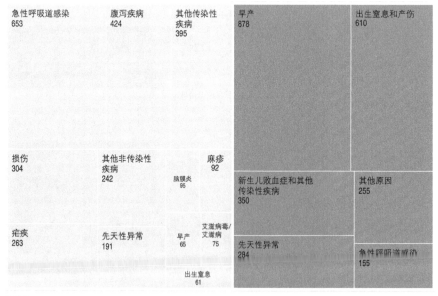

资料来源：世卫组织母婴流行病学估计小组（MCEE）（2018）(23)。

图3.1 2017年各类疾病导致的5岁以下儿童死亡人数（单位：万人）

南亚区域,5岁以下男童与女童的死亡风险几乎相同,且死亡率很高,而这些死亡其实是可以避免的。

大约45%的5岁以下儿童的死亡与营养因素有关。营养不良的儿童,特别是严重急性营养不良的儿童,死于腹泻、肺炎和疟疾等常见儿童疾病的风险更高。在大多数国家,0—5岁年龄组的男童营养不良(指超重、发育迟缓和消瘦)比例高于女童(见图3.2)。男童与女童幼时营养差异是由两性发病率的生理差异引起的(24,26)。此外,男童在婴儿期生长更快,因而需要更多能量。

就医与否可导致男女童死亡率的差异。尽管在有些地方观察到了男女童差别待遇,但大多数研究都发现,男童与女童生病时,家长都会同样带其就医(27)。联合国儿童基金会的一项报告显示,在67个国家中,有6个国家的肺炎治疗中心收治的男童比例更高,同时有数据表明,这67个国家中有一个国家的治疗中心收治的女童比例更高(28)。据发现,男童因肺炎、腹泻和发烧住院的人数高于女童,而女童的病死率高于男童——可能是耽搁较久才送医或医疗质量较差的缘故造成的。据报道,送医上的重男轻女现象主要发生在南亚和中国,非洲和南美洲也偶有发生(29)。

疫苗可用于预防一些最致命的儿童疾病,如麻疹、小儿麻痹症、白喉、破伤风、百日咳、乙型流感嗜血杆菌引起的肺炎和链球菌肺炎以及轮状病毒引起的腹泻。目前,男女童的疫苗接种率相似(见图3.3)。肺炎球菌结合疫苗和轮状病毒疫苗的接种则相对滞后,特别是在无捐助者支持的中等收入国家。接种预防这两种疾病的疫苗可以大幅降低5岁以下儿童的死亡率,因为肺炎和腹泻是这一年龄段的主要死亡原因。

从全球来看,5岁以下儿童死亡率低的国家男女死亡比高(31,32),部分原因是先天性疾病在这一现象中产生了最大影响。5岁以下儿童死亡率高的国家男女死亡比低。5岁以下儿童死亡率高和男女死亡比低都与社会经济地位低和性别不平

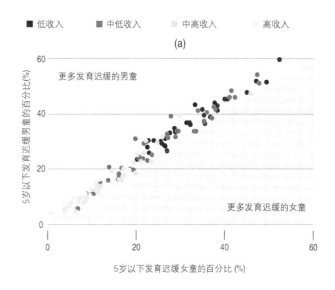

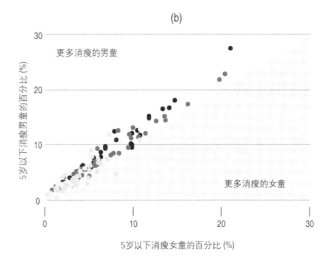

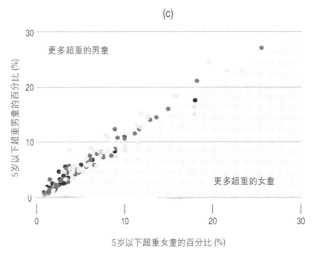

图3.2　男女童营养不良率 [a]:(a)发育迟缓,年龄别身高偏低;(b)消瘦,身高别体重偏低;(c)超重

[a] 各项得分均代表着相应国家自2000年以来的最新调查结果(12)。

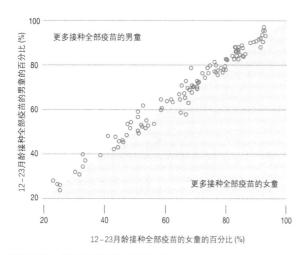

资料来源：健康公平评估工具包*(30)*。

图3.3　2000—2015年男女童疫苗接种率ª

ª 各项得分均代表着相应国家自2000年以来的最新调查结果。

等有关*(33)*。自2000年以来，人们在降低5岁以下儿童死亡率方面取得了进展，与此同时，男女死亡比从2000年的1.06上升到了2017年的1.11，这表明5岁以下女童死亡率的下降速度快于男性。

伴随着5岁以下儿童死亡率下降的，不仅有男女死亡比的上升，还有生育率的下降。家庭人口减少意味着一对夫妇生男童或女童的概率降低了。在偏爱男童的社会中，5岁以下儿童死亡率的降低往往夹杂着通过选择性流产女性胎儿造成的

另一种不利于女性的因素——即出生方面的不利因素。东亚、南亚和南高加索部分地区的男女出生比有所上升。如果一对夫妇之前生的是女童，那么再生的孩子为男性的概率更高；此外，与初产妇相比，多产妇更有可能在产前得知胎儿性别，从而导致性别选择和更多男婴的出生*(34)*。

人口中5岁以下女童死亡率特别高时，可以采取一些措施来解决这一不利于女性的处境，该等措施包括：出台阻拦性别选择性堕胎的政策、给予生女童者以经济激励、出台解决女性地位边缘化的政策或提供老年社会保障等*(35)*。为制定改善儿童健康的政策，需要更好地了解儿童发病率和死亡率方面的性别差异，并需要进行更多的定性研究，以了解导致男童或女童受到区别对待的有害性别规范和期望。

女性弱势地位是人们普遍关注的问题，必须加以解决。此外，还应满足男童的特殊需求。在世界大多数地方，男童的死亡率都高于女童，随着全球5岁以下儿童死亡率下降，男女死亡比在不断上升。在5岁以下儿童死亡率得到锐减的国家，可能还需要采取额外措施来改善男童的健康结果，以确保在SDG子目标3.2方面持续取得进展。

指标3.2.1：5岁以下儿童死亡率（每1 000活产）

趋势
自2000年以来，5岁以下儿童的死亡率下降了49%；尽管如此，2017年，每14名儿童中仍有一名在年满五岁前死亡，死亡人数达540万。
地理分布
世卫组织非洲区域和东地中海区域5岁以下儿童死亡率较高。世卫组织非洲区域5岁以下儿童的死亡风险是欧洲区域的8倍。
收入组别
低收入和中下收入国家5岁以下儿童死亡率较高。低收入国家5岁以下儿童的死亡风险是高收入国家的13倍以上。
年龄分布
新生儿（出生后28天内）死亡率见指标3.2.2。
性别分布
2017年，男童5岁前死亡的概率比女童高11%。自2000年以来，在5岁以下儿童死亡率得到下降的同时，男女死亡比从2000年的1.06上升到了2017年的1.11（即5岁以下女童死亡率的下降速度快于男童）。在世界银行所划分的所有收入组别的经济体和世卫组织所有区域中，男童5岁前死亡的风险均高于女童，但在世卫组织东南亚区域，男女童死亡风险却几近相同。因为从生物角度来说，男童的死亡风险本就高于女童，所以两性死亡率趋同表明了女性处于不利地位，令人担忧。

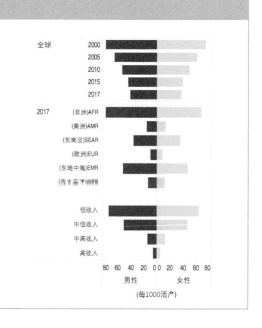

趋势

2000年至2017年,全球新生儿死亡率下降了41%;尽管如此,2017年,1个月月龄以内的婴儿死亡人数仍达到了250万,相当于每55名新生儿中有一名新生儿死亡。

地理分布

世卫组织非洲区域和东地中海区域的新生儿死亡率最高;在这些区域,每37名新生儿中有1名活不到满月。

收入组别

低收入和中低收入国家的新生儿死亡率最高,在这些国家,每20名新生儿中约有1名活不到满月。低收入和中低收入国家的新生儿满月前死亡的风险是高收入国家的7倍。

年龄分布

不适用。

性别分布

目前尚无按性别分列的全球新生儿死亡率数据,但个别国家的调查表明,男性新生儿的死亡率高于女性新生儿。

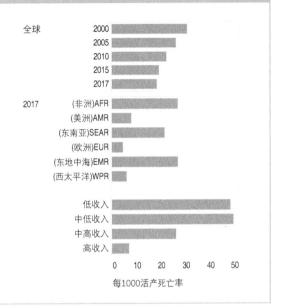

每1000活产死亡率

趋势

2000年至2018年间,全球5岁以下发育迟缓儿童的比例下降了近三分之一;尽管如此,在2018年,仍有超过五分之一的儿童低于全球标准年龄别身高。

地理分布

世卫组织非洲区域和东南亚区域的发育迟缓率最高,那里大约三分之一的儿童发育迟缓。

收入组别

低收入和中低收入国家的发育迟缓率最高,这些国家的发育迟缓风险是中高收入国家的5倍,高收入国家的10倍以上。

年龄分布

不适用。

性别分布

目前尚无按性别分列的全球儿童发育迟缓率数据,但个别国家的调查表明,男童的发育迟缓率普遍高于女童。

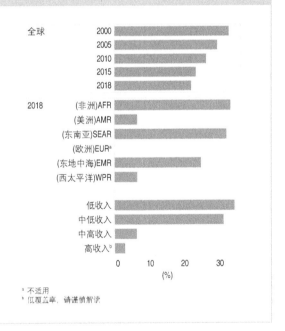

(%)

ᵃ 不适用
ᵇ 低覆盖率,请谨慎解读

指标2.2.2.a：2018年5岁以下儿童消瘦率(%)

趋势

不适用。

地理分布

世卫组织东南亚区域5岁以下儿童的消瘦率最高,该区域七分之一的儿童被认为相对于其身高来说体重过轻(过瘦)。

收入组别

低收入和中低收入国家5岁以下儿童的消瘦率最高。中低收入国家消瘦儿童比例较高,这反映了国内以及国与国之间儿童营养状况的巨大不平衡性。

年龄分布

不适用。

性别分布

目前尚无按性别分列的全球儿童消瘦率数据,但个别国家的调查表明,男童的消瘦率普遍高于女童。

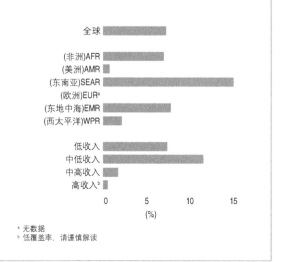

a 无数据
b 低覆盖率,请谨慎解读

指标2.2.2.b：5岁以下儿童超重率(%)

趋势

2000年至2018年间,全球5岁以下超重儿童的比例上升了20%;尽管如此,在2018年,每17名儿童中仍会有1名儿童重于全球标准身高别体重。

地理分布

在世卫组织美洲区域,被认为超重的儿童比例最高,那里每14名儿童中就有一名儿童超重。

收入组别

中高收入国家被认为超重的儿童的比例最高,那里每14名儿童中就有一名儿童超重。在低收入国家,每32名儿童中有1名儿童被认为重于全球标准身高别体重。

年龄分布

不适用。

性别分布

目前尚无按性别分列的全球儿童超重率数据,但个别国家的调查表明,男童超重率高于女童。

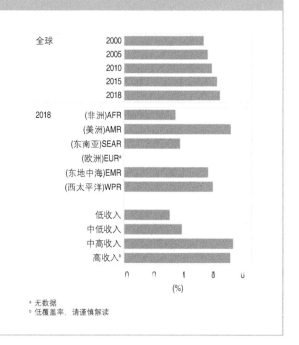

a 无数据
b 低覆盖率,请谨慎解读

根据第三剂百白破三联疫苗(DTP3)、第二剂麻疹类疫苗(MCV2)和第三剂肺炎球菌结合疫苗(PCV3)这三种疫苗的覆盖率来跟踪指标3.b.1。这三种疫苗的接种情况分别如下。

1岁儿童百白破三联疫苗免疫覆盖率(%)
趋势
全球覆盖率从2000年的72%上升到了2017年的85%,约增长了15%。目前,所有国家在接种百白破三疫苗时,都使用含有这些抗原的三联疫苗。大多数国家使用与其他抗原如乙型肝炎或乙型嗜血杆菌结合的疫苗。

地理分布
世卫组织非洲区域的疫苗覆盖率自2000年(38%)以来增长最快,但其2017年的覆盖率在世卫组织成员国中仍处于最低,为72%。2017年,世卫组织西太平洋区域的疫苗覆盖率最高,为97%。

收入组别
低收入国家的疫苗覆盖率较低。自2000年以来,低收入和高收入国家之间的疫苗覆盖率差距已经缩小,但2017年仍然相差17个百分点。

年龄分布
不适用。

性别分布
目前尚无按性别分列的全球儿童百白破疫苗接种率数据,但个别国家的调查表明,男女童的疫苗接种率相似。

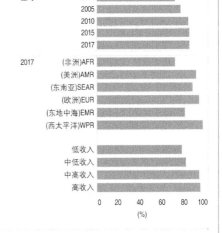

各国适龄儿童第二剂麻疹类疫苗免疫覆盖率(%)
趋势
自2000年以来,全球第二剂麻疹类疫苗的覆盖率翻了两番以上;根据2017年各国免疫规划,三分之二的儿童均接种了两剂麻疹疫苗。2017年,世卫组织194个成员国中有167个在其国家免疫规划中推出了第二剂麻疹类疫苗。

地理分布
2017年,世卫组织非洲区域47个国家中只有26个国家在其国家免疫规划中推出了第二剂疫苗,相当于疫苗接种率只有25%,是世卫组织所有成员国中最低的。世卫组织东地中海区域是世卫组织成员国中疫苗接种率第二低的区域,尽管95%的成员国都在其国家免疫规划中推出了第二剂麻疹类疫苗。2017年,世卫组织西太平洋区域的疫苗接种率最高,为94%,其次是欧洲区域,为90%。

收入组别
根据2017年各国免疫规划,高收入国家每10名儿童中就有9名接种了两剂麻疹疫苗,而低收入国家每10名儿童中只有约3名接种了两剂。

年龄分布
不适用。

性别分布
目前尚无按性别分列的全球儿童第二剂麻疹类疫苗接种率数据,但个别国家的调查表明,男女童的疫苗接种率相似。

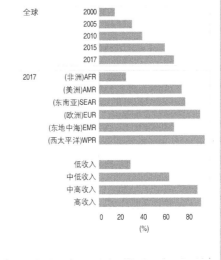

1岁儿童第三剂肺炎球菌结合疫苗免疫覆盖率(%)
趋势
自2010年以来,全球第三剂肺炎球菌结合疫苗免疫覆盖率增加了4倍,到2017年达到了44%。截至2017年,141个国家在其国家免疫规划中推出了肺炎球菌结合疫苗,世卫组织东南亚区域是推出疫苗(比例)最少的区域。

地理分布
2017年,肺炎球菌结合疫苗接种率因区域而异,从世卫组织东南亚区域的12%到美洲区域的82%不等。

收入组别
中等收入国家在接种肺炎球菌疫苗方面落后,2017年估计覆盖率为33%,而低收入国家为68%,高收入国家为85%。大多数中等收入国家均无疫苗捐助者支持,全球疫苗免疫联盟(Gavi)可以为较新和较昂贵的疫苗争取到优惠价格。

年龄分布
不适用。

性别分布
目前尚无按性别分列的全球儿童第三剂肺炎球菌结合疫苗接种率数据,但个别国家的调查表明,男女童的疫苗接种率相似。

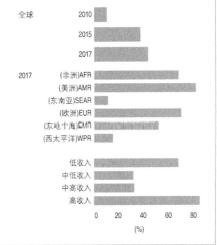

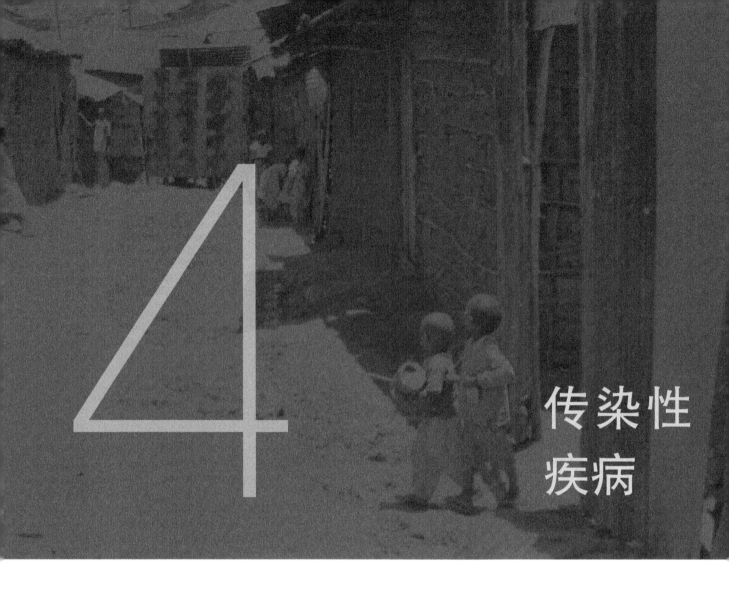

传染性
疾病

可持续发展目标中与传染性疾病防治相关的子目标为3.3。防治进展衡量指标应涵盖以下传染性疾病：艾滋病毒、肺结核、疟疾、肝炎和被忽视的热带疾病[1]。这些传染性疾病在2016年共造成约430万人死亡（其中：女性170万人，男性270万人），低于2000年的530万人（其中：女性220万人，男性310万人）。

在世卫组织非洲区域和东南亚区域以及低收入和中低收入国家，人们死于这些传染病的风险最高。

因病死亡的风险根据所处人生阶段而异。5

 目标3.3：到2030年，消灭艾滋病、肺结核、疟疾和被忽视的热带疾病等流行疾病，防治肝炎、水源性疾病和其他传染性疾病

指标
3.3.1　各性别、年龄段高危人群每千名未受感染者中新增艾滋病毒感染人数
3.3.2　每1 000人口肺结核发病率
3.3.3　每1 000人口疟疾发病率
3.3.4　每10万人口乙型肝炎发病率
3.3.5　需要接受被忽视的热带疾病之干预的人数

岁以下儿童死于疟疾的风险最大。育龄阶段是艾滋病死亡的高发期，而肺结核、乙型肝炎和被忽视的热带疾病相关死亡风险则随着年龄的增长而增加（见图4.1）。

1　布鲁里溃疡、恰加斯病、登革热和基孔肯雅病、麦地那龙线虫病、棘球蚴病、食源性吸虫病、人类非洲锥虫病（昏睡病）、利什曼病、麻风病（汉森氏病）、淋巴丝虫病、霉菌病、生色芽生菌病和其他深部真菌病、盘尾丝虫病（河盲症）、狂犬病、疥疮和其他体外寄生虫病、血吸虫病、土传蠕虫病、蛇咬伤中毒、绦虫病/囊虫病、沙眼和雅司病（地方性密螺旋体病）。

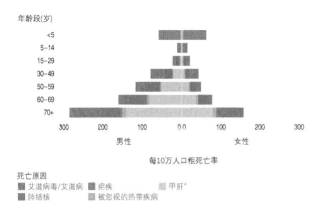

年龄段(岁)
<5
5-14
15-29
30-49
50-59
60-69
70+

300　200　100　0.0　100　200　300
男性　　　　　　女性

每10万人口粗死亡率

死亡原因
■ 艾滋病毒/艾滋病　■ 疟疾　　□ 甲肝ᵃ
■ 肺结核　　　　　□ 被忽视的热带疾病

资料来源: 世卫组织 (2018) (2)。

图4.1　2016年传染性疾病导致的各年龄段死亡率分布图

ᵃ 肝炎包括急性肝炎、乙型和丙型肝炎引起的肝硬化以及乙型和丙型肝炎继发性肝癌。

男女肺结核死亡比以及肝炎死亡比均为2:1。男性死于艾滋病毒的人数也比女性多近40%,但世卫组织各个区域的男女死亡比各不相同,从非洲区域的1.1到西太平洋区域的3.5、从低收入国家的1.1到高收入国家的3.0等,这是艾滋病毒主要传播方式不同的体现。两性在被忽视的热带疾病和疟疾导致的死亡例数上均为均衡。

艾滋病毒

全球艾滋病毒感染率从2005年的0.40‰降至2017年的0.25‰。据估计,2017年总共新增180万名艾滋病毒感染者,其中女性85.1万人,男性94万人。撒哈拉以南非洲地区一直是艾滋病重灾区,该地区新增成人艾滋病毒感染者共98万人,其中59%为女性。全球其他地区新增成人艾滋病毒感染者共65万人,其中,男性占63%。

据估计,2017年,47%的新增感染病例发生在艾滋病毒感染高危人群及其性伴侣当中。这些高危人群包括:同性恋男性和有同性性行为的其他男性、注射吸毒者、监狱和其他封闭环境中的人员、性工作者及其嫖客、变性者。现有数据表明,2017年,同性恋男性和有同性性行为的其他男性

感染艾滋病毒的风险是异性恋男性的28倍。同样,注射吸毒者感染艾滋病毒的风险是不注射吸毒者的22倍,女性性工作者是15—49岁的女性的13倍,由男性变性为女性的变性者是15—49岁者的13倍 (36)。一些法律和政策将同性性关系、性工作和吸毒视同犯罪,这自然导致该等人群遭到歧视、骚扰和暴力,并使其在获得艾滋病毒防治服务和保健服务上受阻,从而加剧其风险行为 (如无保护措施的肛交、共用注射器和无保护措施的交易性行为) (37—42)。

在撒哈拉沙漠以南的非洲地区,15—19岁女童新增艾滋病毒感染人数是15—19岁男童的3倍,而20—24岁女性的感染人数是20—24岁男性的1.5倍 (见图4.2)。该地区的感染局面反映了性别不平等和有害性别规范因素的存在,这些因素造成了家庭乃至社会中的不平等权力态势,限制了妇女和女童接受教育的机会,剥夺了她们对生活的掌控权,限制了她们获得艾滋病毒预防以及性保健和生殖保健服务的机会,使她们面临亲密伴侣暴力和性暴力风险,并导致艾滋病毒、其他性传播感染、意外怀孕和孕产妇死亡等风险的上升 (43—47)。

使用避孕套是减少通过性传播的艾滋病毒感染和其他感染最有效的方法之一。然而,在最近针对撒哈拉以南27个非洲国家进行的一项家庭调

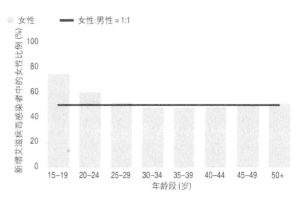

■ 女性　　■ 女性:男性 = 1:1

新增艾滋病毒感染者中的女性比例 (%)

100
80
60
40
20
0

15-19　20-24　25-29　30-34　35-39　40-44　45-49　50+
年龄段(岁)

资料来源: 联合国艾滋病规划署 (UNAIDS) (2018) (36)。

图4.2　2017年撒哈拉以南非洲新增艾滋病毒感染者中女性比例

查中，有一半国家的男性在最近一次与非固定伴侣发生性关系时使用避孕套的尚不足六成。据报道，女性避孕套的使用率甚至更低，不足四成 (36)。男性包皮环切手术降低了女性将艾滋病毒传染给男性的风险。2015 年至 2017 年间，在非洲东部和南部的 14 个重点国家，近千万名男性（含青少年）自愿接受了包皮环切手术，但其中 6 个国家的包皮环切手术率仍不到 30%。

艾滋病暴露前预防 (PrEP) 口服药是针对有很高风险感染艾滋病毒的人群新近推出的最有前景的一种艾滋病预防措施。PrEP 拥有巨大潜力，这一点在北美、西欧和澳大利亚已经显而易见，这些国家抗逆转录病毒治疗覆盖率高的地区推出 PrEP 后，新确诊的同性恋男性和有同性性行为的其他男性感染者均有所减少。PrEP 对艾滋病大肆流行环境下较广泛人群的影响仍有待观察，因为非洲东部和南部大规模的 PrEP 计划仍处于早期阶段。

截至 2017 年底，接受抗逆转录病毒治疗的人数达到了创纪录的 2 170 万，相比 2016 年底净增加了 230 万人。但是，仍有 41% 的艾滋病毒感染者未得到治疗。如果人们很难得到艾滋病毒检测和治疗服务，例如，如果人们为了去诊所必须长途跋涉，诊所营业时间不便于一些个人或群体就诊，诊所工作人员歧视艾滋病毒感染者和易感染艾滋病毒的高危人群，等等，人们在这方面的就医率就会很低。食品不安全、与艾滋病毒检测和病毒载量检测相关的费用（包括检测费）、其他医疗费、交通费、收入损失和机会成本会导致治疗延误、治疗依从性较低以及艾滋病死亡率上升。人们害怕因感染艾滋病毒而受到羞辱和歧视，这也会使其迟迟不敢接受艾滋病毒检测，无法获得并坚持治疗，最终可能导致不良的健康结果 (48—50)。高危人群往往面临多重就医障碍，这些障碍包括医疗环境中的羞辱和歧视，以及相应保密式服务的缺失。

在艾滋病毒普遍流行的国家，相较于女性，男性接受艾滋病毒检测和获得抗逆转录病毒治疗的可能性更低，死于艾滋病的可能性更高 (57)。女性经常会因为孕产保健原因而接受艾滋病毒防治相关服务，与之相比，男性在这方面的就医契机则较少；此外，在诸多疾病上，男性求医问诊的可能性都较低，因此也不太可能得到诊断和治疗。如果艾滋病毒携带者不接受诊断、不开始艾滋病毒治疗或不继续治疗，不仅会危及其自身健康，还会危及其伴侣、小家庭、大家庭和社区的福祉和前景。

肺结核

男性肺结核发病率和死亡率估计值都高于女性，部分原因可能是男性更有可能吸烟或饮酒 (52, 53)；而女性则更常面临室内空气污染和艾滋病毒感染等其他风险因素。此外，还有人从免疫学角度分析了男性肺结核发病率过高的原因 (6)。

正如与估计的病例总数相比，肺结核病例通报率较低所反映的，男性肺结核患者的就医概率似乎低于女性肺结核患者（见图 4.3）(54)。因此，在社区中，男性患者的传染性比女性患者更持久。由于男性的疾病负担更重以及其社会融合方式的问题，人们认为男性会比女性导致更多的继发性感染 (55)。因此，有必要制定策略以改善男性对医疗服务的获得和使用，从而不仅仅解决医疗方面的性别不平等现象，还要最大限度地降低发病率。可采取的策略包括通过常规诊断和筛查更积极地锁定目标男性群体，并应针对吸烟者、2 型糖尿病患者、未经治疗的艾滋病毒感染者、营养不良人员和处于空气污染环境的人员采取策略以降低其肺结核风险。

耐药肺结核持续威胁着人类健康，2017 年共有 55.8 万例对利福平（最有效的一线抗结核药物）耐药的肺结核患者，其中 46 万例为多耐药患者。尚无证据表明患者性别与耐药性之间存在关联。

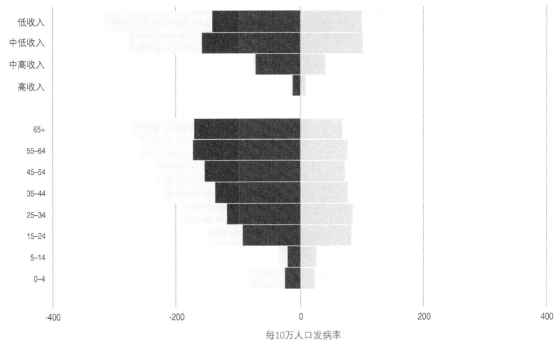

■ 通报男性病例　□ 未通报男性病例　■ 通报女性病例　　未通报女性病例

资料来源：世卫组织（2018）*(54)* 与世界银行（2018）*(12)*。

图4.3　2017年肺结核病例通报率与估计发病率对比

疟疾

疟疾通过按蚊的叮咬传播，不受人类宿主性别的影响*(56, 57)*，家庭调查表明，5岁以下男女童的疟疾感染率相似。但是，再大一些，两性感染率的差异就出现了，这一部分是因为被按蚊叮咬的概率受性别角色影响。如果男性于按蚊叮咬的高峰时段在林地或田野里劳作，或调至疟疾盛行地区工作，则其有很高的感染疟疾的风险。如果女性在凌晨做家务，则其感染疟疾的风险可能会增加。孕妇由于免疫力下降也更容易感染疟疾，第一次和第二次妊娠的感染率最高*(58)*。妊娠期感染疟疾会增加流产、死产、早产和婴儿低出生体重的风险。

减少疟疾感染风险的有效干预措施是：睡在蚊帐里；据估计，自2000年以来，经杀虫剂处理的蚊帐的使用率得到增加，这是撒哈拉以南非洲2000年至2015年间2—10岁儿童寄生虫感染率下降一半的原因*(60)*。最初，宣传蚊帐面向的是5岁以下儿童及孕妇（见图4.4）*(61)*，但在2008年，世卫组织建议所有面临疟疾感染风险的人都应使用经杀虫剂处理的蚊帐。尽管世卫组织如此建议，最多使用蚊帐的仍然是5岁以下儿童和育龄妇女。最少使用蚊帐的是5—19岁的儿童与青少年以及20—24岁的男性，这一点令人担忧，因为5—15岁往往是寄生虫感染的高峰期*(62)*，受感染的学龄儿童是其他家庭成员和社区成员的传染源*(63)*。年轻女性的蚊帐使用率较高，部分原因是她们往往在比男性更小的年纪结婚和组建新家庭；与较大的原生家庭（一般蚊帐与人的比率较低）相比，新成立的较小家庭更有可能拥有足够的经杀虫剂处理的蚊帐供家里所有人使用。

疟疾患者就医情况的证据主要来自家庭调查。这些数据表明，发热男女童就医率相同。该指标的评量主要局限于撒哈拉以南非洲和5岁以下儿童；其他年龄段和非洲以外地区的求医情况

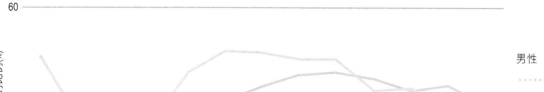
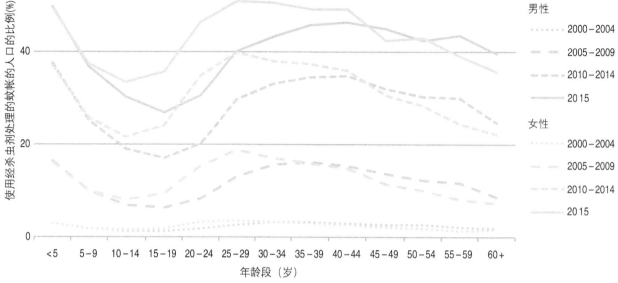

	男性
	2000－2004
	2005－2009
	2010－2014
	2015
	女性
	2000－2004
	2005－2009
	2010－2014
	2015

资料来源：2000—2015年人口与健康调查和疟疾指标调查(61)。

图4.4　2000—2015年撒哈拉以南非洲两性各年龄段使用经杀虫剂处理蚊帐的人口的比例

仍有待进一步了解。

乙型肝炎

感染乙型肝炎病毒 (HBV) 会造成严重的疾病负担，而这些感染病例多半发生于5岁前。如果有人感染了乙型肝炎病毒，可能在被感染后30年或更长时间才开始出现临床症状。除非接受血液检测和诊断，否则感染者对这一疾病毫无知觉。未经治疗的病毒性肝炎会不断发展，直至导致危及生命的各种并发症。20%或以上 (具体视预期寿命而定) 的慢性乙型肝炎会发展成肝硬化或肝细胞癌等终末期慢性肝脏疾病。30岁以下的男性和女性的肝病死亡率相似，但30—59岁男性的肝病死亡率是女性的2倍。男性乙型肝炎病毒相关肝细胞癌的发病率高于女性，绝经后女性高于其他女性，该发病率可能与雄激素和雌激素水平有关(64)。一些因素 (如酒精和艾滋病毒感染) 的共同作用也可能会加速病情向终末期肝病

的发展。

被忽视的热带疾病

与SDG子目标3.3提及的其他传染病相比，两性在被忽视的热带疾病死亡率上差异很小，但15—29岁的男性死亡率比女性高30%。被忽视的热带疾病的干预主要依赖于大规模药物治疗 (以预防疾病) 和早期检测及治疗。据报告，男性由于工作原因长期背井离乡，会比女性面临更多治疗障碍，并且可能对治疗存有更多疑虑(65)。如果社区药品分发人员不知道哪些药物可以安全使用，孕妇和哺乳期妇女可能也会错过治疗时机。被忽视的热带疾病防治项目雇用的社区药品分发人员中，男性比例通常高于女性。一些研究发现，在撒哈拉以南非洲，使用伊维菌素来干预盘尾丝虫病疗效有限，未充分利用女性作为社区药物分发人员是导致这种现象的一个因素，但尚未有人对之进行大规模评估(66)。

指标3.3.1：新增艾滋病毒感染（每1 000名未感染者）

趋势

2000年至2017年间，新增艾滋病毒感染率下降了49%，降至每10万人0.25例，2017年估计共有180万例艾滋病毒感染。

地理分布

疟疾发病率最高的是世卫组织非洲区域。

收入组别

艾滋病发病率最高的是低收入国家。

年龄分布

不适用。

性别分布

2000年，从全球来看，女性新增艾滋病毒感染率是男性的1.02倍，但在2000—2017年间下降速度快于男性，至2017年女性新增感染率为男性的0.92倍。尽管如此，2017年世卫组织非洲区域的艾滋病毒成人感染率上，女性是男性的1.3倍，但世卫组织其他区域的女性感染率较低。

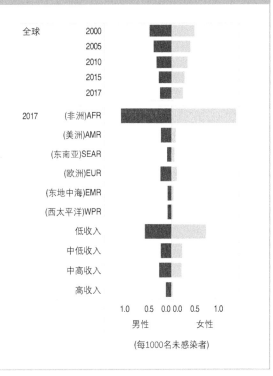

指标3.3.2：肺结核发病率（每10万人口）

趋势

2000年至2017年间，肺结核发病率下降了21%，降至每10万人口134例，到2017年估计共有1 000万例肺结核。

地理分布

世卫组织非洲区域和东南亚区域的肺结核发病率较高。

收入组别

低收入和中低收入国家的疟疾发病率较高。

年龄分布

2017年，90%的肺结核病例发生在15岁以上的人群中。

性别分布

2017年，估计64%的病例发生在男性（包括男童）身上，36%发生在女性（包括女童）身上。男性肺结核发病率随年龄增长而增加，而15岁以上女性发病率则保持不变。15岁以下儿童的男女发病率比为1.1，但从45岁开始两性的发病率比高于2。

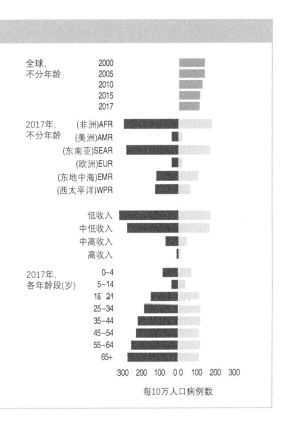

趋势

自2000年以来，全球疟疾发病率年均下降2.1%，到2015年往后，全球疟疾发病率一直保持在每千人59例。据估计，2017年共发生了2.19亿例疟疾，导致43.5万例死亡。

地理分布

疟疾发病率最高的是世卫组织非洲区域。

收入组别

低收入和中低收入国家的疟疾发病率较高。

年龄分布

目前没有各年龄段的疟疾发病率数据；但是，据估计，61%的疟疾死亡病例发生在5岁以下的儿童身上，因此其发病率亦可做类似估计。5岁以下儿童的疟疾发病率较高，其死亡率也较高。

性别分布

无全球估计数。全国代表性的家庭调查表明，男女童疟疾感染率相似，但两性在更大一些的年龄段会出现差异。

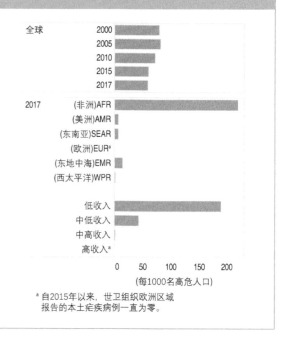

a 自2015年以来，世卫组织欧洲区域报告的本土疟疾病例一直为零。

趋势

5岁以下儿童的乙型肝炎流行率从未接种疫苗时的4.7%下降到2017年的0.8%。

地理分布

世卫组织非洲区域和东地中海区域的乙型肝炎流行率最高。

收入组别

低收入国家的乙型肝炎流行率是高收入国家的14倍。

年龄分布

大多数肝炎感染发生在5岁之前，尽管这种疾病最严重的表现可能要到晚年才会被人注意到。

性别分布

无数据。

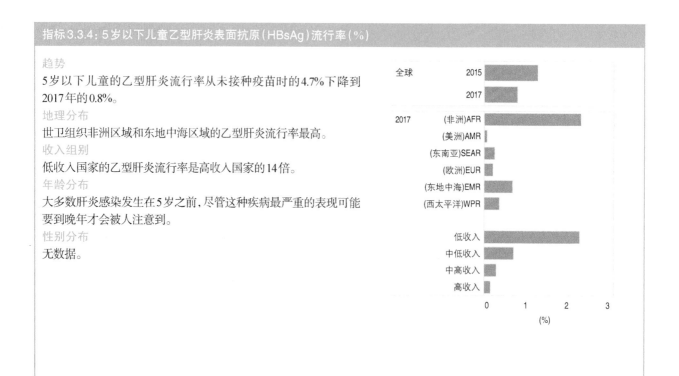

指标3.3.5：报告的需要接受被忽视的热带疾病之干预的人数

趋势
需要干预的人数从2010年的20.3亿下降到2017年的15.8亿。
地理分布
约85%的需干预者生活在世卫组织非洲区域和东南亚区域。
收入组别
三分之二的需干预者生活在中低收入国家。
年龄分布
无数据。
性别分布
无数据。

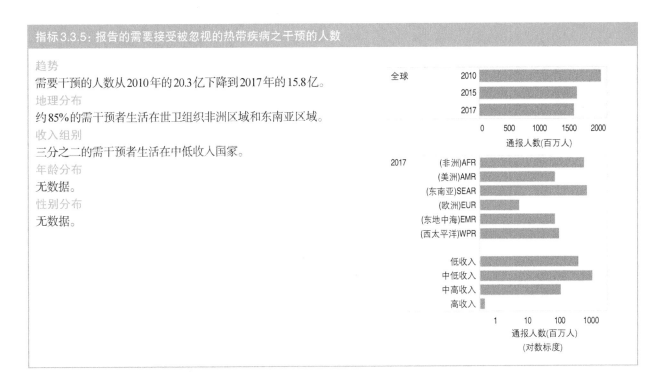

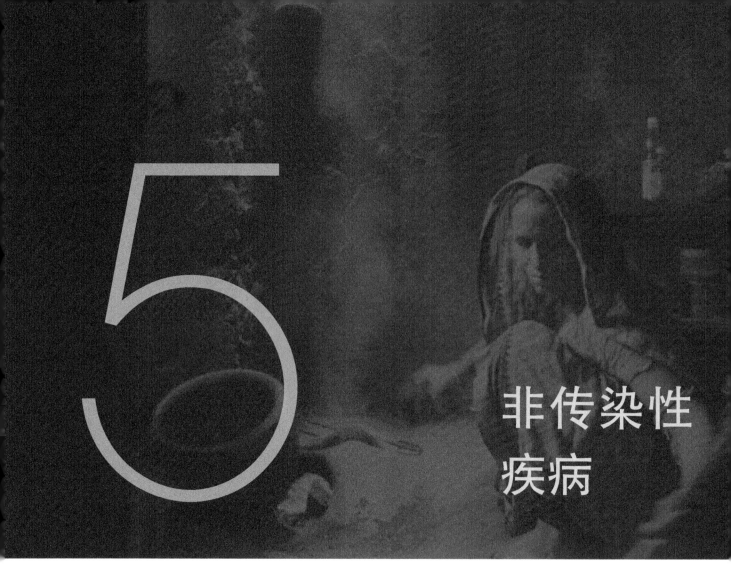

非传染性
疾病

可持续发展目标中与非传染性疾病防治相关的子目标均有双重性：改善健康结果（目标3.4）和降低对非传染性疾病风险因素的暴露程度（目标3.5与3.a）。目标3.4的评估内容是：30至70岁人群因心血管疾病、癌症、糖尿病和慢性呼吸系统疾病而过早死亡的风险的降低（指标3.4.1）和自杀死亡率降低（指标3.4.2）。

2016年，全球非传染性疾病共造成4 100万例死亡，相当于全球死亡总数的71%。此外，有近80万例自杀死亡。

2016年，从全球来看，30岁的人在70岁之前死于四种主要的非传染性疾病中任何一种疾病的风险，男性为21.6%，女性为15.0%。按世卫组织区域划分，非传染性疾病导致过早死亡的风险最高的是世卫组织东南亚区域的男性（26.5%）和世

目标3.4：到2030年，通过预防和治疗，将非传染性疾病的过早死亡率降低三分之一，并促进心理健康和福祉

指标
3.4.1　心血管疾病、癌症、糖尿病或慢性呼吸道疾病死亡率
3.4.2　自杀死亡率

目标3.5：加强物质滥用（包括麻醉药品滥用和有害性饮酒）的预防和治疗

指标
3.5.1　物质使用障碍治疗干预措施（药学服务、社会心理服务和康复服务及善后服务）的覆盖率
3.5.2　有害性饮酒，根据所处国家定义为：一个日历年内人均纯酒精消费量（15岁及以上）（单位为升）

目标3.a：酌情强化世卫组织《烟草控制框架公约》在所有国家的实施

指标
3.a.1　15岁及以上人群中年龄标准化吸烟率

卫组织非洲区域的女性 (20.1%)；而按国家收入划分，中低收入国家的男女风险最高 (男性26.6%，女性19.9%)。非传染性疾病的死亡风险随着年龄的增长而增加。

在全球范围内，心血管疾病导致的过早死亡多于癌症；然而，对于世卫组织欧洲区域和美洲区域的女性来说，癌症是非传染性疾病相关过早死亡的主要原因。2016年，总体而言，男性在所有四种主要的非传染性疾病上的死亡率均高于女性，但世卫组织非洲区域和东地中海区域，以及西太平洋区域和东地中海区域除外，在前两个区域，女性的年龄标准化癌症死亡率高于男性，在后两个区域，女性的糖尿病死亡率高于男性 (见图5.1)。

2000年到2016年，非传染性疾病过早死亡率有所降低；相对来说，女性 (19%) 死亡率下降幅度略大于男性 (18%)。

在全球范围内，2000年至2016，粗自杀死亡率有所下降，其中，男性下降了16%，女性下降了20%。2016年，近80万人自杀死亡，相当于全球每年每10万人口10.6人的粗自杀死亡率。从全球来

看，每出现一例女性自杀死亡，就会出现近两例男性死亡 (男性和女性每10万人口中分别有13.5和77人死亡)。尽管女性出现自杀行为的频率是男性的2到4倍 (67)，但男性更有可能使用致命手段，之所以男性自杀死亡率反而高于女性，多少有这方面的原因。

世卫组织欧洲区域和高收入国家的男性粗自杀死亡率最高 (分别为每10万人口24.7和21.0人)。而在这些区域和国家中，女性的粗自杀死亡率要低得多 (分别为每10万人口6.6和7.6人)，男女死亡率比最高 (世卫组织欧洲区域为3.7，高收入国家为2.7)。女性自杀死亡率最高的是世卫组织东南亚区域 (每10万人口11.6人) 和中低收入国家 (每10万人口8.8人)。世卫组织东地中海区域和低收入国家的男性与女性自杀死亡率均为最低。

男女之间存在生理差异，这是两性在生殖器官癌症 (如宫颈癌、乳腺癌、前列腺癌和睾丸癌) 等非传染性疾病死亡风险上有所不同的主要原因。死亡率也可能受到诊断和治疗服务可及性的影响；例如，在难以获得保健服务的低收入国家，宫颈癌发病率较高 (68)。而影响男性和女性许多非传染性疾病死亡率的是，两性对相同和可调控的风险因素 (如因性别不同而不同的吸烟、有害性饮酒、不健康饮食和缺乏锻炼等行为) 的暴露程度。在这些因素中，吸烟和有害性饮酒是目前SDG关注的问题，分别对照指标3.a.1和3.5.2进行评估。

风险因素的暴露程度因地域、收入水平和性别不同而不同 (因为性别角色和社会规范不同使得男性和女性对各种风险的暴露程度不同)。直到20世纪末，在世界上大多数地方，人们仍广泛认为吸烟和饮酒是理想的男性化规范。2016年，15岁及以上人群的全球年龄标准化吸烟率数据显示，男性为34%，女性为6%，相比之下，2000年的吸烟率较高，男性和女性吸烟率分别为43%和11%。这符合许多国家观察到的往期趋势和性别

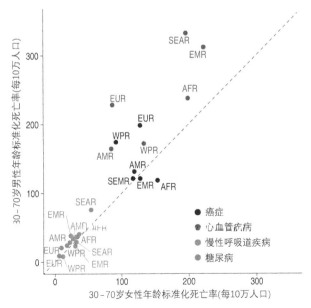

资料来源：世卫组织 (2018) (2)。

图5.1 2016年SDG子目标3.4所提及的四种主要非传染性疾病的年龄标准化过早死亡率 (每10万人口)

差异以及较高的男性吸烟相关疾病 (如肺癌) 死亡率 (2016年, 男性和女性吸烟相关疾病死亡率分别为每10万人口 31.3人和14.4人) (2)。

在许多高收入国家, 两性吸烟率均有所下降, 但女性吸烟率的下降速度慢于男性, 一些国家的女性吸烟率甚至可能有所上升, 原因如下: 女性有了更多的资源掌控权, 吸烟被视为女性解放的象征, 烟草业推出了针对女性 (特别是年轻女性) 的营销战略 (导致世卫组织美洲和欧洲区域的男女吸烟率比小于2) (69)。而在低收入和中低收入国家中, 男性吸烟率大大高于女性, 世卫组织东地中海区域的男女吸烟率比达到了 15.5, 该区域的性别角色和社会规范对女性吸烟形成了制约。

饮酒方面与吸烟方面的研究发现相似。平均而言, 2016年全球男性饮酒量远远超过女性 (人均纯酒精消费量为 10.1升至 2.7升), 世卫组织欧洲区域和高收入国家的男性与女性饮酒量最高, 世卫组织东地中海区域和低收入国家的饮酒量最低。据观察, 世卫组织东地中海区域、东南亚区域和非洲区域的男女饮酒率比最高。

作为一种主要的物质滥用形式, 有害性饮酒的影响超出了主要非传染性疾病的控制范围, 因为, 特别是对有自杀倾向的年轻人而言, 有害性饮酒也是一个可调控的自杀风险因素。男性平均饮酒量很高, 可能是男性自杀死亡率高于女性 (70%) 的原因之一。不过, 目前还没有关于物质使用障碍 (指标 3.5.1) 干预措施的数据, 其研究方法仍在摸索之中。

男性的生活方式不如女性那样健康, 并且会出现一些存在健康风险的行为, 除此之外, 在许多情况下, 由于男性化规范和其他社会经济因素, 男性往往未充分利用卫生服务, 也不太经常看医生。不过, 有一些非传染性疾病的风险因素对女性较为不利。例如, 女性的运动缺乏率更高 (为31.7%, 而男性为 23.4%) (71), 因为女性经常受到经济拮

据、无决策权和额外家务劳动的影响, 这使得她们难以有足够的资源和时间进行体育运动 (72)。特别是, 大部分女性都必须身兼数职, 如抚养子女、照顾家庭和承担工作职责, 这些都消耗着女性的时间和精力。此外, 许多社区缺乏专为女性设计的和可供女性使用的运动区域和设施, 这降低了女性进行体育运动的动力。运动缺乏与性别相关生理因素相互作用 (例如, 女性通常更容易形成皮下脂肪, 但新陈代谢比男性慢); 因此, 女性肥胖率较高 (为 15.3%, 而男性为 11.1%) (73)。女性因为肥胖率较高, 所以更容易罹患一些非传染性疾病; 例如, 从全球来看, 两性因糖尿病而过早死亡的概率几乎一致, 大大低于其他非传染性疾病的死亡率。受教育程度较低或社会经济地位较低的女性更有可能罹患非传染性疾病, 因为她们往往也较难获得健康饮食。因为运动可以缓解压力和抑郁, 所以缺乏运动还会让女性有更大的风险出现心理健康问题。

女性如果患上了一些非传染性疾病, 也可能表现出与不同于男性患者的症状, 因此女性更有可能延误诊断和治疗。出现这种延误的部分原因是, 医学研究中历来都更广泛地使用男性患者病例作为参考, 而未充分对女性患者进行研究。例如, 女性的背痛、恶心或疲劳等冠心病症状通常被认为是 "非典型性" 症状, 导致女性患者得不到全面的诊断和治疗 (74)。此外, 在预防和治疗非传染性疾病和心理健康问题方面, 女性 (特别是处于资源匮乏情况下的女性) 可能面临更大的经济负担, 且其在医疗支出方面的自主权较少。这种状况意味着, 一旦患病, 女性比男性更加弱势, 这拉低了女性因为比男性对风险因素的暴露程度低而取得的优势。例如, 2016年, 世卫组织非洲区域女性获得的优质卫生服务最少, 男女非传染性疾病过早死亡率比最低 (男/女: 1.1), 而世卫组织欧洲区域的这一率比最高 (男/女: 1.9), 前者比后者低40%以上。

为了能在2030年实现可持续发展目标中的非传染性疾病防治目标,需要开展更多的研究,以更好地了解两性在风险因素的易感、弱势和暴露程度、症状表现、病情发展、诊疗服务可及性以及治疗反应方面的差异,以及与卫生系统不平等有关的其他性别相关因素。在制定卫生政策和战略时,必须认识到生理性别和社会性别差异,并通过更有针对性的措施满足男性和女性的不同需求,以减少对风险因素的暴露,改善早期诊断,并进一步普及实惠和有效的治疗服务。

指标3.4.1　30岁至70岁人群心血管疾病、癌症、糖尿病、慢性呼吸道疾病死亡概率(%)

趋势
2000年至2016年间,全球男性与女性的非传染性疾病过早死亡率均下降了18%,其中女性的下降幅度略高。

地理分布
非传染性疾病过早死亡率最高的是世卫组织东南亚区域的男性和非洲区域的女性。

收入组别
中低收入国家的非传染性疾病过早死亡率最高。

年龄分布
不适用。

性别分布
在所有地区和收入组别国家中,男性比女性面临更大的非传染性疾病导致过早死亡的风险。2016年,30岁男性在70岁之前死于非传染性疾病的概率为21.6%,而女性为15.0%。

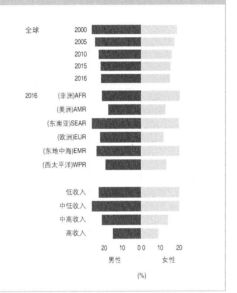

指标3.4.2　自杀死亡率(每10万人口)

趋势
2000年至2016年间,全球范围内,男性和女性自杀死亡率分别下降了16%和20%。

地理分布
世卫组织欧洲区域男性自杀死亡率最高,东南亚区域女性自杀死亡率最高。

收入组别
高收入国家(男性)自杀死亡率和中低收入国家(女性)自杀死亡率较高。

年龄分布
男性的自杀率随着年龄的增长而增加。女性的自杀率从30岁开始随年龄增长而增加,但15—29岁为自杀高发期。

性别分布
从全球来看,2016年,男性自杀死亡率是女性的2倍(每10万人口中分别有13.5人和7.7人死亡)。

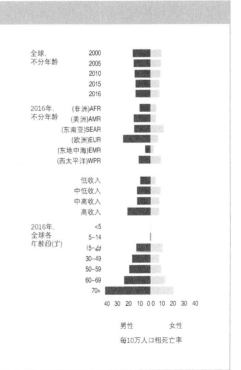

趋势

无数据。

地理分布

酒精消费量最高的是世卫组织欧洲区域,最低的是东地中海区域。

收入组别

酒精消费量随着国家收入组别的提升而增加。

年龄分布

无数据。

性别分布

2016年,全球男性人均酒精消费量是女性的5倍(男性人均纯酒精消费量为10.1升,而女性为2.7升)。据观察,世卫组织东地中海区域、东南亚区域和非洲区域的男女饮酒率比最高。

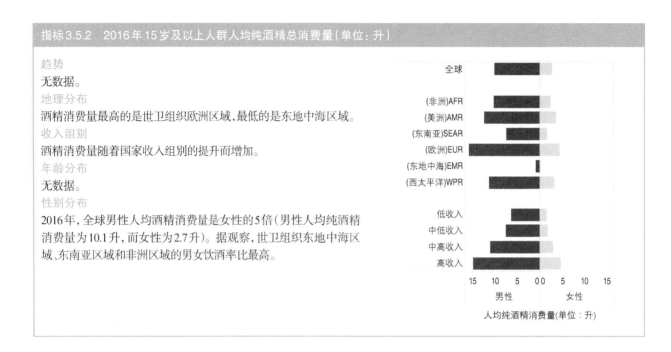

趋势

2000年至2016年间,全球范围内,男性和女性的年龄标准化吸烟率分别下降了9%和5%。

地理分布

男性吸烟率最高的是世卫组织西太平洋区域。女性吸烟率最高的是世卫组织欧洲区域。

收入组别

男性吸烟率最高的是中高收入国家。女性吸烟率最高的是高收入国家。

年龄分布

无数据。

性别分布

2016年,全球范围内,男性年龄标准化吸烟率是女性的5倍(33.7%对6.2%)。据观察,世卫组织东地中海区域的男女吸烟率比最高(男/女:15)。

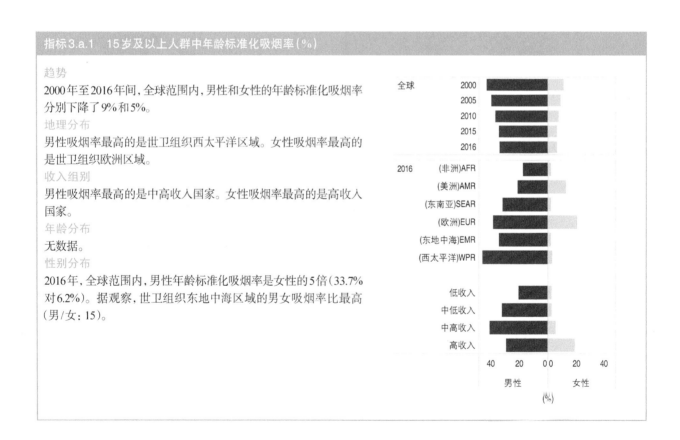

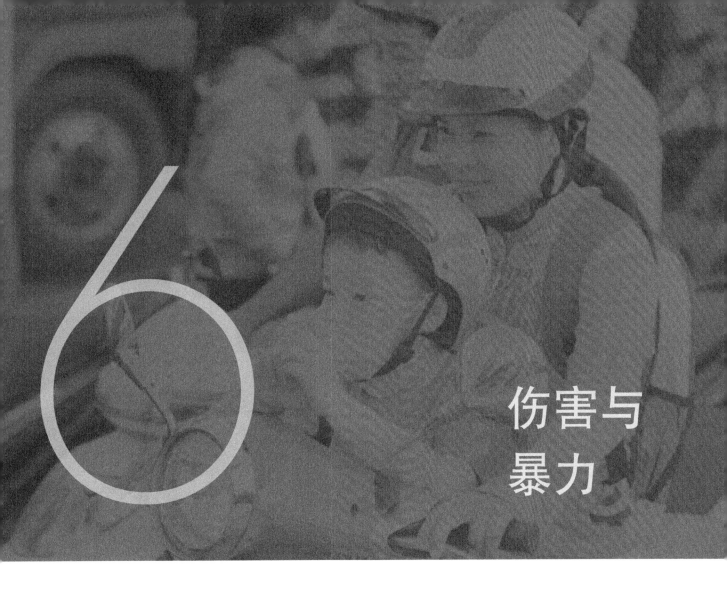

6

伤害与暴力

本章将重点讲述道路交通伤害 (SDG 3.6.1) 和人际暴力 (包括杀人) (SDG 16.1.1) 以及其他一些主要目标：针对女性的暴力行为 (SDG 5.2.1 及 5.2.2) 和有害习俗 (SDG 5.3.1 及 5.3.2)。与自残相关的伤害见非传染性疾病章节，意外中毒见环境风险章节。

子目标3.6是可持续发展目标中道路交通死亡率降低之具体目标，即将全球道路交通伤亡人数减至一半。相对于全球人口而言，道路交通伤害粗死亡率还算稳定，但伤亡人数仍在攀升，2020年将无法实现该目标。2016年中，道路交通伤害

 目标3.6：到2020年，将全球道路交通事故伤亡人数减半

指标
3.6.1 道路交通伤害死亡率

 目标16.1：使各地所有形式的暴力和相关死亡率得到大幅降低

指标
16.1.1 各性别和各年龄段每10万人口中故意杀人案受害者人数

 目标5.2：消除公共和私人领域针对所有女性和女童的一切形式的暴力，包括贩卖妇女儿童和性剥削及其他类型的剥削

指标
5.2.1 过去12个月中，按暴力形式和年龄分列的遭受现任或前任亲密伴侣殴打、性暴力或心理暴力的15岁及以上有伴侣的妇女和女童的比例
5.2.2 过去12个月中，按年龄和发生地点分列的遭受非亲密伴侣人员性暴力的15岁及以上妇女和女童的比例

目标5.3 摒弃所有残害女性的陋习，如童婚、早婚和逼婚以及割礼

指标
5.3.1 15岁和18岁之前结婚或同居的20—24岁女性的比例
5.3.2 15—49岁各年龄段遭割礼残害的妇女和女童的比例

造成了135万人死亡,多达5 000万人受伤。在低收入和中等收入国家生活的人们是主要的道路交通伤亡受害者,93%的道路交通死亡都发生在那里,而这些国家的车辆仅占全世界总量的60%。

2016年,全球估计有47.7万人死于他杀。男性被谋杀的可能性几乎是女性的4倍。人口结构是一项关键的凶杀风险因素。在年轻人(尤其是年轻男性)比例较高的地区,凶杀粗死亡率也较高。在凶杀率最高的10个国家,15—29岁男性人口占比26%,而在凶杀率最低的10个国家,该年龄段人口占比16%(见图6.1)。其他凶杀风险因素包括贫困、枪支和酒精供应。

在全球,每五起凶杀案中就有一起是由亲密伴侣或家庭成员实施的,其中死亡者多为女性(75)。2013年,38%的女性谋杀由亲密伴侣所为,而男性谋杀中由亲密伴侣所为的仅占6%(76)。

2016年,道路交通伤害和凶杀死亡人数合计占全球伤害死亡人数的38%(男性的道路交通伤害和凶杀死亡率为43%,女性为28%)。尽管男性的道路交通伤害粗死亡率仍然是女性的2.8倍(15—29岁年龄段男性粗死亡率几乎是女性的4倍),但无论在男性还是女性中,道路交通伤害都是一大死亡原因(见图6.2)。

针对女性的暴力行为不仅普遍存在,造成女性死亡和受伤,还带来了波及面更广的高发病率和健康损害的负担。与男性遭受的暴力不同,女性遭受的暴力主要发生在私底下,而且施暴者大多是女性认识的人。针对女性的暴力包括:亲密伴侣暴力(女性最常遭受的一种暴力)、性暴力、贩卖、杀害和泼硫酸。女性还会受到诸如割礼和童婚、早婚和逼婚等陋习的残害。全球每3名15—49岁的女性中就有1名(35%)称其生平遭受过殴打、亲密伴侣性暴力或非伴侣性暴力。其中,亲密伴侣暴力占多数,30%的女性(15—49岁)和30%

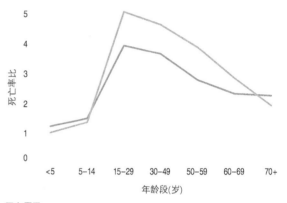

资料来源: 2018年世卫组织(2)。

图6.2 2016年全球各年龄段男/女凶杀及道路交通伤害死亡率比

注: 来自此来源的道路交通伤害死亡率可能与报告中别处的数据有所不同,此处仅用于与其他伤害原因进行比较。

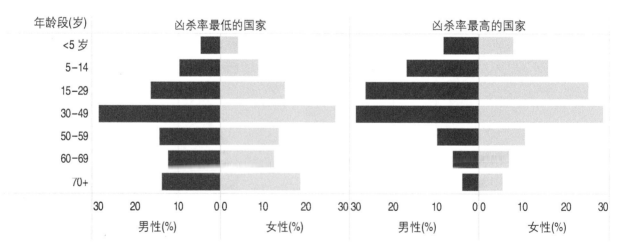

资料来源: 世卫组织(2018)(2)及《世界人口前景: 2017年修订本》(1)。

图6.1 2016年凶杀率最低和最高国家按年龄和性别分列的人口分布情况

的少女 (15—19岁) 饱受其害。各个国家和区域中遭受亲密伴侣暴力的女性比例各不相同，据估计，从高收入国家的23.2%、世卫组织西太平洋区域低收入和中等收入国家的24.6%，到东地中海区域低收入和中等收入国家的37%和东南亚区域低收入和中等收入国家的37.7%不等 (76)。

可持续发展目标中的第5项包含两项子目标：一是消除针对妇女和女童的暴力行为；二是摒弃关乎妇女和女童的有害习俗。世卫组织2013年的估算数据显示，针对女性的暴力行为增加了不利身体健康的后果 (包括性健康、生殖健康及心理健康后果) 的风险 (76)。

从全球来看，女性童婚的习俗正不断弱化；譬如，女性童婚率在过去十年中从25%下降到了21%。尽管如此，现如今仍有约6.5亿的女童和妇女是年满18岁之前结婚的 (77)。虽然全世界遭受割礼残害的女童和妇女的确切人数仍不得而知，但根据30个国家的代表性割礼盛行率数据可以得知，这些国家至少共有2亿名女童和妇女接受过生殖器切除手术。目前，这些指标数据或来自独立调查，或来自人口与健康调查。世卫组织正不断努力改善童婚衡量指标以及数据收集和报告，以提高各项研究的可比性。

预防凶杀和非致命暴力需要多部门通力合作，从而解决造成这些问题的根本原因 (如性别、社会和经济不平等)，废除弘扬暴力的文化规范，以及杜绝酒精、毒品和枪械的易获得性与滥用。在消除针对女性的暴力行为方面，卫生部门需要发挥重要作用。因此，2016年5月，世卫组织成员国批准了在处理人际暴力 (尤其是对妇女和女童以及儿童的暴力) 方面增强卫生系统应对作用的一项全球行动计划。该行动计划敦促各会员国在公开反对暴力方面起带头作用；提供全面的卫生服务并培训卫生保健人员；为预防工作添薪助力；通过监测、健康管理信息系统和调查等渠道来更好地收集数据。面向卫生保健人员和管理人员，世卫组织发布了临床指南、政策指南和实施工具，以加强其在针对女性的暴力以及儿童和青少年性虐待方面的应对能力。想要防止针对妇女和女童的暴力行为的发生，就需要解决性别不平等问题，这一点可以通过改变重男轻女的有害性别规范、为女性增权赋能、创造安全环境以及落实促进性别平等的法律和政策来实现。世卫组织还制定了一揽子技术干预措施，如《消除针对儿童的暴力行为的七项策略》；该计划包括七项循证策略，这些策略在减少暴力方面的成效已获得证明 (79)。

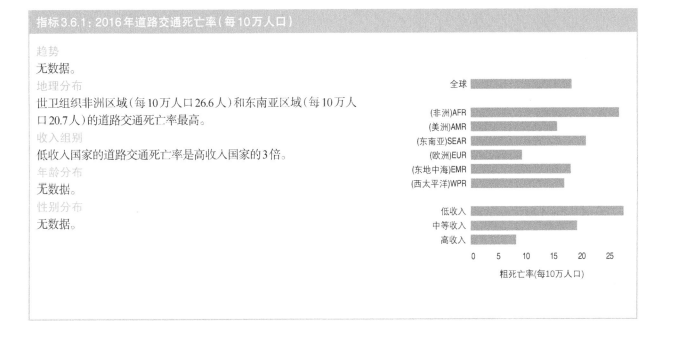

指标3.6.1：2016年道路交通死亡率 (每10万人口)

趋势
无数据。

地理分布
世卫组织非洲区域 (每10万人口26.6人) 和东南亚区域 (每10万人口20.7人) 的道路交通死亡率最高。

收入组别
低收入国家的道路交通死亡率是高收入国家的3倍。

年龄分布
无数据。

性别分布
无数据。

趋势

2000年至2016年，全球凶杀率从每10万人口8.1人降至6.4人，降幅21%，是所有死亡率总体降幅的2倍。

地理分布

世卫组织美洲和非洲区域的凶杀死亡率较高。世卫组织美洲区域的男性凶杀死亡率最高，其次是非洲区域，前者是后者的2倍。

收入组别

女性凶杀死亡率随着国家收入组别的提升而下降。令人惊讶的是，中高收入国家的男性凶杀死亡率高于中低收入国家；这主要是因为世卫组织美洲区域的男性凶杀死亡率很高，该区域中高收入国家居多（20个，而中低收入国家为5个）。

年龄分布

15—29岁是凶杀死亡的高发期，对男性和女性来说均是如此。

性别分布

男性成为凶杀案受害者的概率几乎是女性的4倍。男性凶杀死亡率下降的速度慢于女性，因此，2000年至2016年，男性死亡率有所上升。

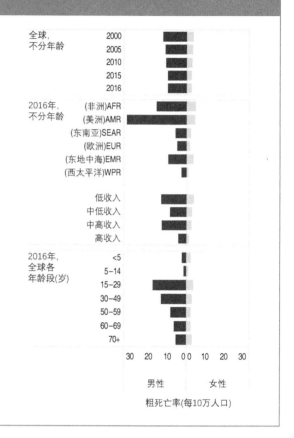

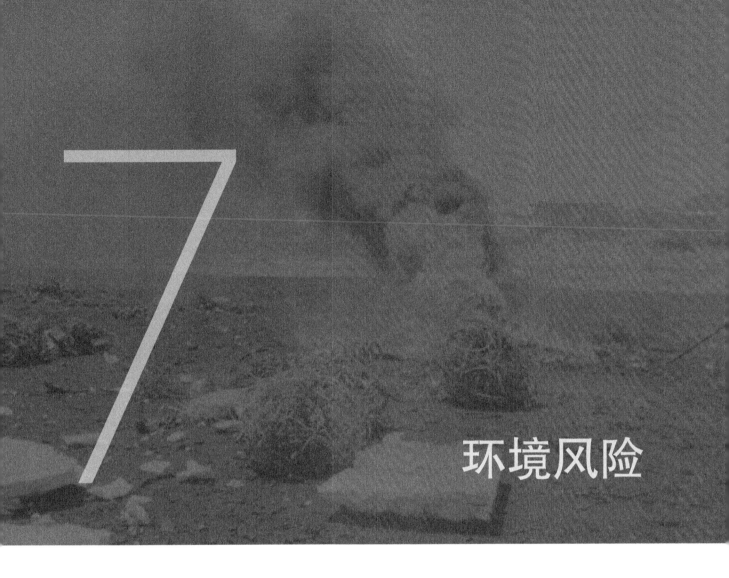

环境风险

可持续发展目标中的环境维度子目标主要侧重于解决三类环境风险：空气污染（按指标3.9.1、7.1.2和11.6.2评估）、水和卫生风险（按指标3.9.2、6.1.1和6.2.1评估）及中毒风险（按指标3.9.3评估）。

目标11.6：到2030年，减少城市的人均负面环境影响，包括特别关注空气质量，以及城市垃圾及其他垃圾管理等

指标
11.6.2　城市（人口加权）细颗粒物（如PM2.5和PM10）年均浓度

目标7.1：到2030年，确保人人都能获得负担得起的、可靠和可持续的现代能源

指标
7.1.2　主要依赖清洁燃料和技术的人口的比例

目标3.9：到2030年，大幅减少危险化学品以及空气、水和土壤污染导致的死亡和患病人数

指标
3.9.1　室内和环境空气污染导致的死亡率

目标3.9：到2030年，大幅减少危险化学品以及空气、水和土壤污染导致的死亡和患病人数

3.9.2　不安全的"饮用水、卫生设施和个人卫生"（简称"WASH"）（对不安全WASH服务的暴露）导致的死亡率
3.9.3　意外中毒导致的死亡率

目标6.1：到2030年，人人普遍和公平获得安全和负担得起的饮用水

指标
6.1.1　可享安全饮用水服务的人口比例

目标6.2：到2030年，人人享有适当和公平的环境卫生和个人卫生，杜绝露天排便，特别注意满足妇女、女童和弱势群体在此方面的需求

指标
6.2.1　使用安全管理的卫生设施（包括提供肥皂和水的洗手设施）的人群所占比例

目标6.a：到2030年，扩大向发展中国家提供的国际合作和能力建设支持，帮助它们开展与水和卫生有关的活动和方案，包括雨水采集、海水淡化、提高用水效率、废水处理、水回收和再利用技术

指标
6.a.1　为政府调控开支的饮用水和环境卫生活动与计划提供的相关官方发展援助金额

据估计，在全球范围内，城市居民每10人中就有9人呼吸PM2.5（直接2.5微米的颗粒物）浓度高于世卫组织空气质量准则年均浓度10 μg/m³的空气；其中，世卫组织东南亚区域（57.3 μg/m³）和东地中海区域（54.0 μg/m³）的城市PM2.5的年均浓度最高。关于室内空气污染，全球主要依赖清洁燃料和技术来解决这一问题的人口比例一直在逐步增加。2017年，世卫组织欧洲区域（>95%）和美洲区域（92%）使用清洁能源和技术的人口比例几乎达到了百分之百。不过，仍有30亿人烹饪时使用污染性燃料和技术，并因此而面临健康风险。这种状况在世卫组织非洲区域特别严重（那里只有17%的人主要依赖清洁燃料），且几乎30年未变。

空气质量差会导致罹患中风、心脏病、肺癌以及慢性和急性呼吸系统疾病的风险增加。2016年，室内和环境空气污染共造成700万人死亡。2016年，全球男性室内和环境空气污染相关年龄标准化死亡率比女性高出近30%（分别为每10万人口128.5人和101.1人）。高收入国家和世卫组织欧洲区域在这方面的男女死亡率比最高，约为1.8，而世卫组织非洲区域的男女死亡率比最低，仅为1.1。无论男性还是女性，都是世卫组织非洲区域和低收入与中等收入国家室内和环境空气污染相关死亡率最高，世卫组织美洲区域和高收入国家的死亡率最低。

2015年，71%的世界人口使用安全管理的饮用水服务，39%使用安全管理的卫生服务；自2000年以来，这两项比例一直在逐渐增加，之前分别为61%和29%。世卫组织非洲区域却再次远远落后于世界其他地区，只有44%的农村人口拥有最低限度的基本饮用水，21%的农村人口拥有基本卫生服务。2016年，不安全的饮用水、卫生设施和个人卫生服务造成了近90万人死亡，包括47万多名死于腹泻的5岁以下儿童。不安全的饮用水、卫生设施和个人卫生服务造成的粗死亡率会因国家收

入水平和发展水平的提高大幅下降；例如，2016年，低收入国家和世卫组织非洲区域（分别为每10万人口42.4人和45.8人）的死亡率约是高收入国家和世卫组织欧洲区域（两者均为每10万人口0.3人）的150倍。在世界大部分地区，女性在这方面的死亡率略高于男性（每10万人口12.1人，而男性为11.4人），但世卫组织非洲区域和美洲区域以及低收入国家除外，这些区域和国家的男性死亡率高于女性。

2016年，在全球世卫组织各区域和收入国家的意外中毒粗死亡率上可以观察到与前述饮用水和卫生导致的粗死亡率类似的趋势：世卫组织非洲区域和低收入国家的中毒死亡率最高（分别为每10万人口2.7人和2.8人），世卫组织美洲区域和高收入国家的死亡率最低（分别为每10万人口0.6人和0.5人）。婴儿和老人因接触农药和一氧化碳等化学物质而死亡的概率较高。估计全球意外中毒死亡人数共10.7万人，其中，5岁以下儿童和70岁以上老人估计占37%。世卫组织东地中海区域和西太平洋区域以及中高收入国家的男女中毒死亡率比低于1（分别为0.68、0.83和0.96）；但从全球来看，男性比女性更有可能死于意外中毒。全球男性意外中毒率的下降速度快于女性，全球男女中毒死亡率比已从2000年的1.7降至2016年的1.3。

为了确保人人享有安全的饮用水、卫生设施和个人卫生服务，一些区域和国家需要得到更多外部援助，以扩大其经济资源和技术能力。这些内容已被列入SDG 6.a，按指标6.a.1进行评估。经济合作与发展组织的数据显示，2016年与2017年之交，水务部门获得的官方发展援助款项减少了3%，这或许是援助国投入的官方发展援助从2012年的120亿美元跌至2016年的90亿美元的反映。官方发展援助减少的部分原因是，该时段是千年发展目标向SDG的过渡期，援助国处于观望中。但是，现在援助国已经重新开始关注水务

部门，援助款项在2016—2017年间上涨了37%。

由于社会和生理原因，男性和女性因环境暴露而对健康造成负面影响的风险有所不同。两性在环境暴露程度、频率和持续时间，以及对污染物和化学物的暴露类型等方面均存在差异。例如，很多行业(如采矿和制造业)的工人会暴露于有毒化学物中，而男性占了这些劳动力中的大多数。相比之下，女性更有可能负责家务劳动，从而会与自然环境和一些污染源有直接接触；例如，女性更有可能用污染能源系统做饭，处理家庭垃圾，在很长时间内每天使用含有污染物和化学物的水源或杀虫剂。由于女性的照顾者角色和家庭角色，她们的其他机会和生计来源有限，所以她们(特别是那些处于资源匮乏环境中的女性)更加依赖自然资源，更容易受到环境风险的影响。例如，在农村地区，因固体燃料未充分燃烧，在不通风的室内产生大量炭黑而导致的死亡人数中，妇女和儿童最多(80)。

与资源富足环境中的男性和女性相比，弱势男性也面临更大的环境风险。处于弱势地位的女性往往在家中还缺乏对自然资源的所有权和谈判权，这使她们更容易受到有害环境的影响。通过采用清洁的自然资源和技术，并确保女性有更好的经济状况(拥有自己的收入或积蓄来源，从而在升级居家环境以改善技术方面有更高的决策权)，可以很容易地减轻这些负面健康影响。应进一步鼓励女性参与与水和卫生政策相关的社区和地方决策，通过实现公共机构男女平等参政、包容性协调流程，以及在各国与饮用水、卫生设施和个人卫生相关的行动计划和立法中引入针对不同性别的目标等措施，来帮助实现可持续发展目标第6项下的各项子目标。事实上，SDG

6.b呼吁支持和加强地方社区(包括女性和男性)参与改善水资源和卫生管理。

由于受到许多生物学因素(例如生理、激素和酶的差异)和体型的影响，男性和女性以及儿童和成年人对环境风险暴露带来的健康影响的易感性各不相同。男性的排毒能力可能优于女性，反过来也有可能，具体要看是哪种污染物(81)。两性之间的另一个关键区别是，女性体脂百分比通常更高，这使得环境污染物在其体脂中蓄积的风险性更大。但是，这一点尚未得到充分证明，因为没有人按性别、年龄和其他因素对数据进行过分门别类的整理，而且也很少有人通过有意义的性别分析来了解造成其观察到的两性差异的根本原因。例如，关于家庭能源使用者性别趋势和相关健康风险的性别决定因素，这些关键数据就是缺失的(82)。目前，大部分数据(包括本章讨论的可持续发展目标中指标6.1.1、6.2.1、7.1.2和11.6.2的数据)都很有限，很多调查都是以家庭而不是个人为单位。这一不足之处突显了专门调查和研究的必要性(83)。即使有分类数据，仍然需要缩小研究差距，因为缺乏对环境风险的性别分析。

每个人都应该有平等的机会获得健康的环境和清洁的能源和资源；因此，减少环境风险的行动不能因缺少分类数据而裹足不前。相应的政策和措施应平等覆盖弱势群体，目的是减少环境风险，并最终实现以改善健康为宗旨的可持续和公平的资源利用。尤其是，应收集更多的分类数据，并进行分析，以促进环境、健康、经济和社会政策的制定和实施，通过这些政策来共同解决环境之于健康影响的不平等问题，以及家庭、区域、国家和全球层面的资源和权力分配不平等问题。

趋势

无数据。

地理分布

世卫组织非洲区域的年龄标准化死亡率最高（每10万人口180.9人），而世卫组织美洲区域死亡率最低（每10万人口29.7人），前者是后者的6倍多。

收入组别

中低收入国家的死亡率最高（每10万人口131.7人），而高收入国家的死亡率最低（每10万人口17.8人）。

年龄分布

数据有限。

性别分布

全球男性年龄标准化死亡率比女性高27%。

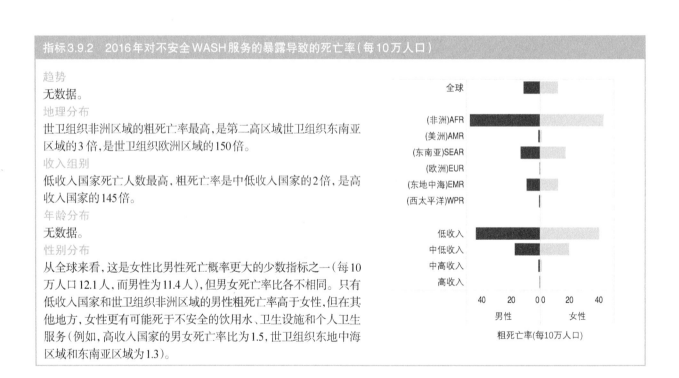

趋势

无数据。

地理分布

世卫组织非洲区域的粗死亡率最高，是第二高区域世卫组织东南亚区域的3倍，是世卫组织欧洲区域的150倍。

收入组别

低收入国家死亡人数最高，粗死亡率是中低收入国家的2倍，是高收入国家的145倍。

年龄分布

无数据。

性别分布

从全球来看，这是女性比男性死亡概率更大的少数指标之一（每10万人口12.1人，而男性为11.4人），但男女死亡率比各不相同。只有低收入国家和世卫组织非洲区域的男性粗死亡率高于女性，但在其他地方，女性更有可能死于不安全的饮用水、卫生设施和个人卫生服务（例如，高收入国家的男女死亡率比为1.5，世卫组织东地中海区域和东南亚区域为1.3）。

指标 3.9.3　意外中毒死亡率（每10万人口）

趋势

2000年至2016年间，意外中毒导致的粗死亡率下降了36%，降幅在于整体伤害死亡率降幅（12%）。

地理分布

世卫组织非洲区域的粗死亡率最高（每10万人口2.7人），美洲区域最低（每10万人口0.6人）。

收入组别

低收入国家的粗死亡率最高（每10万人口2.8人），高收入国家最低（每10万人口0.5人）。

年龄分布

5岁以下儿童和老人（70岁以上）的死亡率最高。

性别分布

全球男/女死亡率比为1.3,世卫组织各区域从0.7至2.3不等。

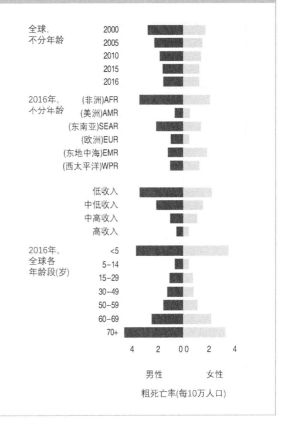

男性　　　女性

粗死亡率(每10万人口)

指标 6.1.1　可享安全饮用水服务的人口比例（%）

趋势

这一比例一直在缓慢上升，从2000年的61%上升到了2015年的71%。

地理分布

在有相关数据的区域中，世卫组织非洲区域的比例最低（26%），欧洲区域最高（91%）。

收入组别

低收入国家的比例最低（23%），中高收入国家和高收入国家的比例最高（分别为92%和98%）。

年龄分布

无数据。

性别分布

无数据。

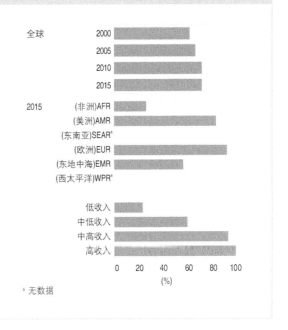

ᵃ 无数据

趋势

这一比例一直在缓慢上升，从2000年的29%上升到了2015年的39%。

地理分布

在有相关数据的区域中，世卫组织美洲区域的比例最低（43%），欧洲区域最高（67%）。

收入组别

仅中高收入国家（50%）和高收入国家（81%）有相关数据。

年龄分布

无数据。

性别分布

无数据。

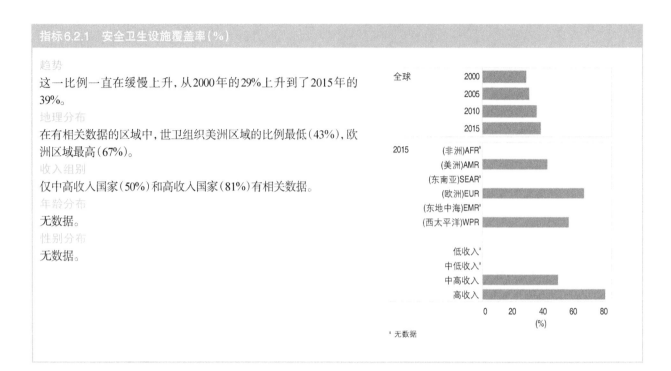

趋势

水务部门官方发展援助增加了近270%，从2000年的32亿美元增加到2017年的87亿美元，但2016年至2017年间下降了3%。

地理分布

2017年，世卫组织非洲区域水务部门获得的官方发展援助最多（25亿美元），几乎是世卫组织美洲区域（6.77亿美元）的4倍。

收入组别

中低收入国家水务部门获得的官方发展援助最多（43亿美元），是低收入国家（20亿美元）和中高收入国家（18亿美元）的2倍多。

年龄分布

无数据。

性别分布

无数据。

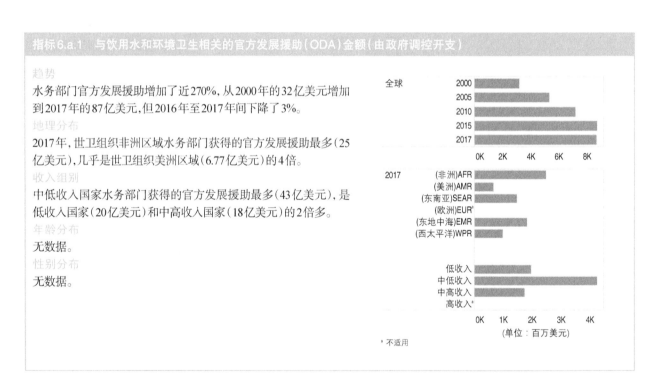

趋势

这一比例一直在缓慢上升,从2000年的49%上升到了2017年的61%。

地理分布

世卫组织欧洲区域和美洲区域的比例最高(分别在95%以上和92%),非洲区域最低(17%)。

收入组别

低收入和中等收入国家主要依赖清洁燃料的只有约一半人口,但在高收入国家这一比例接近100%。

年龄分布

不适用。

性别分布

不适用。

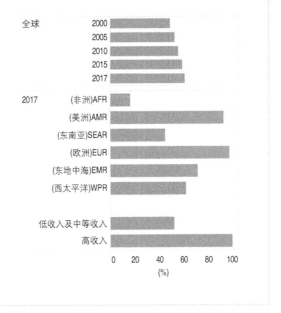

指标11.6.2　2016年城市细颗粒物(PM2.5)年均浓度(μg/m³)

趋势

无数据。

地理分布

世卫组织东南亚区域(57.3 μg/m³)和东地中海区域(54.0 μg/m³)的细颗粒物浓度最高,美洲区域(13.4 μg/m³)最低。

收入组别

低收入和中等收入国家的细颗粒物年均浓度超过40 μg/m³,是高收入国家的3倍。

年龄分布

不适用。

性别分布

不适用。

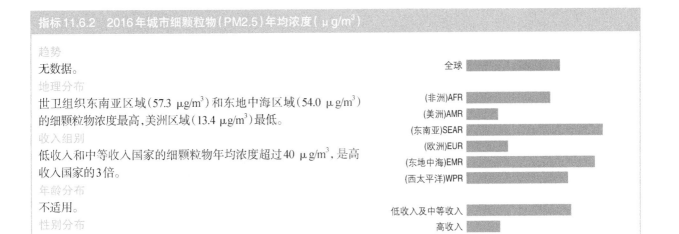

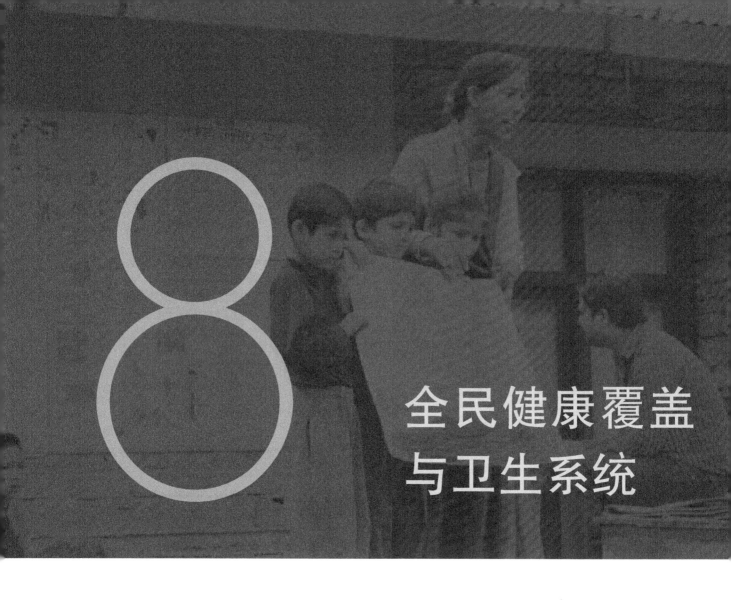

8 全民健康覆盖与卫生系统

可持续发展目标中全民健康覆盖 (UHC) 及卫生系统相关子目标主要为：目标3.8 (UHC)、1.a (资源调动)、3.b (研发与基本药物及疫苗的普及)、3.c (卫生工作者)、3.d (国际卫生条例) 及17.19 (统计能力建设)。

全民健康覆盖指标旨在跟踪有卫生服务需

求的人是否能获得这些卫生服务 (卫生服务覆盖率)，以及他们是否因接受这些服务而陷入经济困境 (经济保护) *(84)*。世卫组织以16项基本卫生服

目标3.b: 支持研发主要影响发展中国家的传染和非传染性疾病的疫苗和药物，根据《关于与贸易有关的知识产权协议与公共健康的多哈宣言》的规定，提供负担得起的基本药物和疫苗，《多哈宣言》确认发展中国家有权充分利用《与贸易有关的知识产权协议》中关于采用变通办法保护公众健康，尤其是让所有人获得药物的条款

指标
3.b.1 国家免疫规划的所有疫苗的目标人口接种率(参见第3章)
3.b.2 给予医学研究和基本保健部门的净官方发展援助总额
3.b.3 具备一套可持续获得、负担得起、相关的核心基本药物的卫生机构所占比例

目标3.c: 大幅加强发展中国家，尤其是最不发达国家和小岛屿发展中国家的卫生筹资，增加其卫生工作者的招聘、培养、培训和留用

指标
3.c.1 卫生工作者的密度和分布情况

目标3.d: 加强各国特别是发展中国家早期预警、减少风险以及管理国家和全球健康风险的能力

指标
3.d.1 《国际卫生条例》(IHR) 核心能力和卫生事件应急准备

目标17.19: 到2030年，借鉴现有各项倡议，制定衡量可持续发展进展的计量方法，作为对国内生产总值的补充，协助发展中国家加强统计能力建设

务为指标来追踪卫生服务覆盖率,并根据这些指标达成情况计算卫生服务覆盖指数,指数范围为0到100。[1]世卫组织非洲区域和低收入国家的卫生服务覆盖率最低。2015年,享受基本卫生服务全面覆盖的人口数量估计在23亿至35亿之间(见图8.1)。这意味着全世界73亿人口中至少有一半没有得到他们需要的基本卫生服务。囿于现有数据和方法的限制,世卫组织无法获得按性别分列的卫生服务覆盖指数;况且,16项基本卫生服务中还含有2项特定于女性的卫生服务。

关于经济保护,2010年估计有8.08亿人(占世界人口的11.7%)的自费医疗支出占了其至少10%的家庭预算;而其中1.79亿人的医疗支出超过了其家庭预算的四分之一(84)。2010年,估计有

9 700万人(占世界人口的1.4%)因发生自费医疗支出而使生活水平落至贫困线以下[2]。中等收入国家发生灾难性医疗支出(超过家庭总支出10%或总收入25%)的人口比例高于低收入与高收入国家。但是,所有收入组别国家的人们都可能发生灾难性医疗支出,即使是在高收入国家和自付医疗费主要为药费的国家也是如此。两性在经济保护方面存在差异,需要作进一步研究。

2016年,全球范围内,政府总经费(国内资金)中,用于卫生支出的部分平均占10.6%,各国从不足2%到20%以上不等。低收入国家的这一比例最低(约6.6%),高收入国家最高(14%以上)。外援资金在全球卫生经费中的比例不到1%,中等收入国家卫生经费中的外源资金比例很小,同时还

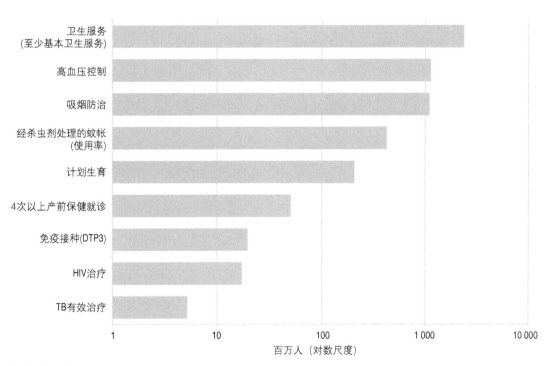

资料来源:世卫组织(2017)(84)。

图8.1 特定基本卫生服务需求未被满足者人数

DTP3:百白破三联疫苗;HIV:人类免疫缺陷病毒;TB:肺结核。
a 2016年估计数:肺结核有效治疗、HIV治疗、免疫接种(DTP3)、计划生育、经杀虫剂处理的蚊帐(使用率);2015年估计数:吸烟防治、高血压控制、卫生服务(至少基本卫生服务);2013年估计数:4次以上产前保健就诊。

---

1 涵盖生殖、孕产妇、新生儿和儿童健康、传染性疾病防治、非传染性疾病以及卫生服务能力和获取途径等领域。
2 以2011年购买力平价计算的每日1.90美元的国际贫困线。各国根据购买力平价换算系数和消费者物价指数将该贫困线金额换算成相关年份的当地货币,并根据2011年以来的通货膨胀或紧缩程度进行调整。

在下降,但低收入国家却有所增加(85)。

对一个运作良好的卫生系统来说,具有公平分配、可为人们所用的合格卫生服务人员必不可少。通常情况下,一个国家服务于全民的卫生工作者人数会随着国家收入的提升而增加。2013—2018年的数据显示,几乎40%的国家每万人拥有医生不到10名;90%的低收入国家存在医生短缺问题,相比之下,有这种问题的高收入国家只占5%(86)。2017年全球医生密度平均值为每万人15名医生。高达93%的低收入国家每万人拥有护士和助产士不到40名,而只有19%的高收入国家是这样的情况。分别有64%和60%的国家每万人拥

有不到5名牙医和药剂师(见图8.2)。

世卫组织针对低收入和中低收入国家实现卫生相关SDG所需成本进行了研究,发现这些国家实现这些目标所需的额外投资中约有三分之一被用于支付卫生工作者雇佣成本(不包括必要的教育和培训)(87)。《卫生人力资源全球战略:卫生人力2030》估计,到2030年,全球将短缺近1 800万名卫生工作者,这种现象主要集中在低收入和中低收入国家。卫生与社会服务部门目前共有2.34亿名雇员,该部门是世界上最大、人员需求增长最快的卫生行业用人单位,其雇佣的人员尤以女性为多(88)。女性是卫生与社会服务部

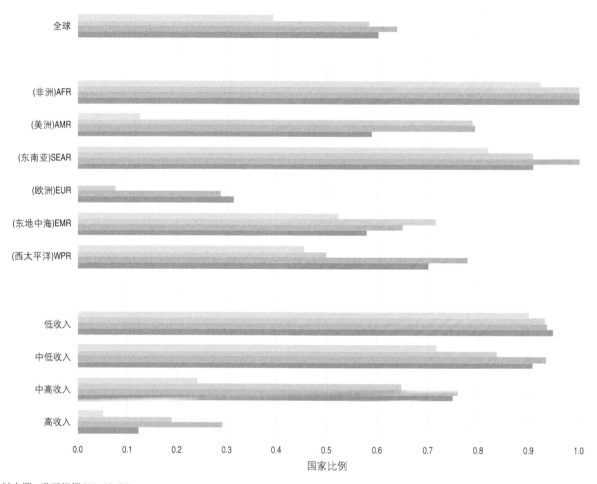

图8.2 2013—2018年卫生工作者短缺的国家的比例

门的主要劳动力，约占70%，她们通过自己的卫生工作 (其中近一半为无偿性质) 每年为全球卫生行业创造3万亿美元的价值 (88—90)。最新分析结果显示，尽管各地区的女性卫生工作者比例各不相同，从全球来看，67%的卫生工作者为女性。但是，从事高技能卫生职业的女性较少；此外，女性更可能从事兼职工作，且可能收入较少 (91)。卫生人力中的性别不平等是以下因素的作用结果：影响从医选择的性别规范、收入上的性别歧视、全职工作障碍，以及获得专业发展和领导职务的限制。目前，缩小卫生部门两性之间权力和薪酬差距迫在眉睫，为此，各国需要实施能为女性创造公平竞争环境的深思熟虑的战略 (92)。

始终能供应足够数量、适当剂型、价格可承受、质量有保证的基本药物，也是卫生系统的运作赖以维系的一个因素。指标3.b.3 (具备一套可持续获得、负担得起、相关的核心基本药物的卫生机构所占比例) 含有两个测评点：药物的可获得性和可负担性。同时，通过单独分析各个测评点可以找出指标达成状况不佳的主要因素。世卫组织通过追踪初级卫生机构用于治疗、预防和管理急慢性疾病、传染性和非传染性疾病的32种基本药物，来计算药物的可获得性和可负担性指数。2016年，世卫组织经对16个国家 (世卫组织非洲区域8个，美洲区域7个，欧洲区域1个) 初步分析后发现，接受调查的卫生机构中只有15.5%提供负担得起的 (即"无障碍") 药物，公共卫生机构的无障碍药物提供率高于私营卫生机构 (分别为24.5%和9.2%)。分析还发现，问题在于基本药物的价格；也就是说，如果能以人们负担得起的价格提供特定的基本药物，则这16个国家的总体药物可获得性将达到20.5%，公共卫生机构的无障碍药物提供率可达到30%，私营卫生机构可达到15.4%。

研发新的或改进的卫生产品和程序 (如药物、疫苗和诊断) 对于改善健康结果至关重要。然而，研发经费往往无法跟上全球公共卫生需求。经济合作与发展组织提供的最新数据表明，有139个国家的医疗研究和基本卫生部门获得官方发展援助，其中只有18个国家 (13%) 的医疗研发经费比例满足其指标 (93)。

所有国家在早期预警、减少风险和管理国家及全球健康风险，包括疾病暴发、自然灾害以及蓄意或意外事件等方面，都需要具备很强的能力。根据《国际卫生条例》(2005年) (94) 规定，所有缔约国必须具备或发展最低限度的公共卫生核心能力，以监测、应对和报告受国际关注的突发公共卫生事件。《国际卫生条例》监测和评价框架包括：缔约国年度自我评估报告和自愿性质的外部联合评价。181个缔约国2018年报告的初步分析显示，缔约国检测能力 (如监测检测及实验室检测能力等，全球检测能力平均得分约为70分，满分100分) 总体上优于应对能力 (如应急准备和应对机制，全球应对能力平均得分为59%)。报告显示，各缔约国入境点 (港口、机场和陆地过境点) 以及化学品安全和辐射突发事件的处理能力存在差距，全球平均得分约为50%。

据估计，世卫组织194个会员国中，15岁及以上人口死亡登记率达到80%以上并提供死因信息的只有一半国家。此外，数据质量问题 (例如，较多的死亡事件都填写了"垃圾编码") 意味着很难获得准确和有意义的死因信息，这进一步限制了死因信息在为公共卫生举措提供情报方面的用途。最新评估表明，不到三分之一的国家拥有高质量的死因数据。[1]关于死亡登记率方面的性别差异和死因报告方面的可能偏差，仍有待进一步调查。11项卫生相关SDG指标的监测依赖于各国提供的高质量死因数据；因此，需要加强对死亡登记系统的投资。

---

1 世卫组织未发布的最新评估（2018年）(2)。

指标3.8.1 2015年UHC服务覆盖指数

趋势

无数据。

地理分布

不同国家和地区的服务覆盖指数值差异很大。2015年,世卫组织美洲区域得分最高(78分,满分100分),其次是西太平洋区域(75分)和欧洲区域(73分)。

收入组别

低收入国家得分最低(40分),高收入国家得分最高(80分)。

年龄分布

无数据。

性别分布

无数据。

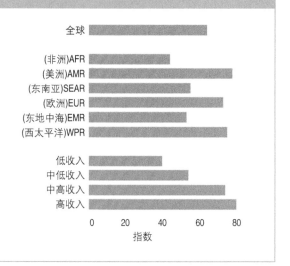

指标3.8.2 家庭医疗支出超过家庭总支出10%或总收入25%的人口

趋势

继2000年之后的十年中,自费医疗支出占相当大一部分家庭预算的世界人口的比例有所增加(至少占家庭总支出10%的人口比例从9.7%增加至11.7%;至少占家庭总收入25%的人口比例从1.9%增加至2.6%)。

地理分布

对所有区域的所有国家来说,自付医疗费用都是产生经济困难的根源。世卫组织东南亚区域和西太平洋区域是医疗支出处于这两个临界值的人口比例最高的区域,而世卫组织欧洲区域和东地中海区域则是比例最低的区域。但是,需要针对具体国家进行深入分析,以了解这些总数背后的原因,从而进行相关的循证政策分析。

收入组别

在所有收入组别国家,人们都可能陷入经济困境。中等收入国家自费医疗支出占大部分家庭预算的人口的比例最高;低收入和高收入国家的比例较低。在低收入国家,人们可能会因为经济障碍而无任何医疗支出。在高收入国家,自费购买药品可能是造成经济困难的主要原因。

年龄分布

无数据。

性别分布

无数据。

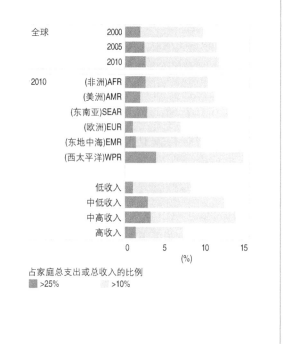

趋势（图中未显示）

全球官方发展援助总净额的绝对数额从2010年的21亿美元增加到2016年的94亿美元（按2016年现价美元计算）。

地理分布

2017年净官方发展援助人均总额最高的是世卫组织非洲区域。

收入组别

2017年净官方发展援助人均总额最高的是低收入国家。

年龄分布

无数据。

性别分布

无数据。

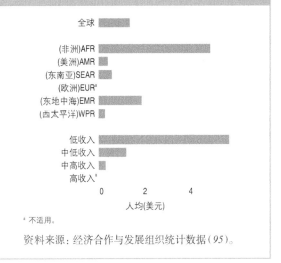

ᵃ 不适用。

资料来源：经济合作与发展组织统计数据（95）。

趋势

无数据。

地理分布

世卫组织非洲区域卫生工作者密度最低，欧洲区域最高。

收入组别

低收入国家卫生工作者密度最低，高收入国家最高。

年龄分布

无数据。

性别分布

全球卫生工作者中，67%是女性，不过各地区女性卫生工作者比例各不相同。在大多数国家，医生、牙医和药剂师中都是男性居多，护士和助产士中都是女性居多(86)。

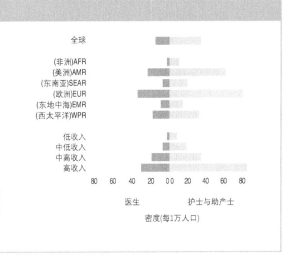

趋势

无数据。由于缔约国2018年年度自我评估报告中使用了新的工具和问卷，其结果无法直接与前几年的报告进行比较。

地理分布

世卫组织非洲区域的能力平均得分最低（42%），世卫组织欧洲区域最高（74%）。

收入组别

能力平均得分随着国家收入组别的提升而增加。

年龄分布

无数据。

性别分布

无数据。

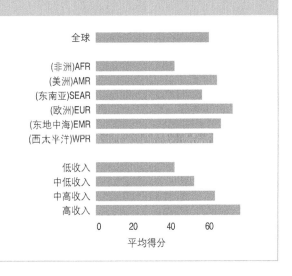

趋势

从全球来看,各国卫生支出在政府总支出中的平均百分比略有上升,从2000年的9%左右上升到了2016年的10.6%。

地理分布

2016年,世卫组织非洲区域和东南亚区域各国卫生支出在政府总支出(经费来自国内)中的平均百分比为7%,美洲区域超过15%。

收入组别

一个国家的政府卫生支出(经费来自国内)在公共部门业务总支出中所占比例随着其收入的增加而增加。

年龄分布

无数据。

性别分布

无数据。

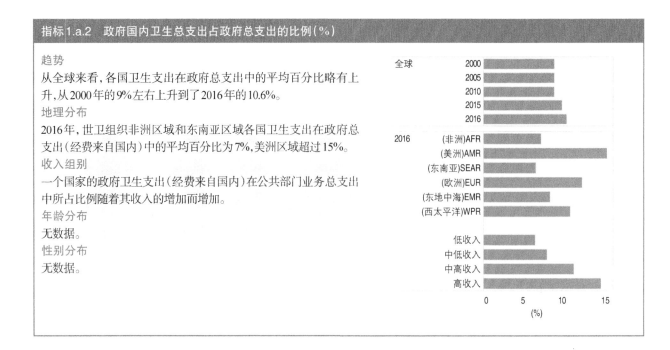

趋势

无数据。

地理分布

2017年,世卫组织欧洲区域和美洲区域的死因数据登记最全面,登记率分别达到了97%和94%。世卫组织非洲区域和东南亚区域的登记率非常低(分别为6%和10%)。

收入组别

收入越高的国家,其死亡登记数据越完整。

年龄分布

无数据。

性别分布

无数据

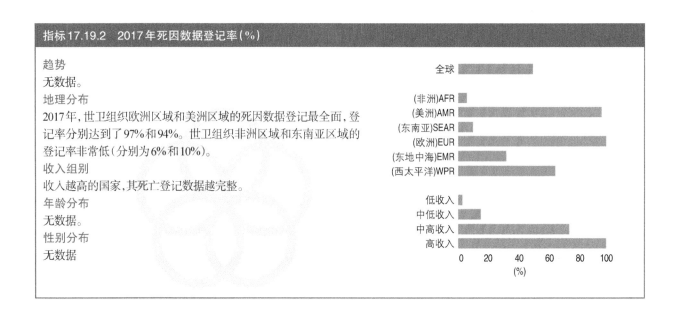

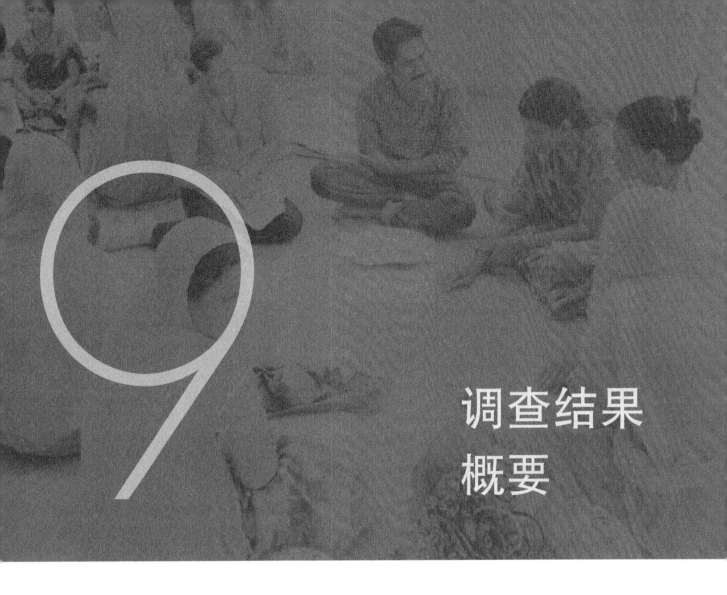

9 调查结果概要

预期寿命

2000年至2016年，全球人口出生时预期寿命增加了5.5岁，从66.5岁增加到72.0岁；在此期间，健康预期寿命也从2000年的58.5岁增加到2016年的63.3岁。2016年，60岁者预计可以再活20.5年，而其健康预期寿命则剩余15.8年；如此算来，60岁者因处于不健康状态而丧失的健康寿命年限约是其剩余预期寿命的四分之一（即4.7年，23%）。

卫生相关SDG指标

本报告中，43项卫生相关SDG指标中有24项（56%）近年来已有所改善。[1]但是，从全球来看，这43项指标中有5项毫无进展或方向错误，这五项指标分别是：道路交通死亡率、儿童超重率、疟疾发病率、酒精消费和水务部门官方发展援助。关

---

1 在官方SDG指标（7）中，有4项卫生相关指标有多个测评点（指标2.2.2、3.8.2、3.b.1、3.c.1）。在本报告中，这些指标中的每个测评点均被视为一项单独的指标。本报告中提及的43个指标共对应官方SDG指标中的36个唯一指标编号。

于43项指标中的剩余14项（33%）指标，尚无趋势数据。有9项卫生相关SDG指标明确了2030年目标，但只有以下两项指标是朝着2030年目标良性发展的：5岁以下儿童死亡率和新生儿死亡率。但是，据估计，按照目前的趋势，2030年仍将有51个国家无法在5岁以下儿童死亡率上达标，60多个国家无法在新生儿死亡率上达标。

表 9.1　卫生相关 SDG 指标趋势

领域
- 生殖健康、孕产妇健康和儿童健康
- 传染性和非传染性疾病
- 伤害、暴力和环境风险
- 卫生系统和资金问题

明确2030年目标的SDG指标

毫无进展或方向错误	
3.6.1	道路交通死亡率

有进展，但进展太慢，难以实现目标	
3.1.1	孕产妇死亡率
3.4.1	非传染性病死亡率
3.4.2	自杀死亡率
6.1.1	安全饮用水覆盖率
6.2.1	安全卫生设施覆盖率
7.1.2	清洁能源覆盖率

进展足够快，可以达到目标	
3.2.1	5岁以下儿童死亡率
3.2.2	新生儿死亡率

未明确2030年目标的SDG指标

毫无进展或方向错误	
2.2.2	儿童超重率
3.3.3	疟疾发病率
3.5.2	酒精消费
6.a.1	水务部门官方发展援助

有进展	
3.1.2	熟练医护人员助产率
3.7.1	计划生育需求满足率
3.7.2	青少年生育率
2.2.1	儿童发育迟缓
3.b.1	百白破三联疫苗覆盖率
	第二剂麻疹类疫苗覆盖率
	第三剂肺炎球菌结合疫苗覆盖率
3.3.1	新增艾滋病毒感染
3.3.2	肺结核发病率
3.3.4	乙型肝炎流行率
3.3.5	被忽视的热带疾病的必要干预
3.a.1	15岁以上人群的吸烟率
16.1.1	凶杀率
3.9.3	中毒死亡率
3.b.2	给予医疗研究和基本保健部门的官方发展援助
1.a.2	国内政府卫生支出

无趋势报告	
2.2.2	儿童消瘦率
3.9.1	空气污染死亡率
3.9.2	不安全用水和卫生死亡率
5.2.1	亲密伴侣暴力
11.6.2	城市细颗粒物
3.8.1	全民健康覆盖指数
3.c.1	医生密度
	护士/助产士密度
	牙医密度
	药剂师密度
3.d.1	《国际卫生条例》核心能力
3.8.2	家庭医疗支出>10%
	家庭医疗支出>25%
17.9.2	死因数据完整性

跟踪卫生相关SDG时使用的基础数据

国际机构基于以下两类统计数据来监测卫生相关SDG实现状况：

- **原始数据**——国际机构根据各国例行报告编制的数据，或从人口与健康调查（DHS）等公开渠道获得的数据。这类统计数据均是按原样或经过适度调整后提供的。
- **可比数据**——经过调整的国家数据或模拟国家数据，以便进行国家间比较或时段性比较。国际机构会为有原始基础数据的国家编制可比数据，在某些情况下，也会为没有原始基础数据的国家编制可比数据。

本报告第2—8章介绍了SDG指标在一段时间内的趋势、地区比较和分性别数据。还有一点需要考虑，那就是每个SDG指标值基础数据的可获得性和时效性。卫生相关SDG指标有不同的定义和测评方法，因此，什么样的数据属于基础数据，每个指标的定义标准可能不同。一些指标很复杂，含有来源不同、年份不同的多个参数。在这种情况下，世卫组织选择最重要的一项或数项参数作为标准来定义基础数据。基础数据的质量可能也参差不齐。本次评估是依据SDG指标的基础数据进行的，不管这些数据在估算过程中是否经过任何调整。"最新基础数据"是指据以测算估计数的、基准期中可用的最近一年的基础数据。

有18项SDG指标值存在原始数据，但过去10年中，每项指标拥有原始数据的国家的比例各不相同，其中"亲密伴侣暴力"指标为32%，四项指标为100%（见图9.1）。有最新（即过去5年内）原始数据的国家比例从5%到100%不等。

有25项SDG指标值存在可比数据，但各指标基础数据的可获得性也各不相同（见图9.2）。在推行SDG之前，全球监测的一些指标（如5岁以下儿童死亡率、肺结核发病率和疫苗接种率）往往具有相对较多的基础数据，尽管可能并非所有国家的这些数据都是最新的。相比之下，新的全球指标（如死因别死亡率、享用安全饮用水及卫生服务的人口等）的基础数据则往往较少。各项指标值的估算时间与最新基础数据的获得时

间之间的平均时滞不同，从艾滋病毒感染率、肺结核和疟疾发病率以及免疫接种率的0年到乙型肝炎发病率的5年不等。各指标值的估算时间也不同，从孕产妇死亡率的2015年到艾滋病毒、肺结核和疟疾发病率、疫苗接种率和清洁能源覆盖率的2017年不等。

本报告共涵盖43项卫生指标及卫生相关SDG指标，其中28项指标可能有分性别数据（见表9.2）。有10项指标数据的收集是按家庭、地方或国家收集的，有5项指标是针对女性的，这些都无法获得分性别数据。而可以获得分性别数据的28项SDG指标中，只有11项指标有全球和区域数据（不过可能也有全国数据）。

按性别分列的11项指标值的基础数据可获得性情况见图9.3。当特定性别和两性估计数的主要来源相同时（譬如，死因别死亡率均来自死因登记数据），这两项指标值的最新基础数据可获得性相同。当基础数据来源不同时（以酒精消费为

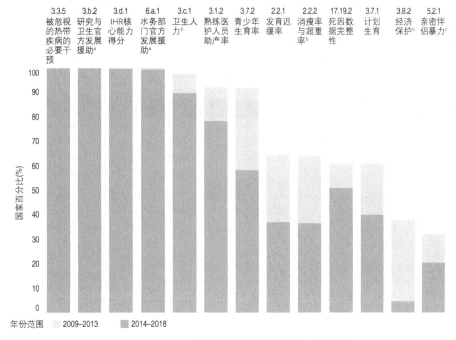

图9.1 SDG原始指标值基础数据的可获得性

a 3.b.2和6.a.1的分母是经济合作与发展组织发展援助委员会保管的2014-2017年官方发展援助受援国数量。
b 指标3.8.2评估两项阈值（家庭总支出的10%和25%）；这两方面的可用数据相同。指标3.c.1"卫生人力"包含四个测评点（医生、护士与助产士、牙医和药剂师密度）；其中护士和助产士密度有相关数据。指标2.2.2包含两个测评点（儿童消瘦率和超重率）；其中儿童消瘦率有相关数据。
c 包括仅针对15-49岁女性的调查。

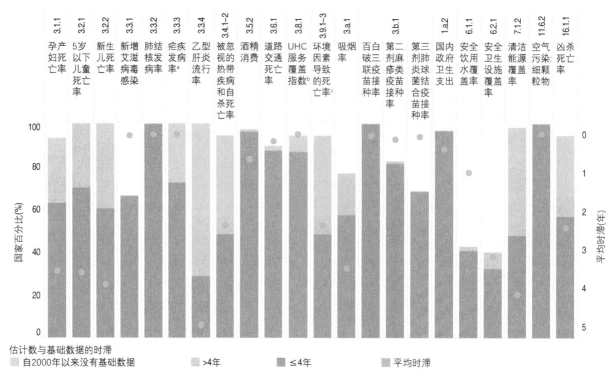

图9.2　SDG可比指标值基础数据的可获得性

a 指标3.3.3的分母是2000年疾病流行国家的数量（107个国家）。
b 对于指标3.8.1，灰色条表示数据可用性"低"，紫色条表示数据可用性"中等"和"高"(84)。
c 包括因室内和环境空气污染、不安全WASH服务以及意外中毒导致的死亡率。

表9.2　按性别分列的全球或区域 SDG 指标值的可获得性

领域：

生殖健康、孕产妇健康和儿童健康　　传染性和非传染性疾病　　伤害、暴力和环境风险　　卫生系统和资金问题

有按性别分列的数据		无按性别分列的数据		按家庭或更高单位收集的数据	
3.2.1	5岁以下儿童死亡率	3.2.2	新生儿死亡率	6.1.1	安全饮用水覆盖率
3.3.1	新增艾滋病毒感染	2.2.1	儿童发育迟缓	6.2.1	安全卫生设施覆盖率
3.3.2	肺结核发病率	2.2.2	儿童消瘦	6.a.1	水务部门官方发展援助
3.4.1	非传染性疾病死亡率	2.2.2	儿童超重率	7.1.2	清洁能源覆盖率
3.a.1	15岁以上人群的吸烟率	3.b.1	百白破三联疫苗接种率	11.6.2	城市细颗粒物
3.5.2	酒精消费		第二剂麻疹类疫苗接种率	3.8.2	家庭医疗支出>10%
3.4.2	自杀死亡率		第三剂肺炎球菌结合疫苗接种率		家庭医疗支出>25%
16.1.1	凶杀率	3.3.3	疟疾发病率	1.a.2	国内政府卫生支出
3.9.3	中毒死亡率	3.3.4	乙型肝炎流行率	3.b.2	给予医疗研究和基本保健部门的官方发展援助
3.9.1	空气污染死亡率	3.3.5	被忽视的热带病的必要干预	3.d.1	《国际卫生条例》核心能力
3.9.2	不安全用水和卫生死亡率	3.6.1	道路交通死亡率		
		3.8.1	全民健康覆盖指数	**特定于女性的指标**	
		3.c.1	医生密度	3.7.1	计划生育需求满足率
			护士/助产士密度	3.7.2	青少年生育率
			牙医密度	3.1.1	孕产妇死亡率
			药剂师密度	3.1.2	熟练医护人员助产率
		17.9.2	死因数据完整性	5.1.2	亲密伴侣暴力

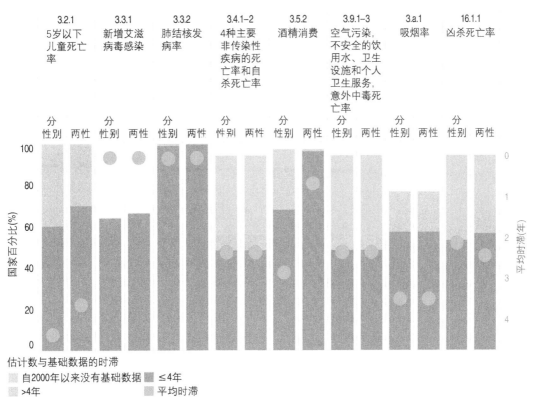

图9.3　按性别分列的SDG可比指标值基础数据的可获得性

例），两性指标值基础数据主要来自行政部门，而特定性别基础数据（即男性/女性酒精消费率）则主要来自调查，特定性别最新基础数据的可获得性可能低于两性基础数据的可获得性。

各国在数据可获得性上有一定差异。在本报告全部指标的四分之三或更多指标上，40%的国家都有最新原始数据或基础数据。但是，其中有一半以上的指标，大约三分之一的国家没有最新原始数据或基础数据。在附件2所含的指标值上，有七分之一的国家无2000年之后的基础数据。低收入和中低收入国家尤其缺乏原始数据与基础数据。

上述结果表明，各国需要提高数据的可获得性以便于全球卫生监测。各国需要加大投资，改善作为国家统计系统一部分的国家卫生信息系统，以获得更充足的数据，从而为国家决策提供信息，并减少全球SDG监测工作上对统计建模的依赖。

本报告中所称的"数据可获得性"是指数据可以为负责全球SDG监测工作的国际机构所获得和使用的特性。可以获得的国家级数据或许较多，[1]但这些数据有的未到达相关国际机构手中，有的未来得及编入本报告中，还有的是由于不具有可比性而没有采纳。各国亟需采用更佳的卫生信息系统，以使数据流得到改善，让国际机构能够获得现有国家级原始数据，并利于向国际机构反馈原始数据和测评方法的使用情况以编制可比数据。

如同在《第十三个工作总规划》(96)和《世卫大会第60.25号决议》(97)中所承诺的，世卫

1　世卫组织正在编写一份关于卫生相关SDG指标国家级数据可获得性情况的报告，计划于2019年晚些时候发布。

组织正致力于提升分性别数据的利用率,并着手进行社会性别分析。世卫组织将支持成员国改进不同性别、年龄和其他相关社会阶层量化卫生数据的收集、分析和使用;同时,还将促进定量和定性研究,以分析社会和文化因素对卫生的复杂影响,减少卫生信息和研究中的性别偏倚现象。

各国之间的差异

预期寿命

低收入国家和世卫组织非洲区域的死亡率较高。因此,低收入国家的预期寿命 (62.7岁) 比高收入国家 (80.8岁) 少18.1岁。十大疾病造成了低收入国家预期寿命缩短,这些疾病分别为:下呼吸道感染 (预期寿命缩短2.09岁)、腹泻疾病 (1.97岁)、中风 (1.45岁)、艾滋病毒/艾滋病 (1.45岁)、肺结核 (1.35岁)、缺血性心脏病 (1.35岁)、疟疾 (0.96岁)、交通伤亡 (0.75岁)、出生窒息和出生创伤 (0.63岁) 以及蛋白质能量营养不良症 (0.62岁)。

卫生相关SDG指标

许多卫生相关SDG指标值都体现了国家间预期寿命的差异。在低收入国家,超过三分之一的儿童因长期营养不足而发育迟缓 (年龄别身高偏低),每14个出生的儿童中就有一个以上会在五岁之前死亡。低收入国家的青少年生育率是高收入国家的8倍。在低收入国家,每41名女性中就有1名死于孕产。低收入国家发生的艾滋病、肺结核、疟疾、乙型肝炎和被忽视的热带疾病等传性染性疾病高于高收入国家。此外,低收入国家因不安全的饮用水、卫生设施和个人卫生服务,以及道路交通伤害和意外中毒造成的死亡率也最高。尽管非传染性疾病往往与更富裕的生活方式相关,但在低收入和中低收入国家,因心血管疾病、癌症、糖尿病和慢性呼吸道疾病而过早死亡的概率仍然最高。

人口健康状况较差的现象主要发生在低收入国家,地理位置也有关系,不过也有例外。世卫组织东南亚区域 (15%) 和东地中海区域 (78%) 的儿童消瘦率最高。世卫组织美洲区域凶杀死亡率最高。世卫组织欧洲区域的自杀死亡率最高,东地中海区域最低。

SDG卫生服务覆盖率指标与资金指标

低收入国家人口的基本卫生服务覆盖率普遍较低,全民健康覆盖指数也较低。低收入和中低收入国家采用现代避孕方法满足计划生育需求的女性的比例和熟练助产率最低,95%的孕产妇死亡都发生在那里。低收入国家免疫覆盖率也普遍偏低。低收入国家的卫生人力密度较低,政府国内卫生支出占政府总支出的比例也较低 (政府总支出的绝对水平较低,卫生需求较大)。中等收入国家发生灾难性医疗支出 (超过家庭总支出10%或总收入25%) 的人口比例高于低收入与高收入国家。但是,所有收入组别国家的人们都可能发生灾难性医疗支出,即使是在高收入国家和自付医疗费主要为药费的国家也如此。

SDG风险因素暴露程度指标

低收入国家的人口使用安全的饮用水、清洁燃料和技术的可能性较低;此外,这些国家的城市人口更容易受到大气中细颗粒物污染的影响。对比之下,高收入国家的吸烟率和酒精耗费量最高;但在酒精消费量同等的情况下,弱势群体的健康受到的影响更严重。

男女之间的差异

预期寿命

从全球来看,女性的预期寿命比男性长。女性与男性出生时的预期寿命为74.2岁与69.8岁;60岁时的剩余预期寿命为21.9岁与19.0岁。女性出生时的健康预期寿命和60岁时的剩余健康预期寿命也都长于男性,分别为:女性64.8岁,男

表9.3　《世界卫生统计（2019）》各性别、世卫组织区域和世界银行收入组别及全球最新特定指标值[a]

SDG指标（按领域）	年	全球			世卫组织区域						世界银行收入组别				2019年量化目标
		男性	女性	两性	（非洲）AFR	（美洲）AMR	（东南亚）SEAR	（欧洲）EUR	（东地中海）EMR	（西太平洋）WPR	低	中下	中上	高	
生殖健康与孕产妇健康															
3.1.1 孕产妇死亡率（每10万活产）	2015	·	216	·	542	52	164	16	166	41	495	253	55	17	<70
3.1.2 熟练医务人员接生率（%）	2013–2018	·	81	·	59	95	81	99	79	97	60	76	99	99	
3.7.1 通过现代避孕方法实现的计划生育需求满足率[b]（%）	2019	·	76	·	56	83	71	77	61	87	58	65	78	82	
3.7.2 青少年生育率（每1000名15–19岁女性）	2015–2020	·	44	·	99	49	33	17	45	14	97	46	29	12	
儿童健康															
3.2.1 五岁以下儿童死亡率（每1000名活产儿）	2017	41	37	39	74	14	36	9	50	13	69	49	14	5	25
3.2.2 新生儿死亡率（每1000名活产儿）	2017	·	·	18	27	8	21	5	27	6	48	49	26	7	12
2.2.1 5岁以下儿童发育迟缓率[c]（%）	2018	·	·	21.9	33.1	6.5	31.9	·	24.7	·	34.2	31.1	0.0	·	
2.2.2 5岁以下儿童消瘦率（%）	2018	·	·	7.3	7.0	0.8	15.0	·	7.8	2.2	7.4	11.6	0.8	·	
2.2.2 5岁以下儿童超重率（%）	2018	·	·	5.9	3.5	7.2	3.8	·	5.7	6.0	3.1	3.9	7.4	·	
3.b.1 1岁儿童百白破三联疫苗接种率（%）	2017	·	·	85	72	91	88	94	81	97	78	82	94	95	
3.b.1 各国适龄儿童第二剂麻疹疫苗覆盖率（%）	2017	·	·	67	25	74	77	90	67	94	29	63	88	91	
3.b.1 1岁儿童第三剂肺炎球菌结合疫苗接种率（%）	2017	·	·	44	68	82	12	70	52	16	68	32	33	85	
传染性疾病															
3.3.1 新增艾滋病毒感染（每1000名未感染者）	2017	0.26	0.24	0.25	1.22	0.16	0.08	0.18	0.06	0.06	0.66	0.23	0.24	0.07	
3.3.2 肺结核发病率（每10万人口）	2017	168	99	134	237	28	226	30	113	95	244	223	58	11	
3.3.3 疟疾发病率（每1000名高危者）	2017	·	·	59.1	219.4	7.3	7.0	·	14.8	2.5	189.3	42.8	2.5	·	
3.3.4 五岁以下儿童乙型肝炎表面抗原流行率（%）	2017	·	·	0.80	2.34	0.07	0.26	0.21	0.69	0.38	2.31	0.72	0.30	0.16	
3.3.5 报告的需要接受被忽视的热带疾病之干预的人数（百万人）	2017	·	·	1582.9	594.1	75.5	733.3	5.5	75.4	98.4	398.4	1068.6	114.7	0.5	
非传染性疾病															
3.4.1 30至70岁人群心血管疾病、癌症、糖尿病、慢性呼吸道疾病死亡概率（%）	2016	21.6	15.0	18.3	20.6	15.1	23.1	16.7	22.0	16.2	21.3	23.3	17.7	12.0	Reduce 1/3
3.4.2 自杀死亡率（每10万人口）	2016	13.5	7.7	10.6	7.4	9.8	13.2	15.4	3.9	10.2	6.8	10.6	10.0	14.3	Reduce 1/3
3.5.2 15岁及以上人群人均纯酒精总消费量（单位：升）	2016	10.1	2.7	6.4	6.3	8.0	4.5	9.8	0.6	7.3	3.8	4.7	7.0	10.3	·
3.a.1 15岁以上人群吸烟率[d]（%）	2016	33.7	6.2	19.9	9.8	16.9	16.9	29.4	18.1	24.5	11.4	17.2	17.0	24.1	·
伤害与暴力															
3.6.1 道路交通死亡率（每10万人口）	2016	·	·	18.2	26.6	15.6	20.7	9.3	18.0	16.9	27.5	19.2		8.3	Half by 2020
16.1.1 凶杀死亡率（每10万人口）	2016	10.1	2.6	6.4	10.4	17.9	4.1	3.3	6.7	1.9	8.7	5.9	7.9	2.9	
环境风险															
3.9.1 室内和环境空气污染导致的死亡率[e]（每10万人口）	2016	128.5	101.1	114.1	180.9	29.7	165.8	36.3	125.0	102.8	131.7			17.8	
3.9.2 对不安全WASH服务的暴露导致的死亡率（每10万人口）	2016	11.4	12.1	11.7	45.8	1.1	15.4	0.3	10.6	1.0	42.4	18.6	1.1	0.3	
3.9.3 意外中毒死亡率（每10万人口）	2016	1.6	1.2	1.4	2.7	0.6	1.8	0.7	1.5	1.1	2.4	1.8	1.1	0.5	
6.1.1 可享安全饮用水服务的人口比例（%）	2015	·	·	71	26	82	·	91	56	·	23	59	92	98	Universal
6.2.1 安全卫生设施覆盖率（%）	2015	·	·	39	·	43	·	67	·	57	·	·	50	81	Universal
6.a.1 WASH相关官方发展援助[e]（按2016年现价美元计算，单位：百万美元）	2017	·	·	8698.25	2483.89	676.69	1484.41	·	1836.26	1011.10	1983.59	4262.35	1750.49	·	
7.1.2 主要依赖清洁燃料的人口的比例（%）	2017	·	·	61	17	92	45	>95	72	62	·	54	·	100	Universal
11.6.2 城市地区细颗粒物（PM2.5）年均浓度（μg/m³）	2016	·	·	39.6	35.5	13.4	57.3	17.6	54.0	42.9	44.0			14.4	
全民健康覆盖与卫生系统															
3.8.1 全民健康覆盖指数	2015	·	·	64	44	78	55	73	53	75	40	54	74	80	
3.8.2 灾难性自费医疗支出>10%[f]	2010	·	·	11.7	10.3	11.1	12.8	7.0	9.5	14.8	8.1	12.4	13.8	7.2	
3.8.2 灾难性自费医疗支出>25%[f]	2010	·	·	2.6	2.6	1.9	2.8	1.0	1.4	3.9	1.1	2.6	3.4	1.4	
1.a.2 国内一般政府卫生支出占一般政府开支的百分比（%）	2016	·	·	10.6	7.3	15.6	6.7	12.5	8.5	11.0	6.6	8.1	11.5	14.9	
3.c.1 医生密度（每万人口）	2017	·	·	15.1	2.8	23.3	7.4	33.8	9.9	18.0	3.1	7.5	18.9	30.4	
3.c.1 护士与助产士密度（每万人口）	2017	·	·	34.8	10.9	61.9	19.9	80.6	15.2	32.6	8.5	18.9	35	85.6	
3.d.1 《国际卫生条例》13项核心能力平均得分	2018	·	·	60	42	65	56	74	66	64	42	52	64	77	
3.b.2 各国医学研究和基本保健部门获得的净官方发展援助人均总额[e]（美元）	2017	·	·	1.39	4.83	0.42	0.60	·	1.89	0.30	5.64	1.23	0.33	·	
17.19.2 死因数据完整性（%）	2017	·	·	39	·	43	·	10	·	97	32	64	73	97	

深色阴影部分为死亡率、发病率、流行率、风险因素和灾难性自费医疗支出指标值较高者；以及覆盖率、官方发展援助、卫生人力和卫生支出指标值较低者。

[a] 不包括SDG 5.2.1、以及SDG 3.c.1 "牙医与药剂师密度"，这两项指标或覆盖率较低或大多数地区均无相应配置。
[b] 育龄妇女。
[c] 高收入数字覆盖面低，请谨慎解读。
[d] 年龄标准化。
[e] 经政府调控的支出计划中的一笔金额，仅指供水务部门使用的官方发展援助。
[f] 家庭医疗支出超过家庭总支出10%或总收入25%的人口。
[g] 受援国。

性62.0岁；女性16.8岁，男性14.8岁。但是，女性因处于不健康状态而损失的健康寿命年限也多于男性（女性9.5年，男性7.8年）。全球男性与女性的出生性别比在105—110 ： 100之间；然而，由于男性死亡率较高，50—54岁年龄段的男女比例下降到100 ： 100，60—64岁年龄段下降到95 ： 100，此后呈急剧下降趋势。

男性和女性的一些死亡率和预期寿命差异是由生理性别差异造成的。例如，伴X染色体的免疫调节因子可以增强女童的免疫反应，降低5岁以下女童的死亡率。而其他一些差异则与社会性别差异有关；社会性别指某一社会认为适合的社会上形成的男性、女性、男童和女童角色、规范、行为、活动和属性。举例来说，这些社会性别因素有：童婚——增加了早孕风险；男性在运输业较高的就业率——使男性更可能死于道路交通事故。生理差异和社会性别对健康状况的具体影响往往难以区分，因为这些因素并不是独立发挥作用的。

与女性相比，男性预期寿命的缩短并不是由

一种或一小部分原因造成的。在40个主要死亡原因中，有33个原因更有可能导致男性的预期寿命短于女性。其中主要的死亡原因有：缺血性心脏病（0.84岁）、交通伤亡（0.47岁）、肺癌（0.40岁）、慢性阻塞性肺病（0.36岁）、中风（0.32岁）、肝硬化（0.27岁）、肺结核（0.23岁）、前列腺癌（0.22岁）和人际暴力（0.21岁）。对全球女性预期寿命影响最大的死亡原因是：乳腺癌（0.30岁）、孕产妇疾病（0.23岁）和宫颈癌（0.15岁）。

卫生相关SDG指标

大多数存在分性别数据的卫生相关SDG指标值均反映了两性的健康差异。2017年，男童5岁前死亡的概率比女童高11%，而2000年还只有6%，这表明自2000年以来，5岁以下女童的死亡率下降速度比男性快。由于生理原因，5岁以下男童的死亡率通常高于女童。世卫组织东南亚区域5岁以下男女童死亡率相似，这表明了女童的可避免死亡率很高。虽然没有全球相关估计数，但家庭调查显示，男童发育迟缓率和消瘦率都普遍高于女童。同样，男童的超重率也高于女童。

2017年，全球男性新增艾滋病毒感染率是女性的1.09倍。在世卫组织非洲区域，女性感染率是男性的1.28倍；但是世卫组织所有其他区域的男性感染率都高于女性。2017年，全球男性肺结核发病率比女性高1.7%。2016年，30岁男性在70岁之前死于非传染性疾病的概率是30岁女性的1.44倍。2016年，全球男性自杀死亡率是女性的1.75倍。

在15岁以上人群中，男性的道路交通伤害死亡率是女性的2倍多，凶杀死亡率是女性的4倍多。在全球，每5起凶杀案中就有一起是由亲密伴侣或家庭成员实施的，其中死亡者多为女性(75)。针对女性的暴力行为不仅普遍存在，造成女性死亡，还带来了高发病率和健康损害的负担。2013年，据估计，全世界35%的15—49岁妇女及女童

称其生平遭受过殴打、亲密伴侣性暴力或非伴侣性暴力。妇女和女童还会受到诸如割礼、早婚和逼婚等陋习的残害。截至2017年，在割礼流行的30个国家中，至少有2亿女童和妇女被实施了割礼(78)。全球有21%的20至24岁女性称自己是在18岁前结婚或非婚同居的(77)。此外，据估计，2015—2020年，每25名15—19岁少女中就有一名以上少女即将分娩(1)。

男性因室内和环境空气污染导致的死亡率是女性的1.27倍。而在因不安全的饮用水、卫生设施和个人卫生而导致的死亡率上，全球女性死亡率是男性的1.06倍，但是各区域的死亡率差异很大。

SDG卫生服务覆盖率指标

除涉及全民健康覆盖指数(凭现有数据和方法无法获得分性别数据)以外，传染性和非传染性疾病的许多预防或治疗服务的覆盖率并不属于SDG监测内容。但尽管如此，还是可以通过全球其他卫生报告进行一些相关观察。家庭调查结果显示，男女童疫苗接种率相似。女性在与非固定伴侣性交时不使用避孕套的概率似乎高于男性。但是，在艾滋病毒普遍流行的国家，男性比女性更不容易接受艾滋病毒检测，也不太可能接受抗逆转录病毒治疗；此外，男性比女性更有可能死于艾滋病相关疾病(51)。同样的，正如肺结核病例通报率相较于病例总估计数而言过低所反映的，男性肺结核患者的就医概率似乎低于女性肺结核患者(52—55, 98)。一些非传染性疾病的死亡率也可能受诊断和治疗服务覆盖率的影响；例如，在保健服务覆盖率较低的低收入国家，宫颈癌死亡率较高。

SDG风险因素暴露程度指标

2016年，全球范围内，男性的年龄标准化吸烟率是女性的5倍，其中，世卫组织东地中海区域的男女吸烟率比最高。2016年全球男性人均酒精消费量几乎是女性的4倍。

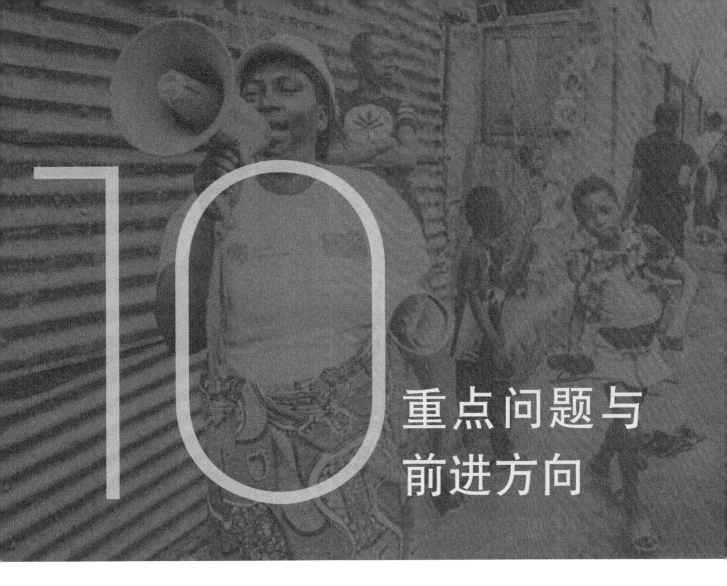

重点问题与前进方向

有所改善的方面

- 2000年至2016年,全球预期寿命增加了5.5岁,达到72.0岁,健康预期寿命增加了4.8岁,达到63.3岁。

- 在有趋势数据的29项卫生相关SDG指标中,有24项指标近年来有所改善。更多产妇在分娩时可获得熟练医务人员的护理,女性分娩死亡率得到降低。减少新生儿死亡和5岁以下儿童死亡的全球目标有望实现,儿童发育迟缓正逐步下降。尽管如此,据估计,2015年全球仍有30.3万名产妇死亡,2017年全球仍有540万名5岁以下儿童死亡。

- 疫苗接种率有所提高,同时传染性疾病发病率、吸烟率、环境风险暴露率和非传染性疾病导致的过早死亡率都有所下降。

毫无改善的方面

- 在有趋势数据的29项卫生相关SDG指标中,有5项指标毫无进展或方向错误,这些指标分别是:5岁以下儿童超重率、疟疾发病率、有害性饮酒、道路交通伤害死亡以及水务部门官方发展援助。

健康结果差异

- 低收入国家人口的出生预期寿命比高收入国家低18.1岁。这种差异很大程度上是由易于预防和治疗的疾病引起的。

- 在低收入国家，每41名女性中就有1名死于孕产。这种孕产妇死亡现象很少发生在中高收入和高收入国家。没有哪一种死亡原因比孕产死亡对两性预期寿命差异造成的影响更大。

- 在低收入国家，超过三分之一的儿童因长期营养不足而发育迟缓（年龄别身高偏低），每14名出生的儿童中就有1名会在5岁前死亡。

- 2016年，男性预期寿命比女性低4.4岁，男性的多项死因别死亡率都高于女性，特别是心血管疾病、道路伤害、肺癌、慢性阻塞性肺病和中风方面的死亡率。男性通常面临更大的职业风险，吸烟率更高，人均酒精消费量也更高。在许多情况下，即使算上咨询生殖相关问题，男性的就医次数也少于女性。高收入国家的两性健康差距最大。

数据可获得性

本报告首次审查了为全球SDG报告所需的国家数据的可获得性。此次审查结果表明，各国数据系统亟需进行重大改进：

- 在本报告中七分之一的指标值上，各国无2000年后的基础数据；低收入和中低收入国家尤其缺乏基础数据；

- 在一半以上的指标值上，约三分之一的国家无最新原始数据或基础数据；

- 11项卫生相关SDG指标需要死因数据，但成人死亡登记率达到80%以上的只有约一半的国家，拥有高质量死因数据的国家则不到三分之一；

- 只有不到一半（11/28）（存在性别分类意义的）的SDG全球指标有按性别分列的数据。

前进方向

根据本报告的调查结果，建议世卫组织区域和国家采取如下重要举措。

1. 改善卫生服务的可及性

改善许多疾病的预防和治疗服务（尤其在低收入国家）的可及性和利用率，可以避免这些疾病导致的过早死亡。为实现全民健康覆盖，各区域和国家应致力于：使无法获得医疗服务者，如被边缘化、被非难和所处地理位置与世隔绝的所有年龄和性别的人，均能获得医疗服务。为此，需要加强卫生人力，并增加卫生设施、设备、药品和疫苗的供应。此外，需要消除人们的就医障碍，包括（需要自费和政府资助力度不足引起的）经济障碍和文化障碍（医务人员的服务不具备必要文化敏感性的状况）。某些情况下，还需要消除人们在就医上的社会障碍，这时可能需要采取一些非卫生部门传统职权范围内的举措。但是，在提高人们的认识和推动多部门政策和方案的制定以减少就医障碍方面，卫生部门可以发挥关键作用。在一些国家，自然灾害或冲突给卫生和社会系统带来了压力，并影响了很多群体，这可能是SDG未达标的很大一部分原因。国家卫生系统想要变得更强大和更有承受力，需要有区域和全球预警及反应机制的支持，这样可以减轻卫生突发事件带来的影响。

2. 应对健康风险

世卫组织区域和国家还可以通过减少对不安全饮用水和卫生设施、空气污染、暴力、不安全道路、吸烟和饮酒等风险因素的暴露来改善人口健康。在提高人们的认识和推动多部门制定政策和方案以减少这些风险因素方面，卫生部门也可以发挥关键作用。

3. 使卫生系统具有生理性别和社会性别响应能力

鉴于男性和女性在对风险因素的暴露程度、就医障碍、就医及健康结果方面存在差异，健康规划需要考虑到两性需求不同的情况。在许多情况下，男性的健康结果都差于女性。虽然其中一些较差的健康结果可能是生理因素使然，但这些差异也可能因社会性别因素而得到放大。性别分析和卫生政策应着眼于女性、男性和性别多元化的人口群体，以确保健康结果公平。世卫组织区域和国家还必须制定促进性别平等的人力资源政策和条例，确保同工同酬，并扫除女性在晋升领导职务时面临的障碍。

4. 投资卫生数据系统（包括分类数据系统）

目前，一些相关指标的信息要么残缺不全，要么已过时，这阻碍了我们在实现SDG目标上的进展。缺乏基本数据的国家往往是资源有限和卫生需求最大的国家。收集、分析和利用高质量的数据是推进卫生保健的一个重要步骤，有助于更好地分配资源和及时干预，降低成本，同时改善人们获得的卫生保健服务。通过确保按性别、居住地和其他维度对数据进行分类，使我们能够采取行动来减少卫生不平等。世卫组织区域和国家应该设计常规信息系统、医疗机构调查或家庭调查以及民事登记系统和人口动态统计系统，以提供相关、及时和准确的数据。

参考文献

1. World population prospects: the 2017 revision. Geneva: United Nations, Department of Economic and Social Affairs, Population Division; 2017 (https://population.un.org/wpp/, accessed 31 March 2019).

2. Global health estimates 2016 (deaths by cause, age, sex, by country and by region, 2000−2016; and life expectancy, 2000−2016). Geneva: World Health Organization; 2018.

3. Mielke MM, Ferretti MT, lulita MF, Hayden K, Khachaturian AS. Sex and gender in Alzheimer's disease-does it matter? Alzheimer's & Dementia. 2018; 14(9): 1101 (https://www.ncbi.nlm.nih.gov/pubmed/30196887 accessed 26 March 2019).

4. Beltran-Sanchez H, Preston SH, Canudas-Romo V. An integrated approach to cause-of-death analysis: cause-deleted life tables and decompositions of life expectancy. Demogr Res. 2008; 19: 1323 (https://www.ncbi.nlm.nih.gov/pubmed/20165568, accessed 31 April 2019).

5. Rosano GM, Panina G. Oestrogens and the heart. Therapie. 1999; 54(3): 381−5 (https://www.ncbi.nlm.nih.gov/pubmed/10500455, accessed 26 March 2019).

6. Nhamoyebonde S, Leslie A. Biological differences between the sexes and susceptibility to tuberculosis. J Infect Dis. 2014; 209(suppl 3): S100−S6 (https://dx.doi.org/10.1093/infdis/jiu147, accessed 17 March 2019).

7. Hawkes S, Buse K. Gender and global health: evidence, policy, and inconvenient truths. Lancet. 2013; 381(9879): 1783−7 (https://doi.org/10.1016/S0140−6736(13)60253−6, accessed 14 May 2019).

8. O'Donnell O, Van Doorslaer E, Wagstaff A, Lindelow M. Analyzing health equity using household survey data: a guide to techniques and their implementation. The World Bank; 2007 (https://elibrary.worldbank.org/doi/abs/10.1596/978−0−8213−6933−3, accessed 22 April 2019).

9. Zimicki S. The relationship between fertility and maternal mortality. In: Parnell A (ed), Contraceptive use and controlled fertility: health issues for women and children (background papers). Washington DC: National Research Council (US), National Academies Press (US); 1989 (https://www.ncbi.nlm.nih.gov/books/NBK235085/, accessed 17 March 2019).

10. Trends in maternal mortality: 1990 to 2015: estimates by WHO, UNICEF, UNFPA, World Bank Group and the United Nations Population Division. Geneva: World Health Organization; 2015 (https://apps.who.int/iris/bitstream/handle/10665/194254/9789241565141_eng.pdf, accessed 31 April 2019).

11. Ganchimeg T, Ota E, Morisaki N, Laopaiboon M, Lumbiganon P, Zhang J et al. Pregnancy and childbirth outcomes among adolescent mothers: a World Health Organization multicountry study. BJOG. 2014; 121: 40−8 (https://dx.doi.org/10.1111/1471−0528.12630, accessed 17 March 2019).

12. New country classifications by income level: 2018−2019［website］. World Bank; 2018 (https://blogs.worldbank.org/opendata/new-country-classifications-income-level−2018−2019, accessed 22 April 2019).

13. Early and unintended pregnancy and the education sector: evidence review and recommendations. Paris: UNESCO; 2007 (https://unesdoc.unesco.org/ark: /48223/pf0000251509, accessed 17 March 2019).

14. Motherhood in childhood. Facing the challenge of adolescent pregnancy. New York: United Nations Population Fund; 2013 (https://www.unfpa.org/sites/default/files/pub-pdf/EN-SWOP2013.pdf, accessed 17 March 2019).

15. Bergman A-S, Axberg U, Hanson E. When a parent dies-a systematic review of the effects of support programs for parentally bereaved children and their caregivers. BMC Palliat Care. 2017; 16(1) (https://dx.doi.org/10.1186/s12904−017−0223−y, accessed 17 March 2019).

16. Zhou H, Zhang L, Ye F, Wang H-J, Huntington D, Huang Y et al. The effect of maternal death on the health of the husband and children in a rural area of China: a prospective cohort study. PLOS ONE. 2016; 11(6): e0157122 (https://dx.doi.org/10.1371/journal.pone. 0157122, accessed 17 March 2019).

17. Finlay JE, Moucheraud C, Goshev S, Levira F, Mrema S, Canning D et al. The effects of maternal mortality on infant and child survival in rural Tanzania: a cohort study. Matern Child Health J 2015; 19(11): 2393−402 (https://dx.doi.org/10.1007/s10995−015−1758−2, accessed 17 March 2019).

18. Moucheraud C, Worku A, Molla M, Finlay JE, Leaning J, Yamin AE. Consequences of maternal mortality on infant and child survival: a 25−

year longitudinal analysis in Butajira Ethiopia (1987−2011). Reprod Health. 2015; 12(S1) (https://dx.doi.org/10.1186/1742−4755−12−s1−s4, accessed 17 March 2019).

19. Ronsmans C, Chowdhury ME, Dasgupta SK, Ahmed A, Koblinsky M. Effect of parent's death on child survival in rural Bangladesh: a cohort study. Lancet. 2010; 375(9730): 2024−31 (https://dx.doi.org/10.1016/s0140−6736(10)60704−0, accessed 17 March 2019).

20. Kes A, Ogwang S, Pande RP, Douglas Z, Karuga R, Odhiambo FO et al. The economic burden of maternal mortality on households: evidence from three sub-counties in rural western Kenya. Reprod Health. 2015; 12(S1) (https://dx.doi.org/10.1186/1742−4755−12−s1−s3, accessed 17 March 2019).

21. Wang H, Ye F, Wang Y, Huntington D. Economic impact of maternal death on households in rural China: a prospective cohort study. PLoS ONE. 2013; 8(10): e76624 (https://dx.doi.org/10.1371/journal.pone. 0076624, accessed 17 March 2019).

22. Ye F, Wang H, Huntington D, Zhou H, Li Y, You F et al. The immediate economic impact of maternal deaths on rural Chinese households. PLoS ONE. 2012; 7(6): e38467 (https://dx.doi.org/10.1371/journal.pone.0038467, accessed 17 March 2019).

23. WHO, MCEE. MCEE-WHO estimates for child causes of death 2000−2017 Geneva: World Health Organization Department of Evidence, Information and Research, and Maternal Child Epidemiology Estimation (MCEE); 2018 (https://www.who.int/healthinfo/global_burden_disease/estimates/en/index2.html, accessed 22 April 2019).

24. Waldron I. Sex differences in human mortality: the role of genetic factors. Soc Sci Med. 1983; 17(6): 321−33 (https://dx.doi.org/10.1016/0277−9536(83)90234−4, accessed 17 March 2019).

25. Waldron I. Sex differences in infant and early childhood mortality: major causes of death and possible biological causes, Too young to die: genes or gender? New York: United Nations Department of Economic and Social Affairs, Population Division; 1998: 64−83.

26. Wamani H, Astrom AN, Peterson S, TumwineJK, TylleskarT. Boys are more stunted than girls in sub-Saharan Africa: a meta-analysis of 16 demographic and health surveys. BMC Pediatr. 2007; 7(1) (https://dx.doi.org/10.1186/1471−2431−7−17, accessed 17 March 2019).

27. Calu Costa J, Wehrmeister FC, Barros AJD, Victora CG. Gender bias in careseeking practices in 57 low- and middle-income countries. J Glob Health. 2017; 7(1) (https://dx.doi.org/10.7189/jogh.07.010418, accessed 17 March 2019).

28. Common childhood infections and gender inequalities: a systematic review. Maternal, newborn and child health working paper. New York: United Nations Children's Fund; 2015 (https://www.unicef.org/health/files/Systematic_review_of_childhood_infections_and_gender_FINAL.pdf, accessed 17 March 2019).

29. Khera R, Jain S, Lodha R, Ramakrishnan S. Gender bias in child care and child health: global patterns. Arch Dis Child. 2013; 99(4): 369−74 (https://dx.doi.org/10.1136/archdischild−2013−303889, accessed 17 March 2019).

30. WHO. Global Health Observatory (GHO) data: Health equity assessment toolkit. Geneva: World Health Organization (https://www.who.int/gho/health_equity/assessment_toolkit/en/, accessed 22 April 2019).

31. Alkema L, Chao F, You D, Pedersen J, Sawyer CC. National, regional, and global sex ratios of infant, child, and under−5 mortality and identification of countries with outlying ratios: a systematic assessment. Lancet Glob Health. 2014; 2(9): e521−e30 (https://dx.doi.org/10.1016/s2214−109x(14)70280−3, accessed 17 March 2019).

32. Costa JC, da Silva ICM, Victora CG. Gender bias in under-five mortality in low/middle-income countries. BMJ Glob Health. 2017; 2(2): e000350 (https://dx.doi.org/10.1136/bmjgh−2017−000350, accessed 17 March 2019).

33. Iqbal N, Gkiouleka A, Milner A, Montag D, Gallo V. Girls' hidden penalty: analysis of gender inequality in child mortality with data from 195 countries. BMJ Glob Health. 2018; 3(5): e001028 (https://dx.doi.org/10.1136/bmjgh−2018−001028, accessed 17 March 2019).

34. Pradhan E, Pearson E, Puri M, Maharjan M, Maharjan DC, Shah I. Determinants of imbalanced sex ratio at birth in Nepal: evidence from secondary analysis of a large hospital-based study and nationally-representative survey data. BMJ Open. 2019; 9(1): e023021 (https://dx.doi.org/10.1136/bmjopen−2018−023021, accessed 17 March 2019).

35. Preventing gender-biased sex selection: an interagency statement OHCHR, UNFPA, UNICEF, UN Women and WHO. Geneva: World Health Organization; 2011 (https://apps.who.int/iris/bitstream/handle/ 10665/44577/9789241501460_eng. pdf, accessed 24 April 2019).

36. Miles to go closing gaps breaking barriers righting injustices: global AIDS update. Geneva: Joint United Nations Programme on HIV/AIDS; 2018 (https://www.unaids. org/en/resources/documents/2018/global-aids-update, accessed 17 March 2019).

37. DeBeck K, Cheng T, MontanerJS, BeyrerC, Elliott R, Sherman Set al. HIV and the criminalisation of drug use among people who inject drugs: a systematic review. Lancet HIV. 2017; 4(8): e357−e74 (https://dx.doi.org/10.1016/s2352−3018(17)30073−5, accessed 17 March 2019).

38. Decker MR, Pearson E, Illangasekare SL, Clark E, Sherman SG. Violence against women in sex work and HIV risk implications differ

qualitatively by perpetrator. BMC Pub Health. 2013; 13(1) (https://dx.doi.org/10.1186/1471−2458−13−876, accessed 17 March 2019).

39. Deering KN, Amin A, Shoveller J, Nesbitt A, Garcia-Moreno C, Duff P et al. A systematic review of the correlates of violence against sex workers. Am J Public Health. 2014; 104(5): e42−e54 (https://dx.doi.org/10. 2105/ajph.2014.301909, accessed 17 March 2019).

40. Hladik W, Barker J, Ssenkusu JM, Opio A, Tappero JW, Hakim A et al. HIV infection among men who have sex with men in Kampala, Uganda-a respondent driven sampling survey. PLoS ONE. 2012; 7(5): e38143 (https://dx.doi.org/10.1371/journal. pone.0038143, accessed 17 March 2019).

41. Schwartz SR, Nowak RG, Orazulike I, Keshinro B, Ake J, Kennedy S et al. The immediate effect of the Same-Sex Marriage Prohibition Act on stigma, discrimination, and engagement on HIV prevention and treatment services in men who have sex with men in Nigeria: analysis of prospective data from the TRUST cohort. Lancet HIV. 2015; 2(7): e299−e306 (https://dx.doi.org/10.1016/s2352−3018(15)00078−8, accessed 17 March 2019).

42. Decker MR, Crago A-L, Chu SKH, Sherman SG, Seshu MS, Buthelezi K et al. Human rights violations against sex workers: burden and effect on HIV. Lancet. 2015; 385(9963): 186−99 (https://www.ncbi.nlm.nih. gov/pubmed/25059943, accessed 17 March 2019).

43. Dunkle KL, Decker MR. Gender-based violence and HIV: reviewing the evidence for links and causal pathways in the general population and high-risk groups. Am J Reprod Immunol. 2012; 69: 20−6 (https://dx.doi.org/10.1111/aji.12039, accessed 17 March 2019).

44. Dunkle KL, Jewkes RK, Brown HC, Gray GE, McIntryre JA, Harlow SD. Transactional sex among women in Soweto, South Africa: prevalence, risk factors and association with HIV infection. Soc Sci Med. 2004; 59(8): 1581−92 (https://dx.doi.org/10.1016/j.socscimed.2004.02.003, accessed 17 March 2019).

45. Garcia-Moreno C, Watts C. Violence against women: its importance for HIV/AIDS. AIDS. 2000; 14: S253. (https://www.ncbi.nlm.nih.gov/pubmed/11086869, accessed 17 March 2019).

46. Jewkes R. Gender inequities must be addressed in HIV prevention. Science. 2010; 329(5988): 145−7 (https://dx.doi.org/10.1126/science.1193794, accessed 17 March 2019).

47. Maman S, Campbell J, Sweat MD, Gielen AC. The intersections of HIV and violence: directions for future research and interventions. Soc Sci Med. 2000; 50(4): 459−78 (https://dx.doi.org/10.1016/s0277−9536(99) 00270−1, accessed 17 March 2019).

48. Dlamini-Simelane TTT, Moyer E. 'Lost to follow up': rethinking delayed and interrupted HIV treatment among married Swazi women. Health Policy Plan. 2017; (32. 2): 248−56 (https://dx.doi.org/10.1093/heapol/czw117, accessed 17 March 2019).

49. Gamarel KE, Nelson KM, Stephenson R, Santiago Rivera OJ, Chiaramonte D, Miller RL. Anticipated HIV stigma and delays in regular HIV testing behaviors among sexually-active young gay, bisexual, and other men who have sex with men and transgender women. AIDS and Behavior. 2017; 22(2): 522−30 (https://dx.doi.org/10. 1007/s10461−017−2005−1, accessed 17 March 2019).

50. Merten S, Ntalasha H, Musheke M. Non-uptake of HIV testing in children at risk in two urban and rural settings in Zambia: a mixed-methods study. PLOS ONE. 2016; 11(6): e0155510 (https://dx.doi.org/10.1371/journal.pone.0155510, accessed 17 March 2019).

51. Blind spot: addressing a blind spot in the response to HIV. Geneva: Joint United Nations Programme on HIV/AIDS; 2017 (https://www. unaids.org/en/resources/documents/2017/blind_spot, accessed 17 March 2019).

52. Amere GA, Nayak P, Salindri AD, Narayan KMV, Magee MJ. Contribution of smoking to tuberculosis incidence and mortality in high-tuberculosis-burden countries. Am J Epidemiol. 2018; 187(9): 1846−55 (https://dx.doi.org/10.1093/aje/kwy081, accessed 17 March 2019).

53. Narasimhan P, Wood J, MacIntyre CR, Mathai D. Risk factors for tuberculosis. J Pulm Med. 2013; 2013: 1−11 (https://dx.doi.org/10.1155/2013/828939, accessed 17 March 2019).

54. Global tuberculosis report 2018. Geneva: World Health Organization; 2018(http://apps.who.int/iris/bitstream/handle/10665/274453/9789241565646-eng. pdf?ua=1, accessed 31 August 2019).

55. Dodd PJ, Looker C, Plumb ID, Bond V, Schaap A, Shanaube K et al. Age- and sex-specific social contact patterns and incidence of mycobacterium tuberculosis infection. Am J Epidemiol. 2015; 183: 156−66 (https://dx.doi.org/10.1093/aje/kwv160, accessed 17 March 2019).

56. Carnevale P, Frézil JL, Bosseno MF, Le Pont F, Lancien J. Etude de l'agressivité D'Anopheles gamiae A en fonction de l'âge et du sexe dessujets humains. Bull World Health Organ.1978; 56(1): 147−54 (https://www.ncbi.nlm.nih.gov/pubmed/307444, accessed 17 March 2019).

57. Golenda CF, Gambel JM, Solberg VB, Wirtz RA, Burge R. Gender-related efficacy difference to an extended duration formulation of topical N,N-diethyl- m-toluamide (DEET). Am J Trop Med Hyg. 1999; 60(4): 654−7 (https://dx.doi.org/10.4269/ajtmh.1999.60.654, accessed 17 March 2019).

58. Brabin BJ. An analysis of malaria in pregnancy in Africa. Bull World Health Organ. 1983; 61(6): 1005−16 (https://www.ncbi.nlm.nih.gov/

pubmed/6370484, accessed 17 March 2019).

59. Pryce J, Richardson M, Lengeler C. Insecticide-treated nets for preventing malaria. Cochrane Database Syst Rev. 2018; 11 (https://dx.doi.org/10.1002/14651858. cd000363. pub3, accessed 17 March 2019).

60. Bhatt S, Weiss DJ, Cameron E, Bisanzio D, Mappin B, Dalrymple U et al. The effect of malaria control on Plasmodium falciparum in Africa between 2000 and 2015. Nature. 2015; 526(7572): 207−11 (https://dx.doi.org/10.1038/nature15535, accessed 17 March 2019).

61. The DHS Program malaria indicator surveys (MIS)［website］. United States Agency for International Development (USAID) (https://dhsprogram.com/What-We-Do/Survey-Types/MIS.cfm, accessed 22 April 2019).

62. Noor AM, Kirui VC, Brooker SJ, Snow RW. The use of insecticide treated nets by age: implications for universal coverage in Africa. BMC Pub Health. 2009; 9(1) (https://dx.doi.org/10.1186/1471−2458−9−369, accessed 17 March 2019).

63. Coalson JE, Cohee LM, Buchwald AG, Nyambalo A, Kubale J, Seydel KB et al. Simulation models predict that school-age children are responsible for most human-to-mosquito Plasmodium falciparum transmission in southern Malawi. Malaria Journal. 2018; 17(1)(https://dx.doi.org/10.1186/s12936−018−2295−4, accessed 17 March 2019).

64. Liu WC, Liu QY. Molecular mechanisms of gender disparity in hepatitis Bvirus- associated hepatocellular carcinoma. World J Gastroenterol. 2014; 20(20): 6252 (https://dx.doi.org/10.3748/wjg.v20.i20.6252, accessed 17 March 2019).

65. Rilkoff H, Tukahebwa EM, Fleming FM, Leslie J, Cole DC. Exploring gender dimensions of treatment programmes for neglected tropical diseases in Uganda. PLoS Negl Trop Dis. 2013; 7(7): e2312 (https://dx.doi.org/10.1371/journal. pntd.0002312, accessed 17 March 2019).

66. Vouking MZ, Tamo VC, Tadenfok CN. Contribution and performance of female community-directed distributors in the treatment of onchocerciasis with ivermectin in Sub-Saharan Africa: a systematic review. Pan African Medical Journal. 2015; 20(1) (https://www.panafrican-med-journal.com/content/article/20/188/full/#.WMFM2LhBq70, accessed 17 March 2019).

67. Wolff S, Puts DA. Sex differences: summarizing more than a century of scientific research. Arch Sex Behav. 2009; 38(6): 1070−2 (https://dx.doi.org/10.1007/s10508−009−9538−y, accessed 17 March 2019).

68. Denny L, de Sanjose S, Mutebi M, Anderson BO, Kim J, Jeronimo J et al. Interventions to close the divide for women with breast and cervical cancer between low-income and middle-income countries and high-income countries. Lancet. 2017; 389(10071): 861−70 (https://www.ncbi.nlm.nih.gov/pubmed/27814963, accessed 22 April 2019).

69. Hitchman SC, Fong GT. Gender empowerment and female-to-male smoking prevalence ratios. Bull World Health Organ. 2011; 89(3): 195−202 (https://dx.doi.org/10.2471/blt.10.079905, accessed 17 March 2019).

70. Pompili M, Serafini G, Innamorati M, Dominici G, Ferracuti S, Kotzalidis GD et al. Suicidal behavior and alcohol abuse. Int J Environ Res Public Health. 2010; 7(4): 1392−431 (https://dx.doi.org/10.3390/ijerph7041392, accessed 17 March 2019).

71. Guthold R, Stevens GA, Riley LM, Bull FC. Worldwide trends in insufficient physical activity from 2001 to 2016: a pooled analysis of 358 population-based surveys with 1.9 million participants. Lancet Glob Health. 2018; 6(10): e1077−e86 (https://dx.doi.org/10.1016/s2214−109x(18)30357−7, accessed 17 March 2019).

72. Physical activity［website］. Geneva: World Health Organization; 2018 (https://www.who.int/news-room/fact-sheets/detail/physical-activity, accessed 17 March 2019).

73. NCD Risk Factor Collaboration. Worldwide trends in body-mass index, underweight, overweight, and obesity from 1975 to 2016: a pooled analysis of 2416 population-based measurement studies in 128.9 million children, adolescents, and adults. Lancet. 2017; 390(10113): 2627−42 (https://www.ncbi.nlm.nih.gov/pubmed/29029897, accessed 22 April 2019).

74. Mehta LS, Beckie TM, DeVon HA, Grines CL, Krumholz HM, Johnson MN et al. Acute myocardial infarction in women: a scientific statement from the American Heart Association. Circulation. 2016; 133(9): 916−47 (https://www.ncbi.nlm.nih.gov/pubmed/26811316, accessed 22 April 2019).

75. Global study on homicide: gender-related killing of women and girls. Vienna: United Nations Office on Drugs and Crime; 2018 (https://www.unodc.org/documents/data-and-analysis/GSH2018/GSH18_Gender-related_killing_of_women_and_girls.pdf, accessed 17 March 2019).

76. Global and regional estimates of violence against women: prevalence and health effects of intimate partner violence and non-partner sexual violence. Geneva: World Health Organization; 2013 (https://apps.who.int/iris/bitstream/handle/10665/85239/9789241564625_eng.pdf, accessed 17 March 2019).

77. Child marriage: latest trends and future prospects. New York: United Nations Children's Fund; 2018 (https://data.unicef.org/wp-content/uploads/2018/07/Child-Marriage-Data-Brief.pdf, accessed 5 April 2019).

78. Female genital mutilation (UNICEF Data)［website］. New York: United Nations Children's Fund (UNICEF); 2018 (https://data.unicef.org/

topic/child-protection/female-genital-mutilation/, accessed 5 April 2019).

79. Inspire: seven strategies for ending violence against children. Geneva: World Health Organization; 2016 (https://apps.who.int/iris/bitstream/hand le/10665/207717/97892415 65356—eng.pdf?sequence=1, accessed 17 March 2019).

80. Gender, climate change and health. Geneva: World Health Organization; 2014 (http://apps.who.int//iris/bitstream/10665/144781/1/97892415081 86_eng. pdf?ua=1, accessed 5 April 2019).

81. Chemicals and gender. United Nations Development Programme; 2011 (https://www.undp.org/content/undp/en/home/librarypage/environment-energy/chemicals_management/chemicals-and-gender.html, accessed 17 March 2019).

82. Burning opportunity: clean household energy for health, sustainable development, and wellbeing of women and children. Geneva: World Health Organization; 2016 (http://www.who.int/iris/ bitstream/10665/204717/1/9789241565233_eng. pdf?ua=1, accessed 17 March 2019).

83. WHO/UNICEF Joint Water Supply, Sanitation Monitoring Programme. Progress on drinking water and sanitation: 2014 Update. Geneva: World Health Organization; 2014. (http://apps.who.int/iris/bitstream/ 10665/11272771/9789241507240_eng.pdf?ua=1, accessed 31 March 2019)

84. WHO, World Bank. Tracking universal health coverage: 2017 global monitoring report. Geneva: World Health Organization and the International Bank for Reconstruction and Development/The World Bank; 2017 (https://apps.who.int/iris/bitstream/handle/10665/259817/9789241513555—eng.pdf, accessed 22 April 2019).

85. Public spending on health: a closer look at global trends (WHO/HIS/HGF/HFWorkingPaper/18.3). Geneva: World Health Organization; 2018 (https://apps. who.int/iris/bitstream/handle/10665/276728/WHO-HIS-HGF-HF-WorkingPaper—18.3—eng.pdf?ua=1, accessed 22 March 2019).

86. Health workforce: data and statistics. Geneva: World Health Organization; 2018 (https://www.who.int/hrh/statistics/en/, accessed 22 March 2019).

87. Stenberg K, Hanssen O, Edejer TT-T, Bertram M, Brindley C, Meshreky A et al. Financing transformative health systems towards achievement of the health sustainable development goals: a model for projected resource needs in 67 low- income and middle-income countries. Lancet Global Health. 2017; 5(9): e875—e87 (https://dx.doi.org/10.1016/s2214—109x(17)30263—2, accessed 22 March 2019).

88. International Labour Organization. Report for discussion at the tripartite meeting on improving employment and working conditions in health services. 2017 (https://www.ilo.org/sector/activities/sectoral-meetings/WCMS_548288/lang-en/index.htm, accessed 22 March 2019).

89. Langer A, Meleis A, Knaul FM, Atun R, Aran M, Arreola-Ornelas H et al. Women and health: the key for sustainable development. Lancet. 2015; 386(9999): 1165—210 (https://www.ncbi.nlm.nih.gov/pubmed/26051370, accessed 22 March 2019).

90. Magar V, Gerecke M, Dhillon I, Campbell J. Women's contributions to sustainable development through work in health: using a gender lens to advance a transformative 2030 agenda. Health employment and economic growth: an evidence base. Geneva: World Health Organization; 2017 (https://www.who. int/hrh/resources/health_employment-and-economic-growth/en/, accessed 20 February 2019).

91. Boniol M, McIsaac M, Xu L, Wuliji T, Diallo K. Gender equity in the health workforce: analysis of 104 countries. Geneva: World Health Organization; 2019 (https://www.who.int/iris/handle/10665/311314, accessed 22 April 2019).

92. Ghebreyesus TA, Fisseha S. How gender parity improves global health. 2019 (https://www.project-syndicate.org/commentary/gender-parity-improves-global-health-by-tedros-adhanom-ghebreyesus-and-senait-fisseha—2019—03, accessed 22 March 2019).

93. Global Observatory on Health R&D [website]. Geneva: World Health Organization (https://www.who.int/research-observatory/en/, accessed 22 March 2019).

94. International health regulations (2005). Geneva: World Health Organization; 2016 (http://apps.who.int/iris/bitstream/10665/246107/1/9789241580496—eng. pdf?ua=1, accessed 22 March 2019).

95. OECD.Stat [online database]. Paris: Organisation for Economic Co-operation and Development (https://stats.oecd.org/, accessed 19 January 2019).

96. WHO Thirteenth general programme of work, 2019—2023. Geneva: World Health Organization; 2018 (https://apps.who.int/gb/ebwha/pdf_files/WHA71/A71_1 en. pdf?ua=1, accessed 24 April 2019).

97. Strategy for integrating gender analysis and actions into the work of WHO. Geneva: World Health Organization; 2007 (https://apps.who.int/iris/bitstream/handle/10665/69857/WHO_FCH_GWH_08.1_eng.pdf?sequence=1, accessed 24 April 2019).

98. Horton KC, MacPherson P, Houben RMGJ, White RG, Corbett EL. Sex differences in tuberculosis burden and notifications in low- and middle-income countries: a systematic review and meta-analysis. PLOS Med. 2016; 13(9): e1002119 (https://www.ncbi.nlm.nih.gov/pubmed/27598345, accessed 14 May 2019).

附件 1

各区域卫生相关SDG指标摘要

说明

以下卫生相关SDG指标的统计数据是由世卫组织依据2019年初的证据发布的官方统计数据。这些统计数据主要根据世卫组织或世卫组织所属的联合国团体制作和维护的出版物和数据库编制而成。除非另有说明，本报告中的所有统计数据均可在附件2中找到。由于篇幅有限，本报告中经常使用"SDG目标"和简称来指代"卫生相关SDG指标"（附件2中有完整的指标名称和参考）。

可比数据存在相当大的不确定性，特别是对于基础原始数据的可用性和质量有限的国家来说，更是如此。在世卫组织全球卫生观察站，可以在线查看不确定性区间和本报告中指标和统计数据的其他详情[1]。

1　全球卫生观察站（GHO）是世卫组织的门户网站，提供全球卫生监测状况的数据和分析（网址：https://www.who.int/gho/en/，2019年3月28日查阅）。

主要统计数据（2016年）

两性各年龄组人口分布和死亡人数分布

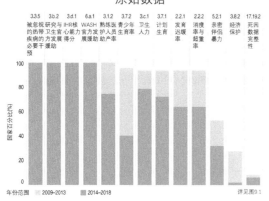

（%）

男性 　 女性

出生时预期寿命

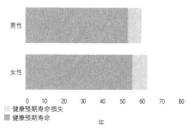

男性

女性

0　10　20　30　40　50　60　70　80
年

健康预期寿命损失
健康预期寿命

健康预期寿命损失指因患因某种疾病失能而损失的健康寿命年。该区域各国人口的健康预期寿命损失为9.3至15.6年之间（占预期寿命的5.7%至11.8%）。尽管女性寿命更长，但其健康预期寿命损失也更长；平均比男性多损失0.8年（即女性比男性多损失0.8%的预期寿命）。

人均经常性医疗支出

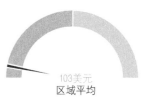

103美元
区域平均

量表范围代表着世卫组织区域中的最高人均医疗支出值；橙色部分是全球平均值。

基础数据的可获得性

原始数据

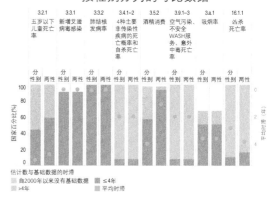

年份范围　　2009–2013　　2014–2018　　　　　　　　详见图9.1

按性别分列的可比数据

估计数与基础数据的时滞
自2000年以来没有基础数据　　≤4年
>4年　　　　　　　　　　　平均时滞

道路安全[1]

SDG目标3.6是到2020年将全球道路交通事故伤亡人数减半。在2018年11月举行的首届非洲道路安全论坛上，世卫组织非洲区域的交通部长们作出了以下承诺：交通部将增加资金投入、加强立法和监管框架、创建管理道路安全的牵头机构，优先发展民事登记和人口动态统计（CRVS）系统，从而改善道路安全。[2]

目前，该区域迫切需要可靠的数据来监测这些干预措施的影响。在所有非洲国家中，仅依靠警方记录获取道路交通死亡数据的国家占65%以上，而综合使用警方记录、卫生设施记录和人口登记数据的国家仅占25%。缺乏充分运作的人口登记系统是监测工作上的主要拦路虎。目前有一些加强人口登记的全球及地区倡议，可以将各种国家机构（如民事登记、卫生部门、司法部门和公安部门）聚集到一起，为了所有部门的利益通力合作。

1　除非另有说明，此处提供的所有数据均来自《2018年全球道路安全状况报告》。日内瓦：2018年世卫组织（https:// apps.who.int/iris/bitstream/handle/10665/276462/9789241565684-eng.pdf，2019年3月21日查阅）。

2　2首届非洲道路安全论坛，2018年11月13日至15日，马拉喀什：宣言（https://arsforum2018.ma/storage/app/media/ pdf/Marrakech-declaration.pdf，2019年3月21日查阅）。

2016年，全球道路交通事故死亡人数估计为135万。世卫组织非洲区域的登记车辆仅占世界的2%，但却占世界道路交通相关死亡人数的20%；该区域道路交通死亡率在世卫组织所有区域中最高，是全球平均水平的1.5倍。道路交通伤害是世卫组织非洲区域15—29岁男性死亡的主要原因。过去5年，世卫组织非洲区域47个国家中，有20个国家有道路交通伤害死亡数据。数据表明，在这些国家，大约一半（54%，范围：27%—83%）的道路交通伤害死亡发生在行人、骑自行车者和摩托车者身上（见图A1）。在某种程度上，对

这些脆弱交通者的保护始于立法和安全标准的加强。

目前，在世卫组织非洲区域，很少有国家将道路交通行为风险因素规避规范写入法律。针对酒驾行为，只有一个非洲国家（布基纳法索）有规范立法，但该等法律的执行也是一个大问题（该国的执行力得分为0分，总分为10分）。对于摩托车头盔的使用，有8个国家有相关规范立法，但各国遵守法律的情况各不相同；例如，厄立特里亚报告称，95%的骑摩托车者都使用头盔，而马里报告称，只有6%的骑摩托车者使用头盔。

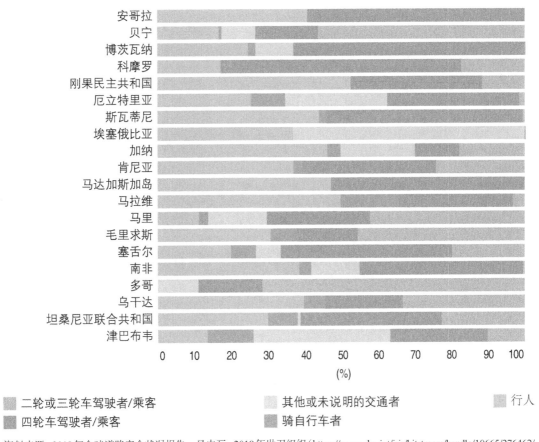

资料来源：2018年全球道路安全状况报告。日内瓦·2018年世卫组织（https://apps.who.int/iris/bitstream/handle/10665/276462/978924156568-eng.pdf, accessed 21 March 2019）。

图A1　2016年道路交通伤害死亡（%）

SDG 3 可比指标值一览表 [a]

成员国	3.1.1 孕产妇死亡率 2015	3.2.1 五岁以下儿童死亡率c 2017	3.2.2 新生儿死亡率 2017	3.3.1 新增艾滋病毒感染d 2017	3.3.2 肺结核发病率e 2017	3.3.3 疟疾发病率e 2017	3.3.4 乙型肝炎流行率 2015	3.4.1 4种主要非传染性疾病的死亡概率g 2016	3.4.2 自杀死亡率h 2016	3.5.2 酒精消费 2016	3.6.1 道路交通死亡率h 2016	3.8.1 UHC服务覆盖指数 2015	3.9.1 空气污染死亡率i 2016	3.9.2 WASH死亡率h 2016	3.9.3 中毒死亡率h 2016	3.a.1 吸烟率g 2016	3.b.1 百白破三联疫苗接种率g 2017	3.b.1 第二剂麻疹类疫苗接种率g 2017	第三剂肺炎球菌结合疫苗接种率g 2017
阿尔及利亚	140	24	15	0.03	70	0.0	0.22	14.2	3.2	0.9		76	49.7	1.9	0.8	15.6	91	92	89
安哥拉	477	81	29	0.99	359	155.0	4.85	16.5	4.7	6.4	23.6	36	118.5	48.8	2.7		52	30	59
贝宁	405	98	33	0.37	58	367.9	5.19	19.6	9.9	3.0	27.5	41	205.0	59.7	3.5	6.5	82		75
博茨瓦纳	129	38	25	7.47	300	2.0	0.19	20.3	9.3	8.4	23.8	60	101.3	11.8	1.1	20.1	95	74	89
布基纳法索	371	81	25	0.23	49	412.0	4.29	21.7	7.7	8.2	30.5	39	206.2	49.6	3.0	12.8		50	91
布隆迪	712	61	22	0.29	114	194.5	2.59	22.9	9.1	7.5	34.7	43	179.9	65.4	5.2		91	75	91
佛得角	42	17	10	0.24	134	3.0	0.71	17.2	11.3	5.7	25.0	62	99.5	4.1	0.5	9.3	96	85	
喀麦隆	596	84	26	1.24	194	303.8	1.90	21.6	12.2	8.9	30.1	44	208.1	45.2	3.1		86		84
中非共和国	882	122	42	1.71	423	387.3	6.62	23.1	7.7	3.3	33.6	22	211.9	82.1	3.2		47		47
乍得	856	123	35	0.41	154	188.6	3.08	23.9	8.8	1.6	27.6	29	280.1	101.0	3.6		41		
科摩罗	335	69	32	0.01	35	4.0	1.96	22.9	6.8		26.5	47	172.4	50.7	2.4	14.0	91		
刚果	442	48	19	1.59	376	197.6	4.11	16.7	5.9	7.8	27.4	38	130.7	38.7	1.2	27.0	69		66
科特迪瓦	645	89	34	1.29	148	138.9	3.04	29.1	14.5	8.4	23.6	44	269.1	47.2	3.9		84		99
刚果民主共和国	693	91	29	0.17	322	307.6	1.43	19.4	5.7	2.6	33.7	40	163.9	59.8	3.2		81		79
赤道几内亚	342	90	31	3.45	191	343.3	8.66	22.0	16.4	11.3	24.6	45	177.7	22.3			25		
厄立特里亚	501	43	18	0.16	67	22.9	0.77	26.7	7.9	1.3	25.3	38	173.7	45.6	4.2	5.8	95	88	95
斯瓦蒂尼	389	54	17	8.02	308	1.9	0.85	26.7	13.3	9.9	26.9	58	137.0	27.9	3.0	9.1	90	89	87
埃塞俄比亚	353	59	27	0.19	164	37.4	2.61	18.3	7.2	2.9	26.7	39	144.4	43.7	2.4		75		68
加蓬	291	48	22	1.60	529	168.9	4.16	14.4	7.1	11.5	23.2	52	76.0	20.6	0.9		75		
冈比亚	706	64	28	0.68	174	56.7	1.17	20.4	5.1	3.8	29.7	44	237.0	29.7	1.9	16.0	92	68	90
加纳	319	49	24	0.68	152	270.7	3.61	20.8	5.4	2.7	24.9	45	203.8	18.8	1.7	4.0	99	83	99
几内亚	679	86	24	0.66	176	336.7	7.47	22.4	6.3	1.3	28.2	35	243.3	44.6	3.0		45		
几内亚比绍	549	84	37	1.31	374	58.0	2.12	20.0	4.0	4.8	31.1	39	214.7	35.3	2.2		87		87
肯尼亚	510	46	21	1.21	319	70.8	0.86	13.4	3.2	3.4	27.8	57	78.1	51.2	1.8	10.8	82	35	71
莱索托	487	86	38	9.07	665		1.64	26.6	21.2	5.0	28.9	45	177.6	44.4	3.1	27.2	93	82	93
利比里亚	725	75	25	0.51	308	192.6	7.75	17.6	5.8	5.8	35.9	34	170.2	41.5	1.8	9.8	86		86
马达加斯加岛	353	44	18	0.22	238	90.9	4.36	22.9	1.9	1.9	28.6	30	159.6	30.2	3.3		74		74
马拉维	634	55	23	2.39	131	231.1	3.03	16.4	3.7	3.7	31.0	44	115.0	28.3	2.4	14.6	88	67	88
马里	587	106	35	0.55	55	386.2	4.88	24.6	4.8	1.3	23.1	32	209.1	70.7	3.2	12.3	66		57
毛里塔尼亚	602	79	34	0.06	97	53.9	4.29	18.1	4.4	1.0	24.7	33	169.5	38.6	1.9		81		77
毛里求斯	53	13	8		12		0.61	23.0	7	3.6	13.7	64	38.3	0.6	0.1	22.0	94	95	84
莫桑比克	489	72	27	4.75	551	337.9	3.67	18.4	4.3	2.4	30.1	42	110.0	27.6	2.9	17.1	80	45	80
纳米比亚	265	44	18	3.49	423	4.4	0.60	21.3	4.7	9.8	30.4	59	145.0	18.3	1.4	22.0	88	32	80
尼日尔	553	85	26	0.08	90	358.6	6.01	20.0	4.6	1.5	26.2	32	251.8	70.8	4.2	7.8	81		36
尼日利亚	814	100	33		219	281.1	2.61	22.5	9.5	13.4	21.4	39	307.4	68.6	9.3	5.7	42		36
卢旺达	290	38	16	0.61	57	505.6	1.74	18.2	6.0		29.7	54	121.4	19.3	2.4	12.9	98		98
圣多美和普林西比	156	32	14		118	11.0	1.36	18.5	2.3	6.8	27.5	54	162.4	11.4	0.9		95	76	95
塞内加尔	315	45	21	0.10	122	64.6	3.48	18.1	6.0	0.8	23.4	47	160.7	23.9	2.3	8.5	93	70	92
塞舌尔		14	9		19		0.15	9.3	12.0		15.9	68	49.3	0.2	0.6	21.4	97	99	
塞拉利昂	1360	111	34	0.44	301	379.7	8.18	30.5	9.7	5.7		36	324.6	81.3	4.1	25.1	90	55	90
南非	138	37	11	5.46	567	4.0	1.74	26.2	11.6	9.3	25.9	67	86.7	13.7	1.2	20.7	66	60	60
南苏丹	789	96	40	1.17	146	141.7	21.13	19.8			29.9	30	165.1	63.3	4.0		26		
多哥	368	73	25	0.65	41	370.9	3.90	19.6	3.1		29.2	42	249.6	41.6	2.4	7.6	90		90
乌干达	343	49	20	1.37	201	200.7	3.16	21.9			29.0	44	155.7	31.6	2.4	10.1	85		81
坦桑尼亚联合共和国	398	54	21	1.36	269	113.0	1.69	17.9			29.2	39	139.0	38.4	2.7	15.0	97	79	97
赞比亚	224	60	24	0.01	361	300.0	1.04			4.8		56	127.2	34.9	2.9	13.9		64	94
津巴布韦	443	50	24	3.08	221	95.2	4.38	18.0			34.7	55	133.0	24.6	2.9	16.2	89	78	89

a 可比数据是指可以调整或模拟以进行国间比较的国家数据；世卫组织会为有原始基础数据的国家编制可比数据，在某些情况下，也会为没有原始基础数据的国家编制可比数据。从蓝到橙的阴影部分代表死亡率、发病率和流行率指标从低到高；免疫覆盖率和服务指数指标从高到低。

b （每10万活产）

c （每1000活产）

d （每1000名未感染者）

e （每10万人口）

f （每1000名高危者）

g （%）

h （粗死亡率，每10万人口）

i （年龄标准化死亡率，每10万人口）

i （15岁及以上人群人均纯酒精消费，单位：升）

主要统计数据（2016年）

两性各年龄组人口分布和
死亡人数分布

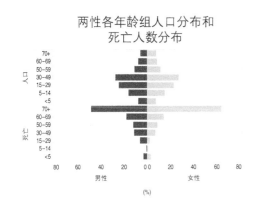

男性

女性

(%)

出生时预期寿命

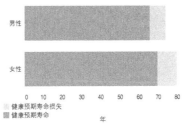

年

█ 健康预期寿命损失；█ 健康预期寿命

健康预期寿命损失指因患某种疾病失能而损失的健康寿命年。该区域各国人口的健康预期寿命损失为10至13.7年之间（占预期寿命的8.6%至11%）。尽管女性寿命更长，但其健康预期寿命损失也更长；平均比男性多损失1.8年（即女性比男性多损失1.4%的预期寿命）。

人均经常性医疗支出

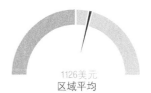

1126美元
区域平均

量表范围代表着世卫组织区域中的最高人均医疗支出值；橙色部分是全球平均值。

基础数据的可获得性

原始数据

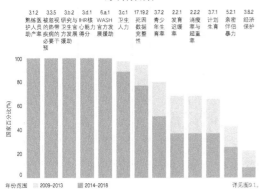

年份范围 ▓ 2009-2013 ▓ 2014-2018   详见图91。

按性别分列的可比数据

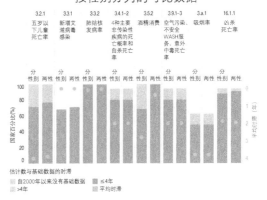

估计数与基础数据的时滞
█ 自2000年以来没有基础数据 █ ≤4年
█ >4年   █ 平均时滞

注重数据分析公平性以推动变革：加速拉丁美洲和加勒比地区少女妊娠现象的减少

尽管拉丁美洲和加勒比地区的总生育率在过去30年中有所下降，但其间青少年生育率的下滑却微乎其微。这两个区域的青少年生育率仍为全球第二高（仅次于撒哈拉以南非洲），其2010—2015年15—19岁少女的生育率估计为66.5‰，而全球同一年龄段少女的生育率为46‰。[1]

并非拉丁美洲和加勒比地区的所有少女都会无一例外地发生早孕现象（见图A2）。与受过中等或高等教育、来自最富的五分之一人口的女童和非土著女童相比，未受过教育或仅受过初等教育、来自最穷的五分之一人口的女童和土著女童的生育可能性高达前者的4倍。

为了快速降低该区域少女妊娠率，各国需要充分确定哪些少女群体最易发生早孕现象，了解这些群体在预防服务的获得上面临哪些障碍，并知道如何重新设计有效接触这些弱势群体的

1 Caffe S、Plesons M、Camacho AV、Brumana L、Abdool S、Huaynoc S 等人。"回顾与展望：我们能否加快美洲少女妊娠率降低的步伐？""生殖健康"。2017；14（1）；83. doi：10.1186/s12978-017-0345-y。

方法。

泛美卫生组织 (PAHO) 与联合国其他组织密切合作，力求推出相关工具来促进公平性分析并重新设计方案，以惠及最弱势群体。在此背景下，上述组织向世卫组织美洲区域少女妊娠率最高的国家多米尼加共和国提供了支持。这些组织采用世卫组织Innova8工具[1]提出的方法，对少女妊娠的负担和该现象最严重群体的就医障碍进行了公平的分析，并评估了少女妊娠防范方案。因此，最近启动的2019—2023年防范方案更加注重弱势群体，并更加注重对这些群体采取公平的干预措施。

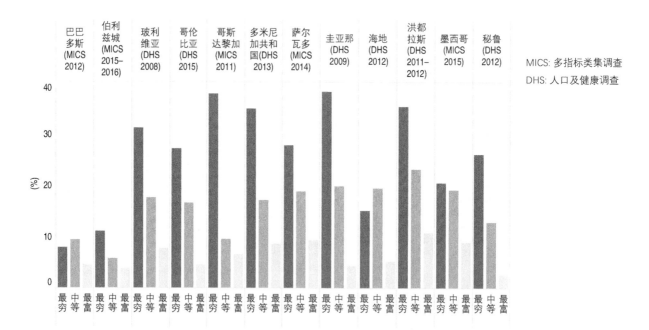

资料来源：人口及健康调查[a]与联合国儿童基金会[b]。

图A2　2008—2016年拉美及加勒比地区特定国家按财富指数五分法分列的15—19岁少女生育率

[a] 人口及健康调查 (DHS) Statcompiler软件 [互联网] (参见 https://www.statcompiler.com/en/，2019年3月28日查阅)。
[b] 联合国儿童基金会 (UNICEF)。多指标类集调查 (MICS) [互联网]。UNICEF MICS [引用于2017年8月4日] (参见 https://mics.unicef.org/，2019年3月28日查阅)。

1　"不遗落任何人的Innov8国家卫生方案审查：技术手册"。日内瓦：2016年世卫组织 (https://apps.who.int/iris/bitstream/handle/10665/250442/9789241511391-eng.pdf?ua=1, accessed 28 March 2019)。

SDG 3 可比指标值一览表[a]

成员国	3.1.1 孕产妇死亡率[b]	3.2.1 五岁以下儿童死亡率[c]	3.2.2 新生儿死亡率[c]	3.3.1 新增艾滋病毒感染[d]	3.3.2 肺结核发病率[e]	3.3.3 疟疾发病率[f]	3.3.4 乙型肝炎流行率[g]	3.4.1 4种主要非传染性疾病的死亡概率[g]	3.4.2 自杀死亡率[h]	3.5.2 酒精消费[j]	3.6.1 道路交通死亡率[h]	3.8.1 UHC服务覆盖指数	3.9.1 空气污染死亡率[i]	3.9.2 WASH死亡率[h]	3.9.3 中毒死亡率[h]	3.a.1 吸烟率[g]	3.b.1 百白破三联疫苗接种率[g]	3.b.1 第二剂麻疹类疫苗接种率[g]	3.b.1 第三剂肺炎球菌结合疫苗接种率[g]
	2015	2017	2017	2017	2017	2017	2015	2016	2016	2016	2016	2015	2016	2016	2016	2016	2017	2017	2017
安提瓜和巴布达		7	4		1.1		0.38	22.6	0.5	7	7.9	75	29.9	0.1	0.4		95	68	
阿根廷	52	10	6	0.15	26	0	0.01	15.8	9.2	9.8	14		26.6	0.4	0.6	22	86	89	76
巴哈马群岛	80	7	4	0.38	15		0.31	15.5	1.7	4.4		72	19.9	0.1	0.1	11.8	94	76	93
巴巴多斯	27	12	8	0.57	0		0.34	16.2	0.8	9.6	5.6	79	31.1	0.2	0.2	8.2	90	77	89
伯利兹	28	14	9	0.93	36	0	1.49	22.1	4.7	6.8	28.3	61	68.6	1	0.5		88	88	
玻利维亚	206	35	19	0.14	111	1.3	0.07	17.2	12.2	4.8	15.5	60	63.7	5.6	2		84		83
巴西	44	15	9	0.24	44	5.1	0.07	16.6	6.5	7.8	19.7	77	29.9	1	0.2	14	89	41	84
加拿大	7	5	4		5.5		1.03	9.8	12.5	8.9	5.8		7		0.3	14.3	91	86	80
智利	22	7	5	0.33	17		0.28	12.4	10.6	9.3	12.5	70	25.3	0.2	0.2	37.9	93	90	93
哥伦比亚	64	15	8		33	7.4	0.21	15.8	7.2	4.4	18.5	76	37		0.2	9.1	92	89	91
哥斯达黎加	25	9	6	0.22	9.7		0.17	11.5	7.9	4.4	16.7	75	23.3	0.9	0.3	11.9	93	93	96
古巴	39	5	2	0.17	7.1		0.12	16.4	13.9	6.1	8.5	78	49.5		0.3	35.2	99	99	
多米尼加岛		34	27		1.6		0.39			8.2	10.9						91	81	
多米尼加共和国	92	30	20	0.22	45	0.1	0.34	19		6.9	34.6	74	43	2.2		13.8	84		64
厄瓜多尔	64	15	8	0.12	43	2.6	0.32	13	7.1	4.4	21.3	75	24.5	0.6	0.6	7.2	85	73	84
萨尔瓦多	54	17	7	0.19	72	0	0.57	14	13.7	3.8	22.2	76	41.9		0.2	10.7	85	86	87
格林纳达	27	17	11		3.2		0.47	21.4		9.3	9.3		45.3	0.3	0.4		96	79	
危地马拉	88	28	13	0.14	25	0.4	0.05	14.9	2.7	2.5	16.6	57	73.8	6.3	1.1		82	81	84
圭亚那	229	31	19	0.62	86	32	0.95	30.5	29.2	6.3	24.6	68	107.8	3.6	0.7		97	93	97
海地	359	72	28	0.73	181	3.3	2.04	26.5	11.7	5.8		47	184.3	23.8	2.6	13	60	25	
洪都拉斯	129	18	10	0.1	38		0.25	14	2.9	4	16.7	64	60.7	3.4	0.4		97		
牙买加	89	15	11	0.66	5.1		0.16	14.7	2.2	4.2	13.6	60	25.4		0.2	17	93	95	
墨西哥	38	13	7	0.12	22	0.3	0.04	15.7	5.1	6.5	13.1	76	36.7		0.2	14.2	97	98	91
尼加拉瓜	150	17	7	0.07	44		0.14	14.2	12.2	4.9		70	55.7	2.2			98	84	98
巴拿马	94	16	9	0.4	54		0.21	13	4.3	7.9	14.3	75	25.8		0.2	6.2	81		90
巴拉圭	132	21	11	0.2	44	0	0.65	17.5	7.5	7.2	22.7	69	23	1.5	0.3	13.3	92		
秘鲁	68	15	7	0.09	116	5.6	0.24	12.6	4.9	6.3	13.5	78	63.9				83	66	80
圣基茨和尼维斯		14	9		2.1		0.38			9.4							97	95	
圣卢西亚岛	48	17	11		7.7		0.39	18.8	7.8	9.6	35.4	69	30	0.6	0.2		80	73	
圣文森特和格林纳丁斯	45	16	11		2.1		0.42	23.2	2.4	9.1		65	47.6	1	0.4		99	99	
苏里南	155	20	10	0.56	29	0.5	0.36	21.7	22.8	5.1	14.5	68	56.7		0.4	25.2	81	44	
特立尼达和多巴哥	63	26	17	0.24	17		0.43	21.3	13.6	8.4	12.1	75	38.6	0.1	0.2		89	65	
美利坚合众国	14	7	4		3.1		0.04	14.6	15.3	9.8	12.4		13.3		0.9	21.9		94	
乌拉圭	15	8	5	0.19	31		0.35	16.7	18.4	10.0	10.4	79	17.5	0.1	0.4	17		92	
委内瑞拉(玻利瓦尔共和国)	95	31	20		42	47.6	0.62	18.1	3.7	5.6	33.7	73	34.6		0.4		84	59	

[a] 可比数据是指可以调整或模拟以进行国家间比较的国家数据；世卫组织会为有原始基础数据的国家编制可比数据，在某些情况下，也会为没有原始基础数据的国家编制可比数据。从蓝到橙的阴影部分代表死亡率、发病率和流行率指标从低到高；免疫覆盖率和服务指数指标从高到低。

[b] （每10万活产）
[c] （每1000活产）
[d] （每1000名未感染者）
[e] （每10万人口）
[f] （每1000名高危者）
[g] （%）
[h] （粗死亡率，每10万人口）
[i] （年龄标准化死亡率，每10万人口）
[j] （15岁及以上人群人均纯酒精消费，单位：升）

主要统计数据（2016年）

两性各年龄组人口分布和死亡人数分布

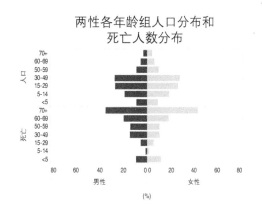

出生时预期寿命

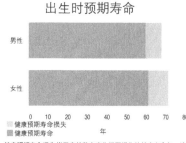

健康预期寿命损失
健康预期寿命

健康预期寿命损失指因患某种疾病失能而损失的健康寿命年。该区域各国人口的健康预期寿命损失为9至14.9年之间（占预期寿命的8.4%至10.5%）。尽管女性寿命更长，但其健康预期寿命损失也更长：平均比男性多损失1.7年（即女性比男性多损失1.7%的预期寿命）。

人均经常性医疗支出

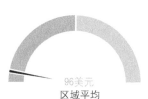

96美元
区域平均

量表范围代表着世卫组织区域中的最高人均医疗支出值；橙色部分是全球平均值。

基础数据的可获得性

原始数据

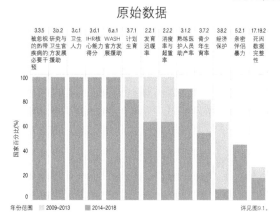

年份范围　2009–2013　2014–2018　　　详见图9.1。

按性别分列的可比数据

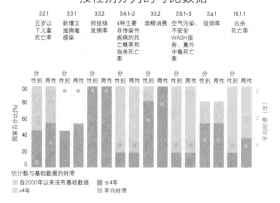

估计数与基础数据的时滞
自2000年以来没有基础数据
>4年
≤4年
平均时滞

全民健康覆盖指数和非传染性疾病的趋势

全民健康覆盖指数涵盖四个领域的16项指标，这四个领域分别为：生殖、孕产妇、新生儿和儿童健康；传染性疾病；非传染性疾病；卫生服务能力、获取和卫生安全。总体而言，2015年，东南亚区域的全民健康覆盖指数平均值为56%，而2010年为44%，这意味着自2010年以来，该区域基本卫生服务的覆盖面有了显著提高。世卫组织东南亚区域11个国家的基本卫生服务覆盖率全都有所提高，但马尔代夫除外（见图A3）。后者由于一些关键指标数据缺失，略有下降。尽管该区域已取得一些进步，但要继续推动基本卫生服务的覆盖程度，仍有许多工作要做。据估计，该区域仍有8亿多人无法充分获得基本卫生服务。

在世卫组织东南亚区域，非传染性疾病是导致人们死亡的主要原因，该疾病死亡人数占总死亡人数的66%。在这里，48%以上的非传染性疾病死亡发生在70岁之前，是世界上过早死亡率最高的区域。心血管疾病、癌症、糖尿病和慢性呼吸道疾病死亡人数占该区域非传染性疾病死亡人数的80%以上，世卫组织各成员国人口在这些疾病上的死亡率各不相同（见图A4）。

自2000年以来，该区域大多数国家因上述四种非传染性疾病过早死亡的风险有所下降，但印度尼西亚除外，该国几乎仍维持原水平，朝鲜民主主义人民共和国和缅甸则略有上升趋势。所有东南亚国家的男性因非传染性疾病而过早死亡的概率均高于女性，但孟加拉国除外，该国女性和男性在这方面的过早死亡率相似。

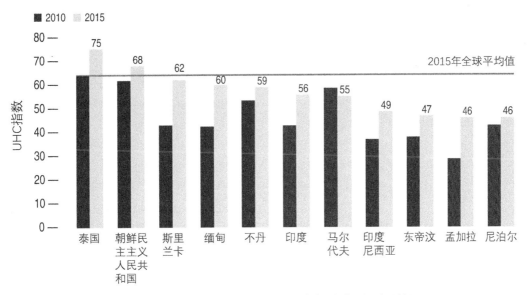

資料来源：監測東南亞區域全民健康覆盖和衛生相关SDG目标的进展：2018年更新 (https://apps.who.int/iris/handle/10665/274313，2019年3月28日查阅)

图A3　2010—2015年世卫组织东南亚区域UHC服务覆盖指数变化

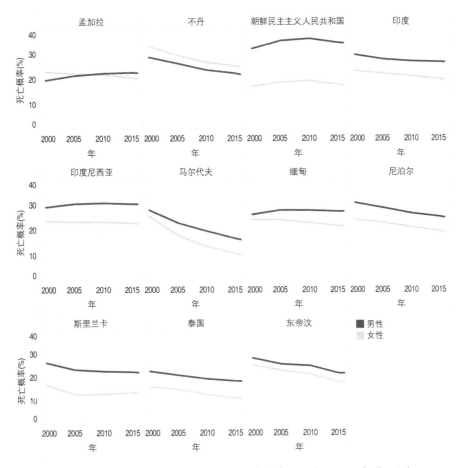

资料来源：2016年全球卫生估计：2000—2016年预期寿命。日内瓦：2018年世卫组织 (https://www.who.int/gho/mortality_burden_disease/life_tables/en/2019年3月21日查阅)。

图A4　30—70岁人群的四种主要非传染性疾病死亡概率

SDG 3 可比指标值一览表 [a]

成员国	3.1.1 孕产妇死亡率[b]	3.2.1 五岁以下儿童死亡率[c]	3.2.2 新生儿死亡率[c]	3.3.1 新增艾滋病毒感染[d]	3.3.2 肺结核发病率[e]	3.3.3 疟疾发病率[f]	3.3.4 乙型肝炎流行率[c]	3.4.1 4种主要非传染性疾病的死亡概率[g]	3.4.2 自杀死亡率[h]	3.5.2 酒精消费	3.6.1 道路交通死亡率[h]	3.8.1 UHC服务覆盖指数	3.9.1 空气污染死亡率[i]	3.9.2 WASH死亡率[h]	3.9.3 中毒死亡率[h]	3.a.1 吸烟率[g]	3.b.1 百白破三联疫苗接种率[g]	3.b.1 第二剂麻疹类疫苗接种率[g]	第三剂肺炎球菌结合疫苗接种率[g]
	2015	2017	2017	2017	2017	2017	2015	2016	2016	2016	2016	2015	2016	2016	2016	2016	2017	2017	2017
孟加拉	176	32	18	0.01	221	1.9	1.38	21.6	5.9	0.0	15.3	46	149.0	11.9	0.3	22.9	97	96	97
不丹	148	31	17		134	0.0	0.81	23.3	11.4	0.6	17.4	59	124.5	3.9	0.6		98	99	
朝鲜民主主义人民共和国	82	19	10		513	0.2	0.53	25.6	11.2	3.9		68	207.2	1.4	1.9		97	98	
印度	174	39	24	0.10	204	7.7	0.51	23.3	16.3	5.7	22.6	56	184.3	18.6	2.4	11.3	88	77	
印度尼西亚	126	25	12	0.19	319	5.8	1.07	26.4	3.4	0.8	12.2	49	112.4	7.1	0.4	39.5	79	63	
马尔代夫	68	8	5		39		0.19	13.4	2.3	2.7	0.9	55	25.6	0.3	0.0	28.6	99	99	
缅甸	178	49	24	0.21	358	3.7	2.03	24.2	7.8	4.8	19.9	60	156.4	12.6	0.4	20.8	89	80	89
尼泊尔	258	34	21	0.03	152	0.5	0.31	21.8	8.8	2.0	15.9	46	193.8	19.8	0.4	23.7	90	59	80
斯里兰卡	30	9	6	< 0.01	64		0.64	17.4	14.6	4.3	14.9	62	79.8	1.2	0.4	13.7	99	99	
泰国	20	10	5		156	0.8	0.17	14.5	14.4	8.3	32.7	75	61.5	3.5	0.4	20.4	99	95	
东帝汶	215	48	21		498	0.1	0.87	19.9	4.6	2.1	12.7	47	139.8	9.9	0.4	42.2	76	50	

[a] 可比数据是指可以调整或模拟以进行国家间比较的国家数据；世卫组织会为有原始基础数据的国家编制可比数据，在某些情况下，也会为没有原始基础数据的国家编制可比数据。从蓝到橙的阴影部分代表死亡率、发病率和流行率指标从低到高；免疫覆盖率和服务指数指标从高到低。

[b] （每10万活产）
[c] （每1000活产）
[d] （每1000名未感染者）
[e] （每10万人口）
[f] （每1000名高危者）
[g] （%）
[h] （粗死亡率，每10万人口）
[i] （15岁及以上人群人均纯酒精消费，单位：升）
[i] （年龄标准化死亡率，每10万人口）

主要统计数据（2016年）

两性各年龄组人口分布和死亡人数分布

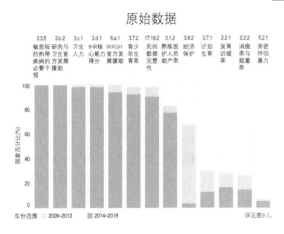

出生时预期寿命

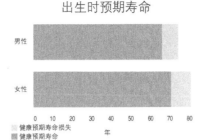

□ 健康预期寿命损失
■ 健康预期寿命

健康预期寿命损失指因患某种疾病失能而损失的健康寿命年。该区域各国人口的健康预期寿命损失为8.2至14.9年之间（占预期寿命的7.6%至11.8%）。尽管女性寿命更长，但其健康预期寿命也更长；平均比男性多损失2年（即女性比男性多损失1.6%的预期寿命）。

人均经常性医疗支出

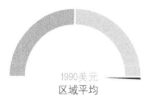

1990美元
区域平均

量表范围代表着世卫组织区域中的最高人均医疗支出值；橙色部分是全球平均值。

基础数据的可获得性

原始数据

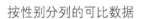

年份范围 ■ 2009—2013 ■ 2014—2018

详见图9.1。

按性别分列的可比数据

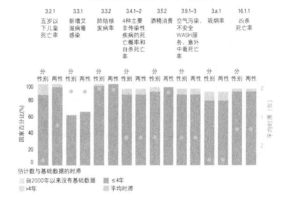

估计数与基础数据的时滞
□ 自2000年以来没有基础数据   ■ ≤4年
■ >4年   □ 平均时滞

世卫组织欧洲儿童肥胖症监督调查项目

确保儿童营养均衡对于数项SDG目标的实现都极为重要。随着经济的增长，世界各地（尤其欧洲）的儿童肥胖症流行率在不断增加。因为儿童特别容易罹患肥胖症，且这种病症对人一生的健康和福祉都有负面影响，所以肥胖症防治是贯穿人一生的特别重要的事情。

世卫组织需要对儿童肥胖症的严重程度进行全面、及时和准确的评估，以提高认识并激励各国采取适当的政策应对措施。根据世卫组织欧洲办事处及莫斯科非传染性疾病防治办事处的提倡，一些国家贯彻了"世卫组织欧洲儿童肥胖症监督调查项目"（COSI），该调查项目旨在调查儿童营养趋势，以及生活方式行为和环境数据。该调查项目于2007年在12个国家启动，到2017年，调查对象已扩大到40个会员国的30多万名儿童。该调查项目在小学（6—9岁儿童）每2—3年重复进行一次，以便能有效评估儿童的肥胖趋势。

COSI首次为许多国家提供了具有全国代表性的高质量儿童成长数据，让世卫组织成员国能够采取行动，解决整个欧洲的儿童超重和肥胖问题。其中，葡萄牙是参加COSI项目首轮调查的12个国家中的一个。2008年至2016年间，全球儿童超重率降低了19%，肥胖率降低了24%，与此同时，运动水平有所提高。尽管这些发现令人鼓舞，但儿童超重率和肥胖率仍然很高，久坐行为也有所增加，主要是因为儿童玩电脑游戏的时间较长。哈萨克斯坦加入了COSI于2015—2016年举行的第四轮数据收集活动。利益相关方称，根据COSI调查结果，能够确定风险因素，并为健康倡导者增权赋能。有了这些结果，决策者和公共卫生专业人员将能设计更有针对性和成本效益的战略和干预措施，最终解决儿童超重和肥胖问题。

在世卫组织欧洲区域，地中海国家的儿童超重率和肥胖率最高，那里几乎每两名男童中就有一名超重，每五名男童中就有一名肥胖。在有数据可查的35个国家中，有29个国家的男童超重率高于女童 (有6个国家的女童超重率高于男童)。在有数据可查的35个国家中，有33个国家的男童肥胖率高于女童 (有2个国家的女童肥胖率高于男童) (见图A5)。

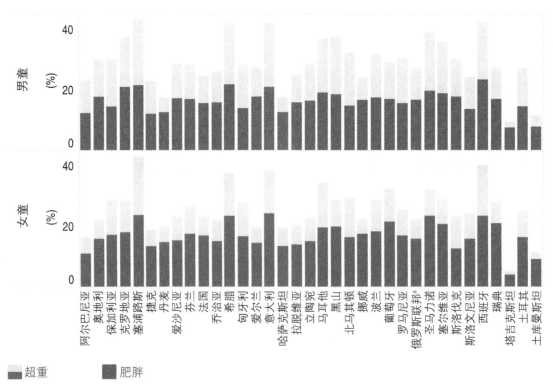

资料来源：世卫组织欧洲儿童肥胖症监督调查项目 (COSI)。

图A5 2015—2017年世卫组织欧洲区域6—8岁儿童超重率和肥胖率

成员国	3.1.1 孕产妇死亡率[b]	3.2.1 五岁以下儿童死亡率[c]	3.2.2 新生儿死亡率[c]	3.3.1 新增艾滋病毒感染[d]	3.3.2 肺结核发病率[e]	3.3.3 疟疾发病率[e]	3.3.4 乙型肝炎流行率[g]	3.4.1 4种主要非传染性疾病的死亡概率[g]	3.4.2 自杀死亡率[h]	3.5.2 酒精消费	3.6.1 道路交通死亡率[h]	3.8.1 UHC服务覆盖指数	3.9.1 空气污染死亡率[i]	3.9.2 WASH死亡率[h]	3.9.3 中毒死亡率[h]	3.a.1 吸烟率[g]	3.b.1 百白破三联疫苗接种率[g]	第二剂麻疹类疫苗接种率[g]	第三剂肺炎球菌结合疫苗接种率[g]
	2015	2017	2017	2017	2017	2017	2015	2016	2016	2016	2016	2015	2016	2016	2016	2016	2017	2017	2017
阿尔巴尼亚	29	9	6	0.03	20		1.29	17.0	6.3	7.5	13.6	62	68.0	0.2	0.4	29.2	99	98	99
安道尔		3	1		1.5		0.08			11.3						33.4	99	94	98
亚美尼亚	25	13	7	0.06	36	0.0	0.25	22.3	6.6	5.5	17.1	67	54.8	0.2	0.6	26.8	94	97	94
奥地利	4	4	2	0.02	7.4		0.32	11.4	15.6	11.6	5.2	≥80	15.3	0.1	0.2	29.7	90	84	
阿塞拜疆	25	23	12	0.08	67	0.0	0.27	22.2	2.6	2.6	8.7	64	63.9	1.1	0.6	21.4	95	97	96
白俄罗斯	4	4	2	0.27	37		0.18	23.7	26.2	11.2	8.9	74	60.7	0.1	2.6	28.3	97	98	
比利时	7	4	2		9.2		0.30	11.4	8.8	12.1	5.8	≥80	15.7	0.3	0.2	28.3	98	85	94
波斯尼亚和黑塞哥维那	11	6	4		27		0.30	17.8	8.8	6.4	15.7	57	79.8	0.1	0.5	39.0	75	80	
保加利亚	11	8	4	0.03	25		0.31	23.6	11.5	12.7	10.2	64	61.8	0.1	0.6	37.3	92	92	91
克罗地亚	8	5	3		10.0		0.11	16.7	16.5	8.9	8.1	69	35.5	0.2	0.3	37.1	92	95	
塞浦路斯	7	3	2	0.06	5.1		0.60	11.3	5.3	5.1	5.1	73	20.1	0.2	0.3	36.2	97	88	81
捷克	4	4	2	0.03	5.4		0.39	11.3	13.1	14.4	5.9	≥80	29.6	0.2	0.3	34.4	96	90	
丹麦	4	4	3	0.02	5.1		0.79	11.3	12.8	10.4	4.0	≥80	13.2	0.3	0.1	19.1	93	88	97
爱沙尼亚	9	3	1	0.19	15		0.36	17.0	17.8	11.6	6.1	76	25.0	0.1	0.2	31.9	93	91	
芬兰	3	2	2		4.9		1.05	10.2	15.9	10.7	4.7	79	7.2	0.1	0.2	20.5	89	92	85
法国	8	4	2	0.08	9.0		0.01	10.6	17.7	12.6	5.5	≥80	9.7	0.1	0.3	32.9	96	80	92
乔治亚	36	11	7	0.22	86	0.0	0.26	24.9	8.2	9.8	15.3	66	101.8	0.2	0.4	30.4	91	90	80
德国	6	4	2	0.03	7.5		0.24	12.1	13.6	13.4	4.1	≥80	16.0	0.1	0.2	30.7	95	93	84
希腊	3	5	3	0.09	4.5		0.37	12.4	5.0	10.4	9.2	≥80	27.6	0.0	0.2	43.7	99	99	
匈牙利	17	5	2	0.03	7.7		0.44	23.0	19.1	11.4	7.8	70	38.8	0.2	0.3	30.8	99	99	99
冰岛	3	2	1		4.5		0.88	9.1	14.0	9.1	6.6	≥80	8.7	0.1	0.2	14.8	89	95	88
爱尔兰	8	4	2		7.3		0.01	10.3	11.5	13.0	4.1	78	11.9	0.1	0.1	24.4	95		91
以色列	5	4	2		3.2		0.48	9.6	5.4	3.8	4.2	≥80	15.4	0.1	0.1	25.4	98	96	94
意大利	4	4	2	0.05	7.4		0.61	9.5	6.7	7.5	5.6	≥80	15.0	0.1	0.3	23.8	94	86	91
哈萨克斯坦	12	10	5	0.19	65	0.0	0.21	26.8	22.5	7.7	17.6	71	62.7	0.8	2.3	25.1	99	99	88
吉尔吉斯斯坦	76	20	11	0.10	144	0.0	0.50	24.9	8.3	6.2	15.4	66	110.7	0.8	0.6	27.1	92	98	88
拉脱维亚	18	4	2		32		0.51	21.9	21.2	12.9	9.3	64	41.3	0.2	0.8	38.3	98	89	87
立陶宛	10	4	2	0.12	50		0.19	20.7	31.9	15.0	8.0	67	34.0	0.1	0.6	29.7	94	92	82
卢森堡	10	3	2	0.10	6.3		0.24	10.0	13.5	13.0	6.3	≥80	11.6	0.0	0.1	23.5	99	86	95
马耳他	9	6	4		11		0.39	10.8	7.5	8.1	6.1	79	20.2	0.0	0.1	25.6	98	83	
摩纳哥		3			0.0		0.20											79	
黑山	7	4	2	0.04	14		0.65	20.6	10.3	8.0	10.7	54	78.6	0.2	0.5	46.0	87	83	
荷兰	7	4	3	0.03	5.2		0.04	11.2	12.6	8.7	3.8	≥80	13.7	0.2	0.2	25.9	94	90	93
北马其顿	8	14	11	0.02	13		0.20	20.3	7.9	8.1	6.4	70	82.2	0.1	0.4		91	97	94
挪威	5	3	2	0.03	5.1		0.01	9.2	12.2	7.5	2.7	≥80	8.6	0.2	0.2	20.2	96	91	94
波兰	3	5	3		17		0.10	18.1	16.2	11.6	9.7	75	37.9	0.2	0.2	28.9	98	93	
葡萄牙	10	4	2	0.07	20		0.10	11.1	14.0	12.3	7.4	≥80	9.8	0.2	0.3	23.2	98	95	96
摩尔多瓦共和国	23	16	12	0.32	95		0.65	24.9	15.9	15.2	9.7	65	78.3	0.1	0.5	25.3	88	92	78
罗马尼亚	31	8	4	0.03	72		0.65	21.4	10.4	12.7	10.3	72	59.3	0.2	0.3	30.0	92	75	
俄罗斯联邦	25	8	3	0.70	60		0.88	25.4	31.0	11.7	18.0	63	49.4	0.1	1.7	40.9	97	97	70
圣马力诺		2	1		0.0		0.32				0.0						86	78	53
塞尔维亚	17	6	4	0.01	19		0.11	19.1	15.6	11.1	7.4	75	62.5	0.7	0.3	39.0	95	91	
斯洛伐克	5	7	4	0.02	4.8		0.56	12.7	10.5	6.1	6.1	76	33.5	0.1	0.4	30.4	96	98	55
斯洛文尼亚	9	2	1	0.03	6.2		1.04	12.7	18.6	12.6	6.4	78	22.6	0.1	0.3	22.6	94	94	
西班牙	5	3	2	0.09	11		0.19	9.9	8.7	10.0	4.1	77	9.9	0.2	0.2	29.4	96	93	
瑞典	4	3	2		5.7		0.32	9.1	14.8	9.2	2.8	≥80	7.2	0.2	0.4	18.9	97	95	96
瑞士	5	4	3		7.2		0.17	8.6	17.2	11.5	2.7	≥80	10.1	0.1	0.2	25.8	97	89	83
塔吉克斯坦	32	34	15	0.15	85	0.0	0.71	25.3	2.5	3.3	18.1	65	129.3	2.7			96	98	
土耳其		12	6		17	0.0	0.32	16.1	7.3	2.0	12.3	71	46.6	0.3	0.3	27.6	98	96	96
土库曼斯坦	42	47	21		43		0.23	29.5	6.7	5.4	14.5	67	79.3	4.0	0.7		99	99	96
乌克兰	24	0	6	0.29	84		0.46	24.7	22.4	8.6	13.7	63	70.7	0.3	2.6	30.5	50	84	
英国	9	4	3		8.9		0.22	10.9	8.9	11.5	3.1	≥80	13.8	0.2	0.2	22.4	94	88	92
乌兹别克斯坦	36	23	12	0.21	73	0.0	0.60	24.5	7.4	2.7	11.5	72	81.1	0.4	1.0	13.0	99	99	99

[a] 可比数据是指可以调整或模拟以进行国家间比较的国家数据；世卫组织会为有原始基础数据的国家编制可比数据，在某些情况下，也会为没有原始基础数据的国家编制可比数据。从蓝到橙的阴影部分代表死亡率、发病率和流行率指标从低到高；免疫覆盖率和服务指数指标从高到低。

[b] （每10万活产）
[c] （每1000活产）
[d] （每1000名未感染者）
[e] （每10万人口）
[f] （每1000名高危者）
[g] （%）
[h] （粗死亡率，每10万人口）
[i] （年龄标准化死亡率，每10万人口）
[i] （15岁及以上人群人均纯酒精消费，单位：升）

主要统计数据（2016年）

两性各年龄组人口分布和死亡人数分布

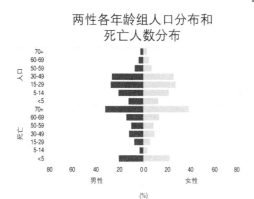

出生时预期寿命

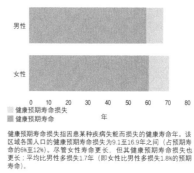

健康预期寿命损失指因患某种疾病失能而损失的健康寿命年。该区域各国人口的健康预期寿命损失为9.1至16.9年之间（占预期寿命的6%至12%）。尽管预期寿命更长，但其健康预期寿命损失也更长；平均比男性多损失1.7年（即女性比男性多损失1.8%的预期寿命）。

人均经常性医疗支出

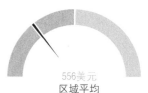

量表范围代表着世卫组织区域中的最高人均医疗支出值；橙色部分是全球平均值。

基础数据的可获得性

原始数据

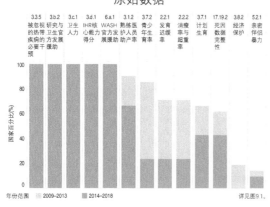

按性别分列的可比数据

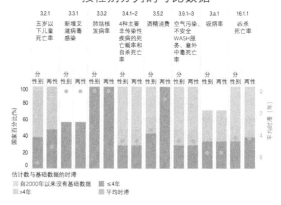

各国制定全国家庭调查长期计划，以便更好地报告核心卫生指标和卫生相关SDG指标[1]

世卫组织东地中海区域实施了卫生信息系统加强的区域行动计划和战略，并因此而受益。自2012年以来，东地中海区域国家通过与其他成员国密切合作，建立了明确的卫生信息系统框架。该区域的75项核心卫生指标主要集中在三个方面：健康决定因素与风险、健康状况、卫生系统的能力和应对。许多此等指标的可靠报告和分类均需要开展有全国代表性的家庭调查。对调查模块的分析显示，不同调查的指标存在重叠，健康体检调查和人口与健康调查/多指标类集调查 (DHS/MICS) 提供的指标多于其他调查 (见图A6)。

在许多国家中，对健康有重要意义的家庭调查可能并没有按精心规划的长期战略展开。这类国家往往会在短时间内 (例如2—3年) 高调进行数次全国家庭调查，且调查内容存在大量重叠，而随后长达10年的时间内却有可能不作任何调查。仰仗外部调查的国家情况则更为复杂，对这些国家来说，调查服务提供者或合作机构或国家的调

1 由世卫组织东地中海区域办事处提供。

查时间安排比其国家需求对调查的影响更大。该区域许多国家都面临这些问题。

　　世卫组织东地中海区域办事处对一些主要家庭调查项目进行了一些案头审查，随后于2017年12月（在开罗）举行了一场跨国专家咨询会。通过这些举措，该办事处取得一项成果：为全国家庭调查制定了调查模块及国家示范计划推荐名单。

　　该办事处通过全国研讨班和与相关国家的磋商对模拟调查情景进行了讨论。随后，一些国家（如巴林、伊朗伊斯兰共和国、卡塔尔和苏丹等）也纷纷制定了本国的全国调查计划，以确保定期为政策和规划提供数据。

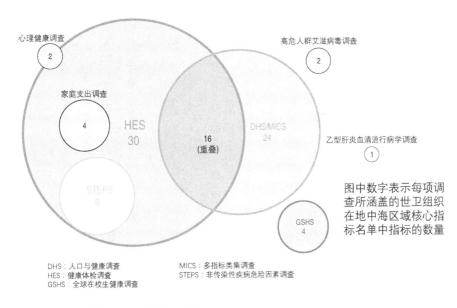

心理健康调查
高危人群艾滋病毒调查

家庭支出调查
乙型肝炎血清流行病学调查

图中数字表示每项调查所涵盖的世卫组织在地中海区域核心指标名单中指标的数量

DHS：人口与健康调查　　　　MICS：多指标类集调查
HES：健康体检调查　　　　　STEPS：非传染性疾病危险因素调查
GSHS：全球在校生健康调查

资料来源：世卫组织东地中海区域办事处。

图A6　世卫组织东地中海区域调查状况示意图

成员国	3.1.1 孕产妇死亡率 b	3.2.1 五岁以下儿童死亡率 c	3.2.2 新生儿死亡率 c	3.3.1 新增艾滋病毒感染 d	3.3.2 肺结核发病率 e	3.3.3 疟疾发病率	3.3.4 乙型肝炎流行率	3.4.1 4种主要非传染性疾病的死亡概率 g	3.4.2 自杀死亡率 h	3.5.2 酒精消费 i	3.6.1 道路交通死亡率 h	3.8.1 UHC服务覆盖指数	3.9.1 空气污染死亡率 i	3.9.2 WASH死亡率 h	3.9.3 中毒死亡率 h	3.a.1 吸烟率 g	百白破三联疫苗接种率 g	3.b.1 第二剂麻疹类疫苗接种率 g	第三剂肺炎球菌结合疫苗接种率 g
	2015	2017	2017	2017	2017	2017	2015	2016	2016	2016	2016	2015	2016	2016	2016	2016	2017	2017	2017
阿富汗	396	68	39		189	23	0.5	29.8	4.7	0.2	15.1	34	211.1	13.9	1.2		65	39	65
巴林	15	7	3	0.04	12		0.18	11.3	5.9	1.9		72	40.1	0	0.2	21.7	97	99	97
吉布提	229	62	32	0.61	269	31.9	0.64	19.6	6.7	0.5		47	159	31.3	2.4	13.1	68	82	68
埃及	33	22	12	0.02	13	0	0.8	27.7	4	0.4	9.7	68	108.9	2	0.2	25.2	94		94
伊朗伊斯兰共和国	25	15	9	0.06	14	0.1	0.02	14.8	4.1	1	20.5	65	50.9	1	1.2	11	99		98
伊拉克	50	30	17		42	0	0.06	21.3	3	0.4	20.7	63	75.1	3	0.5		63	74	33
约旦	58	17	10		6.8		1.01	19.2	2.9	0.7	24.4	70	51.2	0.6	0.6		99	99	
科威特	4	8	4	0.05	27		0.11	17.4	2.3	0	17.6	77	103.8	0	0.2	19.9	99	99	99
黎巴嫩	15	8	2	0.03	12		0.21	17.9	3.3	1.5	18.1	68	51.4	0.8	0.3	33.8	79	68	68
利比亚	9	12	7		40		0.27	20.1	5.2	0	26.1		71.9	0.6	0.6		96	94	94
摩洛哥	121	23	14	0.03	99	0	0.45	12.4	2.9	0.9	19.6	65	49.1	1.9	0.6	24	99	99	99
阿曼	17	11	5		6.7	0	0.44	17.8	3.9	0.7	16.1	72	53.9	0	0.4	8.1		99	
巴基斯坦	178	75	44	0.1	267	4.9	2.75	24.7	2.9	0.3	14.3	40	173.6	19.6	2.3	19.8	75	45	75
卡塔尔	13	8	4	0.07	26		0.11	15.3	6.6	2	9.3	77	47.4	0	0.2	13.9	97	93	97
沙特阿拉伯	12	7	4		10	0.1	0.3	16.4	3.2	0.2	28.8	68	83.7	0.1	0.7	13.6	98	96	98
索马里	732	127	39	0.03	266	36.7	10.54	21.8	4.7	0	27.1	22	212.8	86.6	4.6		42		
苏丹	311	63	30	0.12	77	37.4	2.86	26	8.1	0.5	25.7	43	184.9	17.3	3.9		95	72	95
阿拉伯叙利亚共和国	68	17	17		19	0	0.37	21.8	1.9	0.3	26.5	60	75.2	3.7	0.4		48		
突尼斯	62	13	8	0.03	34		0.76	16.1	3.4	1.9	22.8	65	56.1	1	0.5	33.5	98		97
阿拉伯联合酋长国	6	9	5		0.8	0	0.08	16.8	2.8	3.8	18.1	63	54.7	0	0.3	19.3	97	99	96
也门	385	55	27		48	41.9	2.54	30.6	8.5	0.1		39	194.2	10.2	3.8	18.4	68	46	68

a 可比数据是指可以调整或模拟以进行国家间比较的国家数据；世卫组织会为有原始基础数据的国家编制可比数据，在某些情况下，也会为没有原始基础数据的国家编制可比数据。从蓝到橙的阴影部分代表死亡率、发病率和流行率指标从低到高；免疫覆盖率和服务指数指标从高到低。

b （每10万活产）
c （每1000活产）
d （每1000名未感染者）
e （每10万人口）
f （每1000名高危者）
g （%）
h （粗死亡率，每10万人口）
i （15岁及以上人群人均纯酒精消费，单位：升）
i （年龄标准化死亡率，每10万人口）

主要统计数据（2016年）

两性各年龄组人口分布和死亡人数分布

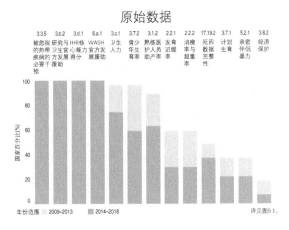

出生时预期寿命

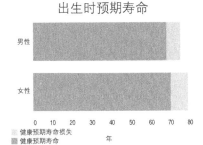

健康预期寿命损失指因患某种疾病失能而损失的健康寿命年。该区域各国人口的健康预期寿命损失为7.6至14.1年之间（占预期寿命的7.4%至10.6%）。尽管女性寿命更长，但其健康预期寿命损失也更长；平均比男性多损失1.7年（即女性比男性多损失1.6%的预期寿命）。

人均经常性医疗支出

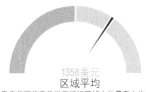

1358美元
区域平均

量表范围代表着世卫组织区域中的最高人均医疗支出值；橙色部分是全球平均值。

基础数据的可获得性

原始数据

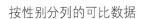

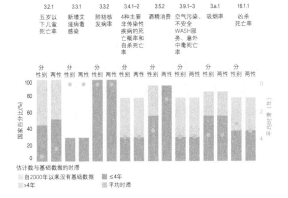

按性别分列的可比数据

世卫组织西太平洋区域人口动态统计改善空间

人口动态统计（即出生率和死亡率统计）是监测SDG等国际既定目标的关键。但是，在资源匮乏的区域，获取这一统计数据一直都很困难。虽然人口普查和调查可以产生人口动态统计数据，但这些普查和调查项目不能像CRVS系统那样提供长远利益，后者可以持续和例行产生人口动态统计数据，哪怕是最小地理区域和按社会经济地位分类的人口动态统计数据。此外，CRVS系统还有助于确立基本人权和公民权利，因为该系统为个人提供法律身份，使其能够行使自身权利，包括获得社会服务和卫生服务。

死因统计数据是CRVS系统能够提供的另一种数据，是监测人口健康的关键，对决策者至关重要。然而，放眼全球，很少有低收入国家和中等收入国家拥有能提供足够优质的死因统计数据以指导公共卫生决策的CRVS系统。只有约三分之一的国家（约占世界人口的20%）能通过CRVS系统收集高质量的死因数据，其中大多数国家位于欧洲和美洲。另有72个国家（占世界人口的54%）

可提供质量较低的死因数据；共有 73 个国家缺乏此类数据。[1]

卫生、公安、司法、国防或安全、外交、国民身份和民事登记部门等政府部门应持续携手并进，这一点对于 CRVS 系统的有效运作至关重要。各国必须建立相应机制，以实现这些多渠道来源信息的有效共享、联网和管理信息。在 2012 年 12 月决策者高级别会议上，亚太地区通过了 CRVS 区域方案；随后建立了区域支持机制，以支持各国卫生评估、加强和能力建设。[2]此外，2014 年 CRVS 部长级会议 (与会者有：民事登记部、卫生部、统计部和民间团体部长及和高级代表) 宣布 2015—2024 年是亚太地区采用 CRVS 系统的首个十年。[3]

在政府主导的跨部门 (菲律宾统计局、地方民事登记部和卫生部等) 参与上，菲律宾是一个实例。这种参与简化了出生和死亡登记程序，也使其他卫生服务和部门受益。

自 2000 年以来，菲律宾政府规定在全国所有卫生机构落实《国际疾病分类第 10 版》(ICD-10)，以改善提交给菲律宾统计局的发病率和死亡率统计数据。[4]在全球和区域合作伙伴的协助下，菲律宾采取了若干措施来改善死因数据质量；这些措施包括标准报告程序和能力建设，旨在确保卫生专业人员接受死因确认相关培训 (并确保医学院课程中含有这方面内容)。

最新统计表明，死亡登记数据的完整性有所增加，已从 20 世纪 90 年代初的 75% 增加到了 2015 年的 89%，而出生登记的完整性目前估计已超过 90%。[5]CRVS 系统能够生成人口动态统计数据以支持发展和卫生政策，而建立一个实用 CRVS 系统的关键要素是政治承诺、公众参与、协调、操作程序执行和能力建设。

---

1 《2017 年世界卫生统计：监测卫生状况，实现可持续发展目标》。日内瓦：2017 年世卫组织（https://www.who.int/gho/publications/world_health_statistics/2017/en/，2019 年 3 月 27 日查阅）。

2 关于改善亚太地区 CRVS 的高级别会议。曼谷：联合国亚洲及太平洋经济社会委员会；（https://www.unescap.org/events/high-level-meeting-improvement-civil-registration-and-vital-statistics-crvs-asia-and-pacific，2019 年 3 月 27 日查阅）。

3 亚洲及太平洋地区 CRVS 部长级会议（https://www.unescap.org/events/ministerial-conference-civil-registration-and-vital-statistics-asia-and-pacific，2019 年 3 月 28 日查阅）。

4 参见 https://psa.gov.ph/civil-registration-page 及 https://psa.gov.ph/vital-statistics。

5 2019 年世卫组织统计，以及联合国经济和社会事务部联合国统计司（UNSD）人口和社会统计处。

SDG 3 可比指标值一览表 [a]

成员国	3.1.1 孕产妇死亡率[b] 2015	3.2.1 五岁以下儿童死亡率[c] 2017	3.2.2 新生儿死亡率[c] 2017	3.3.1 新增艾滋病毒感染[d] 2017	3.3.2 肺结核发病率[e] 2017	3.3.3 疟疾发病率[f] 2017	3.3.4 乙型肝炎流行率[g] 2015	3.4.1 4种主要非传染性疾病的死亡概率[g] 2016	3.4.2 自杀死亡率[h] 2016	3.5.2 酒精消费[i] 2016	3.6.1 道路交通死亡率[h] 2016	3.8.1 UHC服务覆盖指数 2015	3.9.1 空气污染死亡率[h] 2016	3.9.2 WASH死亡率[h] 2016	3.9.3 中毒死亡率[h] 2016	3.a.1 吸烟率[g] 2016	3.b.1 百白破三联疫苗接种率[g] 2017	第二剂麻疹类疫苗接种率[g] 2017	第三剂肺炎球菌结合疫苗接种率[g] 2017
澳大利亚	6	4	2	0.04	6.8		0.15	9.1	13.2	10.6	5.6	≥80	8.4	0.1	0.2	14.8	95	93	94
文莱达鲁萨兰国	23	11	5		64		0.34	16.6	4.6	0.4		≥80	13.3	0.0	0.3	16.5	99	96	
柬埔寨	161	29	15	0.04	326	18.4	0.56	21.1	5.3	6.7	17.8	55	149.8	6.5	0.6	17.9	93	61	82
中国	27	9	5		63	0.0	0.83	17.0	9.7	7.2	18.2	76	112.7	0.6	1.4	25.2	99	99	
库克群岛		8	4		0.0		0.22			10.6	17.3					25.5	99	95	
斐济	30	25	11		49		0.34	30.6	5.0	3.0	9.6	66	99.0	2.9	0.4	22.5	94		99
日本	5	3	1	0.01	15		1.95	8.4	18.5	8.0	4.1	≥80	11.9	0.2	0.4	22.5	99	95	99
基里巴斯	90	55	23		413		3.65	28.4	14.4	0.4	4.4		140.2	16.7	2.6	47.4	90	79	91
老挝人民民主共和国	197	63	28		168	5.8	1.94	27.0	8.6	10.4	16.6	48	188.5	11.3	0.9	29.3	85		83
马来西亚	40	8	4	0.25	93	0.1	0.17	17.2	5.5	0.9	23.6	70	47.4	0.4	0.5	21.7	99	99	
马绍尔群岛		34	16		480		1.56										80	62	72
密克罗尼西亚联邦	100	32	17		165		0.89	26.1	11.1	2.5	1.9	60	151.8	3.6	1.0		73	52	65
蒙古	44	27	9	0.01	428		1.72	30.2	11.3	7.4	16.5	60	155.9	1.3	1.6	26.0	99		13
瑙鲁		33	21		91		2.11		6.0							40.0	87		
新西兰	11	5	3		7.5		1.20	10.1	12.1	10.7	7.8	≥80	7.2	0.1	0.2	16.0	94	90	94
纽埃岛		22	11		71		0.24		7.0							14.9	99	99	99
帕劳群岛		15	8		106		0.21									15.2	97	95	89
巴布亚新几内亚	215	53	24	0.37	432	181.9	2.24	30.0	6.0	1.2	14.2	41	152.0	16.3	1.7	36.2	62		44
菲律宾	114	28	14	0.12	554	0.3	1.07	26.8	3.2	6.6	12.3	58	185.2	4.2	0.2	24.3	88	80	61
大韩民国	11	3	2		70	0.1	0.69	7.8	26.9	10.2	9.8	≥80	20.5	0.1	0.5	23.6	98	97	98
萨摩亚	51	17	9		18		1.05	20.6	4.4	2.5	11.3	56	85.0	1.5	0.5	27.4	74		
新加坡	10	3	1	0.08	47		0.47	9.3	9.9	2.0		≥80	25.9			16.8	96	90	83
所罗门群岛	114	21	12		76	171.0	2.93	23.8	4.7	1.4	17.4	50	137.0	6.2	0.9		94		81
汤加	124	16	7		12		2.35	23.3	3.5	1.5	16.8	62	73.3	1.4	1.3	28.1	81		
图瓦卢		25	16		236		0.70		1.7								96	94	
瓦努阿图	78	27	12		51	8.2	8.48	23.3	4.5	1.0	15.9	56	135.6	10.4	0.9	18.7	85		
越南	54	21	11		129	0.1	1.20	17.1	7.3	8.4	26.4	73	64[h]	1.6	0.9	23.5	94	90	

[a] 可比数据是指可以调整或模拟以进行国家间比较的国家数据；世卫组织会为有原始基础数据的国家编制可比数据，在某些情况下，也会为没有原始基础数据的国家编制可比数据。从蓝到橙的阴影部分代表死亡率、发病率和流行率指标从低到高；免疫覆盖率和服务指数指标从高到低。

[b] （每10万活产）
[c] （每1000活产）
[d] （每1000名未感染者）
[e] （每10万人口）
[f] （每1000名高危者）
[g] （%）
[h] （粗死亡率，每10万人口）
[i] （15岁及以上人群人均纯酒精消费，单位：升）
[j] （年龄标准化死亡率，每10万人口）

附件2

各国、世卫组织各区域及全球卫生统计表

说明

以下卫生相关SDG指标的统计数据是由世卫组织依据2019年初的证据发布的官方统计数据。此外，世卫组织还概述了(健康)预期寿命等健康指标，以及基本的人口和卫生经济统计数据，以便读者了解总体卫生情况。

这些统计数据主要来自世卫组织或世卫组织所属的联合国团体制作和维护的出版物和数据库；也有许多统计数据来自其他国际组织编制和维护的数据。每项指标的数据系列均已备注来源。

每个数据系列的数据类型(可比数据或原始数据)也有相关备注。可比数据存在相当大的不确定性，特别是对于基础原始数据的可获得性和质量有限的国家来说，更是如此。关于不确定性区间和本报告中指标和统计数据的其他详情，可访问世卫组织全球卫生观察站在线查看[1]。

以附件表格的形式列明各国SDG[2]指标基础数据的可获得性，这在《世界卫生统计》系列报告中还是第一次。基准年为2014年及以后的原始指标值或其他类型指标值为加粗字体；基准年为2009年至2013年的为正常字体。在可比指标值方面，原始数据先于估计数年份4年以内的，为加粗字体；原始数据先于估计数年份4年以上的，为正常字体；如果国家估计数是在无原始数据的情况下估算的，为褪色字体。

尽管世卫组织已尽一切努力最大限度地提高各国间和时段性统计数据的可比性，但原始数据系列在数据定义、收集方法、人口覆盖面和估算方法上可能都有所不同。除非另有说明，有基准期范围的各国指标值皆为该基准期内的最新数据；更多详情可参见所附脚注。在某些情况下，因SDG指标定义有待完善，基线数据也有待收集，本附件中采用了替代性指标；如果是这种情况，脚注中会明确指出哪些指标为替代性指标。

除非另有说明，世卫组织区域和全球总比例和比率在相关情况下均为加权平均值，而以绝对数反映的则是总量。只有在指定群体中至少50%的人口(或其他对象)有数据可用时，才提供汇总数据。除非另有说明，具有基准期范围的总指标值均属表格相应列标题中基准期数据。一些世卫组织区域和全球汇总数据可能包括未单独通报的国家数据。

如果前几期《世界卫生统计》中的指标值出现了变化，不应将之视为潜在卫生趋势的充分体现。这一点适用于所有类型的数据(可比数据、原始数据和其他数据)和所有级别(国家、区域和全球)报告。本报告中提供的数据也可能不同于且不应视为世卫组织各成员国官方发布的全国统计数据。

---

1 全球卫生观察站（GHO）是世卫组织的门户网站，提供全球卫生监测状况的数据和分析（网址：https://www.who.int/gho/en/，2019年3月28日查阅）。

2 不包括总人口、预期寿命、健康预期寿命和经常性医疗支出指标，这些指标都不属于官方SDG指标。

数据类型	总人口ª(000s) 可比数据			出生时预期寿命ᵇ·ᶜ(岁) 可比数据			健康预期寿命ᵇ·ᶜ(岁) 可比数据			人均经常性医疗支出ᵈ(美元) 可比数据
	男性	女性	两性	男性	女性	两性	男性	女性	两性	
成员国	2017			2016			2016			2016
阿富汗	18 310	17 220	35 530	61.0	64.5	62.6	52.1	54.1	53.0	57
阿尔巴尼亚	1 479	1 451	2 930	74.3	78.6	76.4	66.7	69.6	68.1	272
阿尔及利亚	20 866	20 452	41 318	75.4	77.4	76.4	65.4	65.6	65.5	260
安道尔	38	39	77	-	-	-	-	-	-	3 835
安哥拉	14 605	15 179	29 784	60.3	64.9	62.6	53.8	57.7	55.8	95
安提瓜和巴布达	49	53	102	72.5	77.5	75.0	65.2	68.8	67.0	623
阿根廷	21 668	22 603	44 271	73.5	80.3	76.9	65.9	70.7	68.4	955
亚美尼亚	1 378	1 552	2 930	71.2	78.1	74.8	63.6	68.7	66.3	359
澳大利亚	12 181	12 270	24 451	81.0	84.8	82.9	71.8	74.1	73.0	5 002
奥地利	4 283	4 452	8 735	79.4	84.2	81.8	70.9	73.9	72.4	4 688
阿塞拜疆	4 895	4 932	9 828	70.3	75.7	73.1	62.8	66.9	64.9	268
巴哈马群岛	194	202	395	72.6	78.6	75.7	64.7	68.8	66.8	1 835
巴林	936	556	1 493	78.6	79.6	79.1	68.3	67.6	68.1	1 099
孟加拉	83 036	81 634	164 670	71.1	74.4	72.7	62.6	64.1	63.3	34
巴巴多斯	137	149	286	73.1	78.0	75.6	65.4	68.5	67.0	1 164
白俄罗斯	4 406	5 062	9 468	68.8	79.2	74.2	61.4	69.3	65.5	318
比利时	5 636	5 793	11 429	78.8	83.5	81.1	70.2	73.0	71.6	4 149
伯利兹	187	188	375	67.9	73.4	70.5	60.7	64.5	62.5	304
贝宁	5 575	5 601	11 176	59.7	62.4	61.1	52.5	54.4	53.5	30
不丹	429	379	808	70.4	70.8	70.6	60.8	60.5	60.7	91
玻利维亚	5 533	5 519	11 052	69.1	74.0	71.5	61.3	64.8	63.0	213
波斯尼亚和黑塞哥维那	1 722	1 785	3 507	74.8	79.8	77.3	64.9	69.4	67.2	444
博茨瓦纳	1 133	1 159	2 292	63.6	68.4	66.1	55.2	59.5	57.5	380
巴西	102 855	106 433	209 288	71.4	78.9	75.1	63.4	68.7	66.0	1 016
文莱达鲁萨兰国	221	208	429	75.3	77.6	76.4	67.0	68.8	67.9	631
保加利亚	3 444	3 641	7 085	71.4	78.4	74.9	63.5	69.2	66.4	612
布基纳法索	9 572	9 621	19 193	59.6	60.9	60.3	52.7	53.1	52.9	41
布隆迪	5 347	5 518	10 864	58.5	61.8	60.1	51.2	54.0	52.6	23
佛得角	272	274	546	71.1	75.0	73.2	63.1	65.8	64.5	160
柬埔寨	7 810	8 196	16 005	67.3	71.2	69.4	59.4	62.1	60.8	78
喀麦隆	12 038	12 015	24 054	56.7	59.4	58.1	50.1	52.0	51.1	64
加拿大	18 172	18 452	36 624	80.9	84.7	82.8	72.0	74.3	73.2	4 458
中非共和国	2 298	2 361	4 659	51.7	54.4	53.0	43.9	45.9	44.9	16
乍得	7 458	7 442	14 900	53.1	55.4	54.3	46.5	48.0	47.2	32
智利	8 944	9 111	18 055	76.5	82.4	79.5	67.9	71.5	69.7	1 191
中国	730 006	687 499	1 417 505	75.0	77.9	76.4	68.0	69.3	68.7	398
哥伦比亚	24 140	24 925	49 066	71.5	78.8	75.1	64.4	69.8	67.1	340
科摩罗	411	403	814	62.3	65.5	63.9	55.4	57.8	56.6	59
刚果	2 632	2 629	5 261	63.0	65.6	64.3	55.9	57.6	56.7	70
库克群岛	9	9	17	-	-	-	-	-	-	576
哥斯达黎加	2 454	2 452	4 906	77.0	82.2	79.6	69.1	72.7	70.9	889
科特迪瓦	12 307	11 988	24 295							68
克罗地亚	2 019	2 170	4 189	75.0	81.5	78.2	66.4	71.7	69.0	884
古巴	5 745	5 740	11 485	76.8	81.3	79.0	68.4	71.4	69.9	971
塞浦路斯	590	589	1 180	78.4	83.1	80.7	71.9	74.8	73.3	1 634
捷克	5 219	5 399	10 618	76.2	82.1	79.1	67.0	71.6	69.3	1 322
朝鲜民主主义人民共和国	12 468	13 023	25 491	68.2	75.5	71.9	62.1	66.9	64.6	-
刚果民主共和国	40 581	40 759	81 340	58.9	62.0	60.5	51.3	53.8	52.5	21
丹麦	2 852	2 882	5 734	79.3	83.2	81.2	70.7	73.0	71.8	5 566
吉布提	480	477	957	62.2	65.5	63.8	55.3	57.9	56.6	70
多米尼加岛	37	37	74	-	-	-	-	-	-	419
多米尼加共和国	5 361	5 406	10 767	70.6	76.7	73.5	63.1	67.5	65.2	414
厄瓜多尔	8 309	8 316	16 625	74.1	78.9	76.5	66.1	69.7	67.9	505
埃及	49 325	48 228	97 553	68.2	73.0	70.5	59.9	62.4	61.1	131
萨尔瓦多	2 995	3 383	6 378	69.0	78.1	73.7	61.7	69.0	65.5	294
赤道几内亚	702	566	1 268	57.9	61.7	59.5	52.5	55.3	53.8	281
厄立特里亚	2 540	2 529	5 069	62.9	67.1	65.0	56.0	59.0	57.4	30

经常性医疗支出占国内生产总值(GDP)的百分比 d (%)	孕产妇死亡率 e (每10万活产)	熟练医务人员接生率 f (%)	5岁以下儿童死亡率 g (每1000名活产儿)			新生儿死亡率 g (每1000名活产儿)	新增艾滋病毒感染 h (每1000名未感染者)			成员国
可比数据	可比数据	原始数据	可比数据			可比数据	可比数据			
			男性	女性	两性		男性	女性	两性	
2016	2015	2009-2018	2017			2017	2017			
10.2	396	59	72	64	68	39	-	-	-	阿富汗
6.7	29	100	10	8	9	6	0.05	0.02	0.03	阿尔巴尼亚
6.6	140	97	26	23	24	15	0.03	0.03	0.03	阿尔及利亚
10.4	-	100 ah	4	3	3	1	-	-	-	安道尔
2.9	477	47	87	75	81	29	0.73	1.23	0.99	安哥拉
4.3	-	100 ai	8	7	7	4	-	-	-	安提瓜和巴布达
7.5	52	94	11	9	10	6	0.21	0.09	0.15	阿根廷
9.9	25	100 ah	14	11	13	7	0.09	0.03	0.06	亚美尼亚
9.3	6	97 ai	4	3	4	2	0.07	0.01	0.04	澳大利亚
10.4	4	98 ai	4	3	4	2	0.04	0.01	0.02	奥地利
6.9	25	100 ah	25	21	23	12	0.11	0.04	0.08	阿塞拜疆
6.4	80	99 ai	8	7	7	4	0.54	0.23	0.38	巴哈马群岛
4.9	15	100	8	7	7	3	0.04	0.03	0.04	巴林
2.4	176	68	35	30	32	18	0.01	0.01	0.01	孟加拉
7.0	27	99 ai	14	11	12	8	0.83	0.33	0.57	巴巴多斯
6.3	4	100 ah	4	3	4	2	0.34	0.20	0.27	白俄罗斯
10.0	7	-	4	3	4	2				比利时
6.1	28	92 ai	16	13	14	9	1.03	0.83	0.93	伯利兹
3.9	405	78	104	93	98	33	0.30	0.44	0.37	贝宁
3.5	148	96 ah	34	28	31	17				不丹
6.9	206	71 ai	38	31	35	19	0.19	0.08	0.14	玻利维亚
9.2	11	100	6	5	6	4				波斯尼亚和黑塞哥维那
5.5	129	100 ai	41	34	38	25	6.61	8.38	7.47	博茨瓦纳
11.8	44	99 ai	17	13	15	9	0.33	0.14	0.24	巴西
2.3	23	100 ah	11	10	11	5	-	-	-	文莱达鲁萨兰国
8.2	11	100	8	7	8	4	0.05	0.01	0.03	保加利亚
6.8	371	80	85	77	81	25	0.22	0.24	0.23	布基纳法索
7.7	712	85	66	56	61	22	0.25	0.34	0.29	布隆迪
5.3	42	93	19	16	17	10	0.20	0.27	0.24	佛得角
6.1	161	89 ah	33	26	29	15	0.04	0.04	0.04	柬埔寨
4.7	596	65	90	78	84	26	0.94	1.54	1.24	喀麦隆
10.5	7	98 ai	6	5	5	4	-	-	-	加拿大
4.3	882	40	128	115	122	42	1.51	1.92	1.71	中非共和国
4.5	856	20	130	116	123	35	0.35	0.47	0.41	乍得
8.5	22	100	8	7	7	5	0.48	0.19	0.33	智利
5.0	27	100 ah	10	9	9	5	-	-	-	中国
5.9	64	99	16	13	15	8	-	-	-	哥伦比亚
7.6	335	82	74	63	69	32	0.02	0.01	0.01	科摩罗
4.6	442	91	52	43	48	19	1.17	2.02	1.59	刚果
3.4	-	100 ah	8	7	8	4	-	-	-	库克群岛
7.6	25	99	10	8	9	6	0.31	0.13	0.22	哥斯达黎加
4.4	645	74	97	80	89	34	1.24	1.33	1.29	科特迪瓦
7.2	8	100	5	4	5	3	-	-	-	克罗地亚
12.2	39	100 ai	6	5	5	2	0.24	0.09	0.17	古巴
6.9	7	96 ai	3	3	3	2	0.09	0.02	0.06	塞浦路斯
7.1	4	100 ai	4	3	3	2	0.05	<0.01	0.03	捷克
-	82	100	21	17	19	10	-	-	-	朝鲜民主主义人民共和国
3.9	693	80	98	84	91	29	0.12	0.23	0.17	刚果民主共和国
10.4	6	95 ai	5	4	4	3	0.04	0.01	0.02	丹麦
3.5	229	87 ah	67	56	62	32	0.53	0.69	0.61	吉布提
5.3	-	97 ai	37	31	34	27	-	-	-	多米尼加岛
6.2	92	100 ai	33	27	30	20	0.24	0.21	0.22	多米尼加共和国
8.4	64	96	16	13	15	8	0.18	0.08	0.12	厄瓜多尔
4.6	33	92	23	21	22	12	0.03	0.01	0.02	埃及
7.0	54	100	16	13	15	7	0.27	0.12	0.19	萨尔瓦多
3.4	342	68 ah	96	83	90	31	3.19	3.76	3.45	赤道几内亚
3.0	501	34	48	38	43	18	0.12	0.20	0.16	厄立特里亚

数据类型	总人口ª(000s) 可比数据			出生时预期寿命ᵇˑᶜ(岁) 可比数据			健康预期寿命ᵇˑᶜ(岁) 可比数据			人均经常性医疗支出ᵈ(美元) 可比数据
	男性	女性	两性	男性	女性	两性	男性	女性	两性	
成员国	2017			2016			2016			2016
爱沙尼亚	614	696	1 310	73.0	82.1	77.8	64.6	71.4	68.2	1 185
斯瓦蒂尼	662	705	1 367	-	-	-	-	-	-	221
埃塞俄比亚	52 406	52 551	104 957	63.7	67.3	65.5	56.1	58.9	57.5	28
斐济	460	446	906	67.1	73.1	69.9	59.6	63.3	61.3	180
芬兰	2 722	2 801	5 523	78.7	84.2	81.4	69.8	73.5	71.7	4 117
法国	31 949	33 031	64 980	80.1	85.7	82.9	71.8	74.9	73.4	4 263
加蓬	1 040	985	2 025	64.8	68.2	66.4	57.8	59.7	58.7	220
冈比亚	1 040	1 061	2 101	60.6	63.3	61.9	53.7	55.2	54.4	21
乔治亚	1 868	2 044	3 912	68.3	76.8	72.6	61.5	68.4	64.9	308
德国	40 435	41 679	82 114	78.7	83.3	80.9	70.2	73.0	71.6	4 714
加纳	14 368	14 466	28 834	62.5	64.4	63.4	55.8	57.0	56.4	68
希腊	5 493	5 667	11 160	78.7	83.7	81.1	70.5	73.6	72.0	1 511
格林纳达	54	54	108	71.0	75.9	73.4	63.0	66.5	64.7	516
危地马拉	8 324	8 589	16 914	70.4	76.0	73.2	62.2	66.2	64.2	241
几内亚	6 376	6 341	12 717	59.4	60.2	59.8	52.1	52.2	52.2	37
几内亚比绍	916	945	1 861	58.4	61.2	59.8	50.6	52.9	51.7	39
圭亚那	393	385	778	63.6	69.0	66.2	56.4	60.4	58.3	192
海地	5 430	5 551	10 981	61.3	65.7	63.5	53.9	56.8	55.3	38
洪都拉斯	4 620	4 645	9 265	72.9	77.5	75.2	65.1	68.5	66.8	200
匈牙利	4 625	5 097	9 722	72.3	79.4	76.0	64.1	69.5	66.8	943
冰岛	168	167	335	80.9	83.9	82.4	72.3	73.8	73.0	5 064
印度	693 959	645 221	1 339 180	67.4	70.3	68.8	58.7	59.9	59.3	62
印度尼西亚	132 898	131 093	263 991	67.3	71.4	69.3	60.4	63.0	61.7	112
伊朗伊斯兰共和国	40 816	40 347	81 163	74.6	76.9	75.7	64.9	65.9	65.4	415
伊拉克	19 376	18 899	38 275	67.5	72.2	69.9	57.4	60.6	59.0	153
爱尔兰	2 362	2 400	4 762	79.7	83.4	81.5	71.1	73.2	72.1	4 759
以色列	4 133	4 188	8 322	80.3	84.2	82.3	71.7	74.1	72.9	2 837
意大利	28 929	30 431	59 360	80.5	84.9	82.7	72.0	74.3	73.2	2 739
牙买加	1 438	1 452	2 890	73.6	78.5	76.0	65.3	68.5	66.9	296
日本	62 256	65 228	127 484	81.1	87.1	84.2	72.6	76.9	74.8	4 233
约旦	4 913	4 789	9 702	72.7	76.0	74.3	65.4	67.5	66.4	224
哈萨克斯坦	8 817	9 388	18 205	66.8	75.3	71.1	59.9	66.7	63.4	262
肯尼亚	24 701	24 999	49 700	64.4	68.9	66.7	57.0	60.8	58.9	66
基里巴斯	57	59	116	63.6	68.6	66.1	56.0	59.4	57.8	188
科威特	2 375	1 761	4 137	73.9	76.0	74.8	66.3	66.2	66.3	1 068
吉尔吉斯斯坦	2 998	3 048	6 045	67.7	75.2	71.4	60.7	66.4	63.5	73
老挝人民民主共和国	3 421	3 437	6 858	64.2	67.4	65.8	56.9	58.8	57.9	55
拉脱维亚	895	1 054	1 950	70.0	79.6	75.1	62.4	69.5	66.2	874
黎巴嫩	3 051	3 031	6 082	75.1	77.7	76.3	65.5	66.8	66.1	662
莱索托	1 084	1 149	2 233	51.0	54.6	52.9	45.0	47.9	46.6	86
利比里亚	2 387	2 345	4 732	62.0	63.9	62.9	53.9	55.1	54.5	68
利比亚	3 213	3 161	6 375	69.0	75.0	71.9	60.5	64.2	62.3	-
立陶宛	1 332	1 559	2 890	69.7	80.2	75.0	61.9	70.0	66.1	988
卢森堡	293	290	583	80.1	84.6	82.5	71.1	73.7	72.6	6 271
马达加斯加岛	12 752	12 819	25 571	64.6	67.6	66.1	57.1	59.5	58.3	24
马拉维	9 225	9 397	18 622	61.4	66.8	64.2	53.9	58.4	56.2	30
马来西亚	16 325	15 299	31 624	73.2	77.6	75.3	65.3	68.1	66.6	362
马尔代夫	248	188	436	77.2	79.9	78.4	69.7	69.7	69.8	1 048
马里	9 279	9 263	18 542	57.5	58.4	58.0	50.4	51.0	50.7	30
马耳他	216	214	431	79.6	83.3	81.4	71.3	73.3	72.2	2 328
马绍尔群岛	27	26	53	-	-	-	-	-	-	851
毛里塔尼亚	2 228	2 192	4 420	62.6	65.2	63.9	55.6	57.2	56.4	47
毛里求斯	626	639	1 265	71.6	78.1	74.8	63.6	68.2	65.8	553
墨西哥	64 312	64 851	129 163	74.0	79.2	76.6	65.8	69.6	67.7	462
密克罗尼西亚联邦	54	51	106	68.4	70.8	69.6	60.4	61.7	61.1	387
摩纳哥	19	20	39	-	-	-	-	-	-	2 940
蒙古	1 521	1 554	3 076	65.7	74.2	69.8	58.6	65.5	61.9	141

经常性医疗支出占国内生产总值(GDP)的百分比 d (%)	3.1		3.2				3.3			
	孕产妇死亡率 e (每10万活产)	熟练医务人员接生率 f (%)	5岁以下儿童死亡率 g (每1000名活产儿)			新生儿死亡率 g (每1000名活产儿)	新增艾滋病毒感染 h (每1000名未感染者)			
可比数据	可比数据	原始数据	可比数据			可比数据	可比数据			
			男性	女性	两性		男性	女性	两性	成员国
2016	2015	2009–2018	2017			2017	2017			
6.7	9	99 ai	3	3	3	1	0.30	0.10	0.19	爱沙尼亚
7.7	389	88	58	49	54	17	6.77	9.32	8.02	斯瓦蒂尼
4.0	353	28 ah	65	52	59	29	0.14	0.21	0.17	埃塞俄比亚
3.5	30	100 ah	28	23	25	11	-	-	-	斐济
9.5	3	100 ai	3	2	2	2	-	-	-	芬兰
11.5	8	98 ai	5	4	4	2	0.11	0.05	0.08	法国
3.1	291	89 ah	53	44	48	22	1.02	2.23	1.60	加蓬
4.4	706	57	68	59	64	28	0.63	0.73	0.68	冈比亚
8.4	36	100	12	10	11	7	0.38	0.08	0.22	乔治亚
11.1	6	99 ai	4	3	4	2	-	-	0.03	德国
4.4	319	78	54	44	49	24	0.51	0.86	0.68	加纳
8.5	3	100 ah	6	5	5	3	0.14	0.03	0.09	希腊
5.2	27	99 ai	18	15	17	11	-	-	-	格林纳达
5.8	88	69 ai	30	25	28	13	0.18	0.11	0.14	危地马拉
5.5	679	63 ah	91	81	86	24	0.58	0.74	0.66	几内亚
6.1	549	45 ah	90	78	84	37	1.16	1.46	1.31	几内亚比绍
4.2	229	86	35	27	31	19	0.67	0.56	0.62	圭亚那
5.4	359	42	77	66	72	28	0.69	0.71	0.73	海地
8.4	129	74 ai	20	16	18	10	0.14	0.06	0.10	洪都拉斯
7.4	17	100 ah	5	4	5	2	0.05	0.01	0.03	匈牙利
8.3	3	98 ai	2	2	2	1	-	-	-	冰岛
3.6	174	81 ah	39	40	39	24	-	-	0.10	印度
3.1	126	94	28	22	25	12	0.24	0.14	0.19	印度尼西亚
8.1	25	99 ah	16	14	15	9	0.09	0.03	0.06	伊朗伊斯兰共和国
3.3	50	96	33	27	30	17	-	-	-	伊拉克
7.4	8	100 ai	4	3	4	2	-	-	-	爱尔兰
7.3	5	-	4	3	4	2	-	-	-	以色列
8.9	4	100 ai	4	3	3	2	0.07	0.02	0.05	意大利
6.1	89	98 ai	17	13	15	11	-	-	0.66	牙买加
10.9	5	100 ai	3	2	3	1	0.02	<0.01	0.01	日本
5.5	58	100	18	16	17	10	-	-	-	约旦
3.5	12	99	11	9	10	5	0.28	0.12	0.19	哈萨克斯坦
4.5	510	62	50	42	46	21	0.99	1.44	1.21	肯尼亚
11.9	90	98 ah	59	50	55	23	-	-	-	基里巴斯
3.9	4	100 ai	9	8	8	4	0.07	0.03	0.05	科威特
6.6	76	98	22	18	20	11	0.14	0.06	0.10	吉尔吉斯斯坦
2.4	197	64	69	58	63	28	-	-	-	老挝人民民主共和国
6.2	18	100 ai	5	4	4	2	-	-	-	拉脱维亚
8.0	15	-	8	7	8	5	0.04	0.01	0.03	黎巴嫩
8.1	487	78	93	79	86	38	8.03	10.13	9.07	莱索托
9.6	725	61	80	69	75	25	0.43	0.60	0.51	利比里亚
-	9	100 ah	14	11	12	7	-	-	-	利比亚
6.7	10	100 ah	5	4	4	2	0.18	0.06	0.12	立陶宛
6.2	10	100 ai	3	2	3	2	0.17	0.04	0.10	卢森堡
6.0	353	44	48	40	44	18	0.30	0.13	0.22	马达加斯加岛
9.8	634	90 ah	60	50	55	23	2.10	2.69	2.39	马拉维
3.8	40	100 ai	9	7	8	4	0.43	0.07	0.25	马来西亚
10.6	68	96	9	7	8	5	-	-	-	马尔代夫
3.8	587	44	111	101	106	35	0.48	0.62	0.55	马里
9.3	9	100 ai	7	6	6	4	-	-	-	马耳他
23.3	-	92	40	32	34	16	-	-	-	马绍尔群岛
4.2	602	69	85	73	79	34	0.08	0.05	0.06	毛里塔尼亚
5.7	53	100 ah	14	12	13	8	-	-	-	毛里求斯
5.5	38	98	15	12	13	8	0.18	0.05	0.12	墨西哥
12.6	100	100 ah	35	29	32	17	-	-	-	密克罗尼西亚联邦
1.7	-	-	4	3	3	2	-	-	-	摩纳哥
3.8	44	99	20	14	17	9	0.02	<0.01	0.01	蒙古

数据类型	总人口^a(000s)			出生时预期寿命^{b,c}(岁)			健康预期寿命^{b,c}(岁)			人均经常性医疗支出^d(美元)
	可比数据			可比数据			可比数据			可比数据
成员国	男性	女性	两性	男性	女性	两性	男性	女性	两性	
	2017			2016			2016			2016
黑山	310	319	629	74.4	79.2	76.8	66.1	70.1	68.1	532
摩洛哥	17 701	18 039	35 740	74.8	77.0	76.0	65.0	65.5	65.3	171
莫桑比克	14 490	15 179	29 669	57.7	62.3	60.1	50.3	53.9	52.2	19
缅甸	26 068	27 303	53 371	64.6	68.9	66.8	56.9	59.9	58.4	62
纳米比亚	1 233	1 301	2 534	61.1	66.1	63.7	53.8	57.9	55.9	403
瑙鲁	6	6	11	-	-	-	-	-	-	1 012
尼泊尔	14 226	15 079	29 305	68.8	71.6	70.2	60.5	62.1	61.3	45
荷兰	8 476	8 560	17 036	80.0	83.2	81.6	71.3	72.8	72.1	4 742
新西兰	2 314	2 392	4 706	80.5	84.0	82.2	71.8	73.9	72.8	3 745
尼加拉瓜	3 065	3 152	6 218	72.5	78.4	75.5	64.8	69.0	66.9	188
尼日尔	10 770	10 708	21 477	59.0	60.8	59.8	52.0	53.1	52.5	23
尼日利亚	96 729	94 157	190 886	54.7	55.7	55.2	48.7	49.2	48.9	79
纽埃岛	1	1	2	-	-	-	-	-	-	1 010
北马其顿	1 041	1 042	2 083	-	-	-	-	-	-	328
挪威	2 677	2 629	5 305	80.6	84.3	82.5	71.8	74.3	73.0	7 478
阿曼	3 053	1 584	4 636	75.3	79.5	77.0	64.0	67.7	65.6	648
巴基斯坦	101 199	95 817	197 016	65.7	67.4	66.5	57.6	57.9	57.7	40
帕劳群岛	11	11	22	-	-	-	-	-	-	1 674
巴拿马	2 054	2 045	4 099	75.0	81.2	78.0	67.2	71.8	69.4	1 041
巴布亚新几内亚	4 197	4 054	8 251	63.6	68.3	65.9	56.7	59.5	58.0	55
巴拉圭	3 455	3 356	6 811	72.4	76.1	74.2	64.2	66.4	65.3	327
秘鲁	16 065	16 100	32 165	73.4	78.3	75.9	65.8	69.2	67.5	316
菲律宾	52 801	52 117	104 918	66.2	72.6	69.3	59.4	64.2	61.7	129
波兰	18 434	19 737	38 171	73.8	81.6	77.7	65.4	71.7	68.5	809
葡萄牙	4 888	5 441	10 330	78.3	84.5	81.4	70.0	74.0	72.0	1 801
卡塔尔	1 981	658	2 639	77.3	79.9	78.1	68.4	68.4	68.6	1 827
大韩民国	25 510	25 472	50 982	79.5	85.6	82.7	70.7	75.1	73.0	2 044
摩尔多瓦共和国	1 944	2 107	4 051	67.6	75.3	71.5	60.7	66.4	63.6	171
罗马尼亚	9 534	10 145	19 679	71.6	79.0	75.2	63.7	69.7	66.6	476
俄罗斯联邦	66 917	77 072	143 990	66.4	77.2	72.0	59.1	67.5	63.5	469
卢旺达	5 987	6 222	12 208	66.1	69.9	68.0	58.8	61.0	59.9	48
圣基茨和尼维斯	27	28	55	-	-	-	-	-	-	931
圣卢西亚岛	88	91	179	73.0	78.3	75.6	64.6	68.3	66.4	490
圣文森特和格林纳丁斯	55	54	110	69.4	74.9	72.0	61.5	65.6	63.4	250
萨摩亚	101	95	196	72.0	78.4	75.1	64.1	68.0	66.0	227
圣马力诺	16	17	33	-	-	-	-	-	-	3 013
圣多美和普林西比	102	103	204	66.7	70.7	68.7	59.0	62.3	60.7	105
沙特阿拉伯	18 798	14 140	32 938	73.5	76.5	74.8	65.5	65.8	65.7	1 147
塞内加尔	7 787	8 063	15 851	64.7	68.7	66.8	57.3	60.1	58.8	53
塞尔维亚	4 295	4 495	8 791	73.8	78.9	76.3	65.4	69.4	67.4	494
塞舌尔	47	48	95	69.0	78.0	73.3	62.2	69.5	65.7	597
塞拉利昂	3 743	3 815	7 557	52.5	53.8	53.1	47.2	48.1	47.6	86
新加坡	2 821	2 888	5 709	80.8	85.0	82.9	74.7	77.6	76.2	2 462
斯洛伐克	2 648	2 799	5 448	73.8	80.9	77.4	65.3	71.2	68.3	1 179
斯洛文尼亚	1 033	1 047	2 080	78.0	83.7	80.9	68.3	72.6	70.5	1 834
所罗门群岛	311	301	611	69.7	72.7	71.1	61.4	62.5	61.9	106
索马里	7 344	7 399	14 743	53.7	57.3	55.4	48.8	51.3	50.0	-
南非	27 836	28 881	56 717	60.2	67.0	63.6	53.2	58.2	55.7	428
南苏丹	6 301	6 275	12 576	57.7	59.6	58.6	50.0	51.3	50.6	8
西班牙	22 730	23 625	46 354	80.3	85.7	83.0	72.2	75.4	73.8	2 390
斯里兰卡	10 034	10 843	20 877	72.1	78.5	75.3	64.4	69.3	66.8	153
苏丹	20 257	20 276	40 533	63.4	66.9	65.1	54.7	56.8	55.7	152
苏里南	283	281	563	68.7	75.1	71.8	61.0	65.4	63.2	356
瑞典	4 960	4 951	9 911	80.6	84.1	82.3	71.5	73.4	72.4	5 711
瑞士	4 199	4 277	8 476	81.2	85.2	83.3	72.4	74.5	73.5	9 836
阿拉伯叙利亚共和国	9 231	9 039	18 270	59.4	68.9	63.8	52.5	59.5	55.8	-
塔吉克斯坦	4 481	4 441	8 921	68.7	73.0	70.8	61.7	65.3	63.5	56

经常性医疗支出占国内生产总值(GDP)的百分比 d (%)	孕产妇死亡率 e (每10万活产)	熟练医务人员接生率 f (%)	5岁以下儿童死亡率 g (每1000名活产儿)			新生儿死亡率 g (每1000名活产儿)	新增艾滋病毒感染 h (每1000名未感染者)			成员国
可比数据	可比数据	原始数据	可比数据			可比数据	可比数据			
			男性	女性	两性		男性	女性	两性	
2018	2015	2009—2018		2017		2017		2017		
7.6	7	99	4	3	4	2	0.06	0.02	0.04	黑山
5.8	121	87 ai	26	21	23	14	0.04	0.02	0.03	摩洛哥
5.1	489	73	77	68	72	27	4.12	5.36	4.75	莫桑比克
5.1	178	60 ah	53	44	49	24	0.29	0.13	0.21	缅甸
9.1	265	88	48	40	44	18	3.07	3.90	3.49	纳米比亚
11.1	-	-	36	30	33	21	-	-	-	瑙鲁
6.3	258	58 ah	36	31	34	21	0.04	0.02	0.03	尼泊尔
10.4	7	-	4	4	4	2	0.05	0.01	0.03	荷兰
9.2	11	96 ai	6	5	5	3	-	-	-	新西兰
8.7	150	90 ai	19	15	17	7	0.09	0.04	0.07	尼加拉瓜
6.2	553	40	88	81	85	26	0.08	0.09	0.08	尼日尔
3.6	814	43	106	94	100	33	-	-	-	尼日利亚
7.3	-	100 ah	24	19	22	11	-	-	-	纽埃岛
6.3	8	100 ah	15	13	14	11	0.04	0.01	0.02	北马其顿
10.5	5	99 ai	3	2	3	2	-	-	0.03	挪威
4.3	17	100 ah	12	10	11	5	-	-	-	阿曼
2.8	178	69	78	71	75	44	0.14	0.06	0.10	巴基斯坦
11.7	-	100	17	14	15	8	-	-	-	帕劳群岛
7.3	94	94	18	14	16	9	0.57	0.24	0.40	巴拿马
2.0	215	-	58	49	53	24	0.33	0.42	0.37	巴布亚新几内亚
8.0	132	97 ai	23	19	21	11	0.28	0.12	0.20	巴拉圭
5.1	68	93 ai	16	13	15	7	0.14	0.04	0.09	秘鲁
4.4	114	84	31	25	28	14	0.21	0.02	0.12	菲律宾
6.5	3	100 ai	5	4	5	3	-	-	-	波兰
9.1	10	99 ai	4	3	4	2	0.12	0.03	0.07	葡萄牙
3.1	13	100	8	7	8	4	0.09	0.04	0.07	卡塔尔
7.3	11	100 ai	4	3	3	2	-	-	-	大韩民国
9.0	23	100 ah	17	14	16	12	0.45	0.19	0.32	摩尔多瓦共和国
5.0	31	95 ah	9	7	8	4	0.05	0.02	0.03	罗马尼亚
5.3	25	100 ah	8	7	8	3	0.98	0.46	0.70	俄罗斯联邦
6.8	290	91 ah	41	34	38	16	0.51	0.72	0.61	卢旺达
5.7	-	100 ai	15	13	14	9	-	-	-	圣基茨和尼维斯
5.3	48	99 ai	18	15	17	12	-	-	-	圣卢西亚岛
3.6	45	99 ai	18	15	16	10	-	-	-	圣文森特和格林纳丁斯
5.5	51	83 ah	18	15	17	9	-	-	-	萨摩亚
6.4	-	-	2	2	2	1	-	-	-	圣马力诺
6.0	156	93 ah	36	29	32	14	-	-	-	圣多美和普林西比
5.7	12	100 ah	8	7	7	4	-	-	-	沙特阿拉伯
5.6	315	68	49	41	45	21	0.09	0.12	0.10	塞内加尔
9.1	17	100 ah	6	5	6	4	0.03	0.01	0.02	塞尔维亚
3.9	-	99 ah	15	13	14	9	-	-	-	塞舌尔
16.5	1 360	69	116	104	111	34	0.40	0.47	0.44	塞拉利昂
4.5	10	100 ai	3	3	3	1	0.14	0.02	0.08	新加坡
7.1	6	99 ah	6	5	6	3	0.03	0.01	0.02	斯洛伐克
8.5	9	100 ai	2	2	2	1	0.06	0.01	0.03	斯洛文尼亚
5.2	114	86 ah	23	19	21	9	-	-	-	所罗门群岛
-	732	-	133	121	127	39	0.03	0.04	0.03	索马里
8.1	138	97	41	33	37	11	4.63	6.29	5.46	南非
3.2	789	19 ah	101	92	96	40	1.02	1.32	1.17	南苏丹
9.0	5	-	3	3	3	2	0.15	0.03	0.09	西班牙
3.9	30	-	10	8	9	6	<0.01	<0.01	<0.01	斯里兰卡
5.7	311	78 ah	68	58	63	30	0.13	0.11	0.12	苏丹
6.1	155	80 ai	22	17	20	10	0.53	0.58	0.56	苏里南
10.9	4	-	3	3	3	2	-	-	-	瑞典
12.2	5	-	5	4	4	3	-	-	-	瑞士
-	68	96 ah	19	16	17	9	-	-	-	阿拉伯叙利亚共和国
7.0	32	95	37	30	34	15	0.22	0.07	0.15	塔吉克斯坦

附件2
第一部分

数据类型	总人口ᵃ(000s)			出生时预期寿命ᵇˑᶜ(岁)			健康预期寿命ᵇˑᶜ(岁)			人均经常性医疗支出ᵈ(美元)
	可比数据			可比数据			可比数据			可比数据
	男性	女性	两性	男性	女性	两性	男性	女性	两性	
成员国	2017			2016			2016			2016
泰国	33 665	35 373	69 038	71.8	79.3	75.5	64.0	69.8	66.8	222
东帝汶	658	638	1 296	66.8	70.4	68.6	57.7	60.7	59.2	80
多哥	3 887	3 911	7 798	59.7	61.5	60.6	53.6	54.2	53.9	39
汤加	54	54	108	70.5	76.4	73.4	62.6	66.0	64.3	203
特立尼达和多巴哥	674	695	1 369	68.2	75.6	71.8	60.4	66.2	63.3	1 064
突尼斯	5 697	5 835	11 532	74.1	78.1	76.0	65.3	67.3	66.3	257
土耳其	39 767	40 978	80 745	73.3	79.4	76.4	64.4	67.6	66.0	469
土库曼斯坦	2 835	2 923	5 758	64.7	71.7	68.2	58.7	64.1	61.4	423
图瓦卢	6	6	11	-	-	-	-	-	-	507
乌干达	21 321	21 542	42 863	60.2	64.8	62.5	52.9	56.9	54.9	38
乌克兰	20 446	23 777	44 223	67.6	77.1	72.5	60.3	67.6	64.0	141
阿拉伯联合酋长国	6 806	2 594	9 400	76.5	78.7	77.2	66.0	68.3	66.7	1 323
英国	32 655	33 527	66 182	79.7	83.2	81.4	70.9	72.9	71.9	3 958
坦桑尼亚联合共和国	28 342	28 968	57 310	62.0	65.8	63.9	54.9	58.0	56.5	35
美利坚合众国	160 593	163 866	324 459	76.1	81.1	78.6	66.9	70.1	68.5	9 870
乌拉圭	1 670	1 787	3 457	73.2	80.8	77.4	65.8	71.2	68.8	1 379
乌兹别克斯坦	15 907	16 003	31 911	69.7	75.0	72.3	62.9	66.2	64.5	135
瓦努阿图	140	136	276	70.1	74.1	72.0	61.9	63.7	62.7	110
委内瑞拉（玻利瓦尔共和国）	15 905	16 072	31 977	69.5	79.0	74.1	62.5	70.0	66.1	-
越南	47 278	48 262	95 541	71.7	80.9	76.3	64.2	70.7	67.5	123
也门	14 271	13 979	28 250	63.9	66.8	65.3	54.6	55.5	55.1	-
赞比亚	8 482	8 612	17 094	60.2	64.4	62.3	52.6	56.0	54.3	57
津巴布韦	8 051	8 479	16 530	59.6	63.1	61.4	52.7	55.9	54.4	94
世卫组织区域										
非洲区域	522 534	524 616	1 047 149	59.6	62.7	61.2	52.6	54.9	53.8	103
世卫组织美洲地区	495 283	506 026	1 001 309	73.8	79.8	76.8	65.5	69.6	67.5	1126
东南亚区域	1 007 688	960 775	1 968 462	67.9	71.3	69.5	59.5	61.3	60.4	96
欧洲区域	446 024	473 434	919 458	74.2	80.8	77.5	66.1	70.7	68.4	1990
东地中海区域	349 135	327 829	676 964	67.7	70.7	69.1	59.1	60.4	59.7	556
西太平洋地区	969 899	930 076	1 899 975	75.0	78.9	76.9	67.7	70	68.9	1358
全球	3 790 563	3 722 756	7 513 317	69.8	74.2	72.0	62.0	64.8	63.3	1001

96　世界卫生统计（2019）：为可持续发展目标监测健康

经常性医疗支出占国内生产总值(GDP)的百分比 d (%)	3.1 孕产妇死亡率 e (每10万活产)	熟练医务人员接生率 f (%)	3.2 5岁以下儿童死亡率 g (每1000名活产儿)			新生儿死亡率 g (每1000名活产儿)	3.3 新增艾滋病毒感染 h (每1000名未感染者)			成员国
可比数据	可比数据	原始数据	可比数据			可比数据	可比数据			
			男性	女性	两性		男性	女性	两性	
2016	2015	2009–2018	2017			2017	2017			
3.7	20	99 ah	11	9	10	5	-	-	-	泰国
4.0	215	57 ah	52	44	48	21	-	-	-	东帝汶
6.6	368	45	79	67	73	25	0.55	0.74	0.65	多哥
5.3	124	96	14	18	16	7	-	-	-	汤加
6.5	63	100 ai	29	24	26	17	0.34	0.14	0.24	特立尼达和多巴哥
7.0	62	74	14	12	13	8	0.04	0.02	0.03	突尼斯
4.3	16	98 ah	12	11	12	6	-	-	-	土耳其
6.6	42	100	53	41	47	21	-	-	-	土库曼斯坦
15.5	-	-	27	22	25	16	-	-	-	图瓦卢
6.2	343	74	54	44	49	20	1.20	1.53	1.37	乌干达
6.7	24	100 ah	10	8	9	5	0.36	0.22	0.29	乌克兰
3.5	6	100 ah	10	8	9	5	-	-	-	阿拉伯联合酋长国
9.8	9	-	5	4	4	3	-	-	-	英国
4.1	398	64 ah	58	50	54	21	1.22	1.50	1.36	坦桑尼亚联合共和国
17.1	14	99	7	6	7	4	-	-	-	美利坚合众国
9.1	15	100 ai	9	7	8	5	0.32	0.07	0.19	乌拉圭
6.3	36	100 ah	26	19	23	12	0.30	0.13	0.21	乌兹别克斯坦
3.7	78	89 ah	29	25	27	12	-	-	-	瓦努阿图
3.2	95	95 ai	34	27	31	20	-	-	-	委内瑞拉(玻利瓦尔共和国)
5.7	54	94	24	17	21	11	-	-	-	越南
-	385	45 ah	59	51	55	27	-	-	-	也门
4.5	224	63	65	55	60	22	2.92	3.80	3.60	赞比亚
9.4	443	78	55	45	50	22	2.82	3.33	3.08	津巴布韦
										世卫组织区域
5.9	542	59	79	68	74	27	1.07	1.37	1.22	非洲区域
7.5	52	95	16	13	14	8	0.23	0.09	0.16	世卫组织美洲地区
4.0	164	81	36	36	36	21	0.10	0.06	0.08	东南亚区域
8.0	16	99	10	8	9	5	0.24	0.11	0.18	欧洲区域
5.3	166	79	53	47	50	27	0.09	0.04	0.06	东地中海区域
5.6	41	97	14	12	13	6	0.08	0.03	0.06	西太平洋地区
6.6	216	81	41	37	39	18	0.26	0.24	0.25	全球

	3.3 (续)						3.4		
	肺结核发病率 (每 10 万人口)			疟疾发病率 (每 1000 名高危者)	5 岁以下儿童乙型肝炎表面抗原 (HBsAg) 流行率 (%)	报告的需要接受被忽视的热带疾病之干预的人数	30-70 岁人群心血管疾病、癌症、糖尿病、慢性呼吸道疾病死亡概率 (%)		
数据类型	可比数据			可比数据	可比数据	原始数据	可比数据		
	男性	女性	两性				男性	女性	两性
成员国	2017			2017	2015	2017	2016		
阿富汗	179	199	189	23.0	0.50	13 547 677	31.8	27.7	29.8
阿尔巴尼亚	25	14	20	-	1.29	6	20.7	13.1	17.0
阿尔及利亚	81	58	70	0.0	0.22	13 140	15.2	13.2	14.2
安道尔	2.0	1.0	1.5	-	0.08	0	-	-	-
安哥拉	455	265	359	155.0	4.85	14 739 913	17.2	16.0	16.5
安提瓜和巴布达	1.5	0.8	1.1	-	0.38	161	25.2	20.0	22.6
阿根廷	31	22	26	0.0	0.01	1 122	19.7	12.2	15.8
亚美尼亚	49	24	36	0.0	0.25	39 149	30.9	15.0	22.3
澳大利亚	7.2	6.4	6.8	-	0.15	20 123	11.0	7.2	9.1
奥地利	9.8	5.1	7.4	-	0.32	135	14.4	8.5	11.4
阿塞拜疆	86	47	67	0.0	0.27	1 655 112	28.7	16.1	22.2
巴哈马群岛	19	11	15	-	0.31	3 940	18.6	12.7	15.5
巴林	10	14	12	-	0.18	2	10.9	11.9	11.3
孟加拉	285	156	221	1.9	1.38	56 339 392	22.6	20.4	21.6
巴巴多斯	0.0	0.0	0.0	-	0.34	398	19.7	12.9	16.2
白俄罗斯	55	20	37	-	0.20	0	35.2	13.8	23.7
比利时	12	6.4	9.2	-	0.18	12	14.1	8.6	11.4
伯利兹	46	26	36	<0.1	1.49	6 903	25.5	18.5	22.1
贝宁	72	44	58	367.9	5.55	5 909 521	19.9	19.3	19.6
不丹	160	104	134	<0.1	0.81	234 506	21.9	24.9	23.3
玻利维亚	134	88	111	1.3	0.20	1 773 280	17.7	16.8	17.2
波斯尼亚和黑塞哥维那	36	19	27	-	0.30	0	23.1	12.9	17.8
博茨瓦纳	375	226	300	2.0	0.19	241 157	23.4	17.9	20.3
巴西	60	27	44	5.1	0.07	9 411 158	20.0	13.5	16.6
文莱达鲁萨兰国	84	42	64	-	0.34	2	18.5	14.8	16.6
保加利亚	34	16	25	-	0.31	218	32.0	15.5	23.6
布基纳法索	61	37	49	412.0	4.29	6 531 262	22.5	21.2	21.7
布隆迪	144	86	114	194.5	2.59	5 340 398	23.1	22.7	22.9
佛得角	167	102	134	3.0	0.71	145 562	19.0	15.9	17.2
柬埔寨	389	266	326	18.4	0.56	5 298 995	23.9	19.1	21.1
喀麦隆	240	148	194	303.8	1.90	16 222 133	22.3	20.9	21.6
加拿大	6.0	5.0	5.5	-	1.03	5	11.5	8.1	9.8
中非共和国	530	320	423	387.3	6.62	3 765 243	23.9	22.4	23.1
乍得	191	117	154	188.6	3.08	6 222 557	24.2	23.7	23.9
智利	22	13	17	-	0.28	15	14.8	10.1	12.4
中国	83	42	63	0.0	0.83	26 376 326	19.8	14.1	17.0
哥伦比亚	42	24	33	7.4	0.21	3 391 009	18.3	13.5	15.8
科摩罗	43	27	35	4.0	1.96	828 148	24.8	21.2	22.9
刚果	465	288	376	197.6	4.11	1 784 187	15.9	17.4	16.7
库克群岛	0.0	0.0	0.0	-	0.22	0	-	-	-
哥斯达黎加	12	7.0	9.7	<0.1	0.17	7 794	13.7	9.4	11.5
科特迪瓦	181	114	148	138.9	3.04	20 479 536	28.2	30.1	29.1
克罗地亚	13	6.8	10	-	0.11	15	22.8	10.7	16.7
古巴	9.1	5.2	7.1	-	0.12	40 866	19.0	13.8	16.4
塞浦路斯	6.6	3.6	5.1	-	0.60	4	15.2	7.5	11.3
捷克	7.1	3.7	5.4	-	0.39	1	20.0	10.2	15.0
朝鲜民主主义人民共和国	651	380	513	0.2	0.53	5 554 958	24.0	17.6	16.6
刚果民主共和国	400	244	322	307.6	1.43	55 563 632	19.7	19.2	19.4
丹麦	6.6	3.5	5.1	-	0.79	0	13.1	9.5	11.3
吉布提	295	242	269	31.9	0.64	110 561	21.2	18.2	19.6
多米尼加岛	2.0	1.1	1.6	-	0.39	6 920	-	-	-
多米尼加共和国	57	33	45	0.1	0.34	2 805 557	21.7	16.5	19.0
厄瓜多尔	59	27	43	2.6	0.32	1 848 654	13.9	12.2	13.0
埃及	15	11	13	0.0	0.80	5 021 586	31.5	23.8	27.7
萨尔瓦多	118	31	72	0.0	0.57	1 411 062	15.1	13.1	14.0
赤道几内亚	200	179	191	343.3	8.66	429 326	22.6	21.3	22.0

自杀死亡率 (每10万人口)			(15岁及以上人群)人均纯酒精总消费量 (单位:升)			道路交通死亡率 (每10万人口)	利用现代避孕方法满足计划生育需求的育龄女性的比例 (%)	青少年生育率 (每1000名15-19岁女性)	
可比数据			可比数据			可比数据	原始数据	原始数据	
男性	女性	两性	男性	女性	两性				成员国
2016			2016			2016	2009-2018	2009-2017	
7.6	1.5	4.7	0.4	0.0	0.2	15.1	42.2 a)	87.0	阿富汗
7.9	4.7	6.3	12.5	2.6	7.5	13.6	4.9	18.9	阿尔巴尼亚
4.7	1.7	3.2	1.7	0.2	0.9		77.2 a)	12.4	阿尔及利亚
-	-	-	18.0	4.7	11.3	-		3.1	安道尔
7.0	2.5	4.7	10.7	2.3	6.4	23.6	29.8	163.0	安哥拉
0.0	0.9	0.5	12.2	2.5	7.0	7.9	-		安提瓜和巴布达
15.1	3.5	9.2	16.1	4.0	9.8	14.0	-	65.5	阿根廷
10.8	2.8	6.6	10.4	1.6	5.5	17.1	36.9 a)	24.1	亚美尼亚
19.5	7.0	13.2	16.7	4.7	10.6	5.6		11.9	澳大利亚
23.9	7.7	15.6	18.5	5.1	11.6	5.2		7.6	奥地利
4.2	1.1	2.6	1.5	0.2	0.8	8.7		52.8	阿塞拜疆
3.0	0.5	1.7	7.6	1.4	4.4	-		32.0	巴哈马群岛
8.4	1.9	5.9	2.8	0.3	1.9	-		14.3	巴林
4.7	7.0	5.9	0.0	0.0	0.0	15.3	72.6 a)	78.0	孟加拉
1.0	0.5	0.8	16.6	3.4	9.6	5.6	70.0	-	巴巴多斯
46.9	8.2	26.2	18.0	5.5	11.2	8.9	74.2 a)	16.1	白俄罗斯
27.8	13.8	20.7	19.4	5.2	12.1	5.8	-	6.6	比利时
7.9	1.6	4.7	11.4	2.2	6.8	28.3	65.9 a)	69.0	伯利兹
13.9	5.9	9.9	5.3	0.8	3.0	27.5	25.9 a)	94.0	贝宁
14.0	8.5	11.4	0.9	0.1	0.6	17.4	84.6 a)	28.4	不丹
15.8	8.6	12.2	8.0	1.6	4.8	15.5	50.3 a)	71.0	玻利维亚
14.1	3.6	8.8	10.9	2.1	6.4	15.7	21.9 a)	10.7	波斯尼亚和黑塞哥维那
14.2	4.5	9.3	14.4	2.4	8.4	23.8	-	37.5	博茨瓦纳
10.0	3.1	6.5	13.4	2.4	7.8	19.7	-	60.8	巴西
6.4	2.7	4.6	0.6	0.2	0.4	-		11.4	文莱达鲁萨兰国
18.2	5.1	11.5	21.0	4.9	12.7	10.2	-	39.4	保加利亚
10.2	5.3	7.7	14.2	2.4	8.2	30.5	56.4	122.0	布基纳法索
13.4	4.9	9.1	13.0	2.2	7.5	34.7	38.0	58.0	布隆迪
16.5	6.1	11.3	10.0	1.7	5.7	25.0	-	80.0	佛得角
7.8	2.9	5.3	11.9	2.0	6.7	17.8	56.5	57.0	柬埔寨
17.1	7.4	12.2	15.2	2.7	8.9	30.1	47.0	119.0	喀麦隆
18.1	7.0	12.5	14.6	3.4	8.9	5.8	-	11.1	加拿大
11.5	4.0	7.7	5.7	1.0	3.3	33.6	28.7 a)	229.0	中非共和国
10.3	7.4	8.8	2.7	0.4	1.6	27.6	20.2	179.0	乍得
17.2	4.0	10.6	15.0	3.7	9.3	12.5	-	40.6	智利
9.1	10.3	9.7	11.7	2.5	7.2	18.2	-	9.2	中国
11.6	2.8	7.2	10.1	1.8	5.8	18.5	86.6	71.6	哥伦比亚
9.9	3.6	6.8	1.6	0.2	0.9	26.5	28.8	70.0	科摩罗
8.4	3.3	5.9	12.9	2.8	7.8	27.4	43.2	147.0	刚果
-	-	-	17.5	3.7	10.6	17.3	-	67.0	库克群岛
13.5	2.4	7.9	8.2	1.4	4.8	16.7	89.1 a)	53.2	哥斯达黎加
20.6	8.3	14.5	14.0	2.4	8.4	23.6	39.4 a)	129.0	科特迪瓦
25.6	7.9	16.5	15.1	3.3	8.9	8.1	-	9.6	克罗地亚
22.1	5.8	13.9	10.2	1.9	6.1	8.5	88.8	50.4	古巴
8.2	2.3	5.3	17.1	4.2	10.8	5.1	-	4.9	塞浦路斯
21.4	5.1	13.1	23.2	6.2	14.4	5.9	-	11.6	捷克
14.1	8.5	11.2	6.7	1.2	3.9	-	89.8 a)	-	朝鲜民主主义人民共和国
8.4	2.9	5.7	4.4	0.8	2.6	33.7	18.9	138.0	刚果民主共和国
17.3	8.2	12.8	16.5	4.5	10.4	4.0	-	2.5	丹麦
9.0	4.3	6.7	0.9	0.1	0.5	-		20.6	吉布提
-	-	-	13.8	2.7	8.2	10.9	-	-	多米尼加岛
16.8	3.1	9.9	11.6	2.2	6.9	34.6	81.7	45.3	多米尼加共和国
10.3	3.9	7.1	7.4	1.5	4.4	21.3	79.4	56.5	厄瓜多尔
6.4	1.5	4.0	0.7	0.1	0.4	9.7	80.0 a)	56.0	埃及
24.2	4.5	13.7	6.9	1.1	3.8	22.2	80.0	69.2	萨尔瓦多
23.5	7.7	16.4	17.4	4.7	11.3	24.6	20.7 a)	176.0	赤道几内亚

	3.3 (续)						3.4		
数据类型	肺结核发病率[j]（每10万人口）			疟疾发病率[j]（每1000名高危者）	5岁以下儿童乙型肝炎表面抗原(HBsAg)流行率[k]（%）	报告的需要接受被忽视的热带疾病之干预的人数[l]	30-70岁人群心血管疾病、癌症、糖尿病、慢性呼吸道疾病死亡概率[a,m]（%）		
	可比数据			可比数据	可比数据	原始数据	可比数据		
	男性	女性	两性	可比数据	可比数据	原始数据	男性	女性	两性
成员国	2017			2017	2015	2017	2016		
厄立特里亚	73	60	67	22.9	0.74	1 076 700	25.3	22.7	23.9
爱沙尼亚	21	9.9	15	-	0.36	9	25.0	10.3	17.0
斯瓦蒂尼	360	259	308	1.9	0.85	261 261	29.8	24.4	26.7
埃塞俄比亚	179	149	164	37.4	2.61	69 802 696	18.7	18.0	18.3
斐济	66	32	49	-	0.34	911 449	36.8	24.0	30.6
芬兰	6.4	3.4	4.9	-	1.05	5	13.3	7.2	10.2
法国	12	6.4	9.0	-	0.01	321	14.1	7.2	10.6
加蓬	637	414	529	168.9	4.16	694 119	14.9	13.9	14.4
冈比亚	253	97	174	56.7	1.17	160 763	21.9	18.9	20.4
乔治亚	116	58	86	0.0	0.26	412 310	34.9	15.9	24.9
德国	10	4.9	7.5	-	0.24	752	15.2	8.9	12.1
加纳	179	125	152	270.7	3.61	16 388 663	18.2	23.2	20.8
希腊	5.9	3.1	4.5	-	0.37	41	17.3	7.7	12.4
格林纳达	4.1	2.3	3.2	-	0.47	239	25.5	17.3	21.4
危地马拉	29	22	25	0.4	0.05	4 836 947	14.9	15.0	14.9
几内亚	209	143	176	336.7	7.47	7 620 187	21.8	22.9	22.4
几内亚比绍	470	281	374	58.0	2.12	1 348 965	20.2	19.9	20.0
圭亚那	109	63	86	32.0	0.95	730 205	32.4	28.8	30.5
海地	205	159	181	3.3	2.04	6 052 962	28.2	25.0	26.5
洪都拉斯	46	29	38	0.2	0.25	2 726 402	16.1	12.1	14.0
匈牙利	10	5.2	7.7	-	0.44	31	31.1	15.6	23.0
冰岛	5.8	3.1	4.5	-	0.88	1	9.9	8.2	9.1
印度	255	150	204	7.7	0.51	515 659 936	26.7	19.8	23.3
印度尼西亚	370	267	319	5.8	1.07	100 463 256	30.3	22.6	26.4
伊朗伊斯兰共和国	15	13	14	0.1	0.02	31	16.0	13.7	14.8
伊拉克	40	44	42	0.0	0.06	2 170 486	24.6	18.3	21.3
爱尔兰	9.5	5.1	7.3	-	0.01	10	11.9	8.7	10.3
以色列	4.2	2.3	3.2	-	0.48	0	11.8	7.5	9.6
意大利	10	4.7	7.4	-	0.61	103	12.0	7.2	9.5
牙买加	6.5	3.7	5.1	-	0.16	305 891	16.0	13.4	14.7
日本	19	12	15	-	1.95	8	11.2	5.7	8.4
约旦	7.4	6.2	6.8	-	1.01	155	22.8	15.6	19.2
哈萨克斯坦	82	51	66	0.0	0.21	1	36.8	18.5	26.8
肯尼亚	428	211	319	70.8	0.86	11 626 062	13.9	13.0	13.4
基里巴斯	569	263	413	-	3.65	120 007	34.4	22.9	28.4
科威特	26	29	27	-	0.11	6	19.1	14.7	17.4
吉尔吉斯斯坦	165	123	144	0.0	0.50	113 625	33.4	17.3	24.9
老挝人民民主共和国	227	109	168	5.8	1.94	1 953 002	29.3	24.9	27.0
拉脱维亚	45	21	32	-	0.51	19	32.0	13.4	21.9
黎巴嫩	13	11	12	-	0.21	1	20.3	15.2	17.9
莱索托	846	494	665	-	1.64	387 573	28.7	25.2	26.6
利比里亚	379	236	308	192.6	7.75	2 590 621	17.5	17.7	17.6
利比亚	46	34	40	-	0.27	2 834	24.4	15.9	20.1
立陶宛	76	29	50	-	0.19	57	30.6	12.4	20.7
卢森堡	8.1	4.5	6.3	-	0.24	2	12.2	7.7	10.0
马达加斯加岛	295	181	238	90.9	4.36	20 215 764	24.5	21.5	22.9
马拉维	152	110	131	231.1	3.03	11 771 706	19.9	21.8	20.4
马来西亚	111	73	93	0.1	0.17	83 042	20.1	14.0	17.2
马尔代夫	43	33	39	-	0.19	1 004	16.2	10.3	13.4
马里	68	41	55	386.2	4.88	6 841 620	22.6	26.2	24.6
马耳他	14	7.9	11	-	0.39	9	13.6	8.0	10.8
马绍尔群岛	646	311	480	-	1.56	19 594	-	-	-
毛里塔尼亚	120	75	97	53.9	4.29	855 084	18.3	18.0	18.1
毛里求斯	15	8.8	12	-	0.61	0	27.8	17.5	22.6
墨西哥	27	17	22	0.3	0.04	28 886 412	17.4	14.1	15.7
密克罗尼西亚联邦	218	109	165	-	0.89	70 736	29.0	23.1	26.1

3.4						3.6	3.7		
自杀死亡率 (每10万人口)			(15岁及以上人群)人均纯酒精总消费量 (单位:升)			道路交通死亡率 (每10万人口)	利用现代避孕方法满足计划生育需求的育龄女性的比例 (%)	青少年生育率 (每1000名15-19岁女性)	
可比数据			可比数据			可比数据	原始数据	原始数据	
男性	女性	两性	男性	女性	两性	可比数据			成员国
2016			2018			2016	2009—2018	2009—2017	
12.3	3.6	7.9	2.2	0.3	1.3	25.3	21.0	-	厄立特里亚
30.6	6.6	17.8	19.4	4.9	11.6	6.1	-	12.5	爱沙尼亚
19.5	7.5	13.3	17.3	2.9	9.9	26.9	82.9	87.0	斯威士兰
11.2	3.1	7.2	5.0	0.8	2.9	26.7	62.3[a]	80.0	埃塞俄比亚
7.5	2.4	5.0	5.2	0.7	3.0	9.6	-	40.0	斐济
23.9	8.1	15.9	17.2	4.4	10.7	4.7	-	6.2	芬兰
23.9	11.7	17.7	20.3	5.4	12.6	5.5	-	5.0	法国
10.7	3.2	7.1	18.1	4.6	11.5	23.2	44.0	91.0	加蓬
6.6	3.7	5.1	6.6	1.1	3.8	29.7	26.7	88.0	冈比亚
14.2	2.7	8.2	17.7	2.9	9.8	15.3	52.8[a]	43.6	乔治亚
19.7	7.7	13.6	21.3	5.9	13.4	4.1	-	7.8	德国
8.7	2.1	5.4	4.7	0.7	2.7	24.9	46.2[a]	59.0	加纳
8.1	2.0	5.0	17.2	4.1	10.4	9.2	-	8.0	希腊
1.5	1.9	1.7	15.4	3.1	9.3	9.3	-	-	格林纳达
3.7	1.8	2.7	4.3	0.7	2.5	16.6	66.1	92.0	危地马拉
7.5	5.0	6.3	2.2	0.3	1.3	28.2	21.5[a]	146.0	几内亚
4.7	3.3	4.0	8.3	1.3	4.8	31.1	55.7	106.0	几内亚比绍
43.7	14.4	29.2	10.6	1.9	6.3	24.6	51.5	74.0	圭亚那
17.0	6.5	11.7	10.0	1.8	5.8	-	43.1	55.0	海地
4.4	1.5	2.9	6.9	1.2	4.0	16.7	76.0	103.0	洪都拉斯
29.7	9.6	19.1	19.1	4.5	11.4	7.8	-	22.8	匈牙利
22.3	5.6	14.0	14.5	3.8	9.1	6.6	-	8.0	冰岛
17.8	14.7	16.3	9.4	1.7	5.7	22.6	67.2	28.1	印度
4.8	2.0	3.4	1.4	0.2	0.8	12.2	77.6	40.1	印度尼西亚
5.0	3.1	4.1	1.9	0.1	1.0	20.5	68.6[a]	37.9	伊朗伊斯兰共和国
3.4	2.6	3.0	0.7	0.1	0.4	20.7	54.6[a]	82.0	伊拉克
18.5	4.6	11.5	20.4	5.8	13.0	4.1		8.7	爱尔兰
8.1	2.7	5.4	6.4	1.4	3.8	4.2	-	9.7	以色列
12.1	4.5	8.2	12.5	2.8	7.5	5.6	-	5.1	意大利
3.3	1.0	2.2	7.1	1.2	4.2	13.6	79.2[a]	45.7	牙买加
26.0	11.4	18.5	13.5	2.9	8.0	4.1	-	4.1	日本
3.6	2.2	2.9	1.3	0.2	0.7	24.4	56.7[a]	26.0	约旦
38.3	7.6	22.5	13.6	2.4	7.7	17.6	79.4[a]	36.0	哈萨克斯坦
5.1	1.2	3.2	5.8	0.9	3.4	27.8	76.0	96.0	肯尼亚
24.1	5.0	14.4	0.8	0.1	0.4	4.4	35.8	49.9	基里巴斯
2.8	1.7	2.3	0.0	0.0	0.0	17.6	-	6.1	科威特
13.2	3.5	8.3	11.0	1.7	6.2	15.4	66.2	38.1	吉尔吉斯斯坦
11.4	5.7	8.6	17.6	3.3	10.4	16.6	71.6[a]	75.6	老挝人民民主共和国
37.6	7.3	21.2	21.7	5.7	12.9	9.3	-	18.0	拉脱维亚
4.2	2.4	3.3	2.7	0.3	1.5	18.1	-	-	黎巴嫩
17.8	24.4	21.2	8.9	1.3	5.0	28.9	78.9	94.0	莱索托
7.1	6.6	6.8	9.9	1.6	5.8	35.9	41.4	104.8	利比里亚
8.1	2.2	5.2	0.1	0.0	0.0	26.1	24.0[a]	10.9	利比亚
58.1	9.5	31.9	24.9	6.9	15.0	8.0	-	14.1	立陶宛
18.6	8.3	13.5	19.7	6.3	13.0	6.3	-	5.6	卢森堡
5.6	2.2	3.9	3.4	0.5	1.9	28.6	60.5[a]	152.0	马达加斯加岛
5.8	1.6	3.7	6.4	1.0	3.7	31.0	73.9	136.0	马拉维
7.8	3.2	5.5	1.6	0.3	0.9	23.6	-	11.5	马来西亚
3.0	1.3	2.3	4.8	0.6	2.7	0.9	42.5[a]	12.9	马尔代夫
6.9	2.7	4.8	2.2	0.3	1.3	23.1	35.0	174.0	马里
12.1	2.8	7.5	13.2	2.9	8.1	6.1	-	11.4	马耳他
-	-	-	-	-	-	-		84.5	马绍尔群岛
6.6	2.2	4.4	0.1	0.0	0.0	24.7	30.4[a]	77.0	毛里塔尼亚
13.3	2.4	7.8	6.3	1.0	3.6	13.7	40.8[a]	24.1	毛里求斯
8.0	2.3	5.1	11.1	2.1	6.5	13.1	79.8	66.2	墨西哥
15.8	6.3	11.1	4.2	0.6	2.5	1.9	-	44.0	密克罗尼西亚联邦

成员国	肺结核发病率（每10万人口）可比数据			疟疾发病率（每1000名高危者）可比数据	5岁以下儿童乙型肝炎表面抗原(HBsAg)流行率(%) 可比数据	报告的需要接受被忽视的热带疾病之干预的人数 原始数据	30-70岁人群心血管疾病、癌症、糖尿病、慢性呼吸道疾病死亡概率(%) 可比数据		
数据类型	男性	女性	两性				男性	女性	两性
	2017			2017	2015	2017	2016		
摩纳哥	0.0	0.0	0.0	-	0.20	0	-	-	-
蒙古	483	374	428	-	1.72	17	38.8	21.9	30.2
黑山	18	9.5	14	-	0.65	4	26.4	14.9	20.6
摩洛哥	120	79	99	0.0	0.45	6 926	13.3	11.3	12.4
莫桑比克	700	409	551	337.9	3.67	23 455 304	19.6	17.4	18.4
缅甸	471	250	358	3.7	2.03	37 482 212	27.3	21.5	24.2
纳米比亚	509	342	423	44.6	0.66	1 103 903	24.7	18.7	21.3
瑙鲁	123	59	91	-	2.11	2 844	-	-	-
尼泊尔	207	101	152	0.5	0.31	16 062 081	24.8	19.2	21.8
荷兰	6.8	3.7	5.2	-	0.04	41	12.7	9.7	11.2
新西兰	10	4.7	7.5	-	1.20	3	11.6	8.6	10.1
尼加拉瓜	55	36	45	5.1	0.14	1 614 121	14.8	13.7	14.2
尼日尔	111	68	90	358.6	6.01	14 068 652	20.1	19.8	20.0
尼日利亚	277	159	219	281.1	2.61	133 972 720	20.9	23.9	22.5
纽埃岛	95	47	71	-	0.24	0	-	-	-
北马其顿	17	9.1	13	-	0.20	9	25.3	15.4	20.3
挪威	6.6	3.6	5.1	-	0.01	40	10.7	7.7	9.2
阿曼	5.6	8.8	6.7	0.0	0.44	1	19.4	15.5	17.8
巴基斯坦	288	244	267	4.9	2.75	31 683 212	26.6	22.6	24.7
帕劳群岛	142	69	106	-	0.21	0	-	-	-
巴拿马	73	36	54	0.2	0.22	436 029	15.4	10.8	13.0
巴布亚新几内亚	548	312	432	181.9	2.24	6 546 649	33.6	26.6	30.0
巴拉圭	59	27	44	0.0	0.65	1 974 853	18.7	16.3	17.5
秘鲁	141	91	116	5.6	0.24	2 679 217	14.1	11.2	12.6
菲律宾	773	332	554	0.3	1.07	49 143 288	32.8	21.0	26.8
波兰	24	10	17	-	0.04	104	25.3	12.4	18.7
葡萄牙	26	14	20	-	0.10	13	15.5	7.0	11.1
卡塔尔	19	47	26	-	0.20	21	16.0	13.7	15.3
大韩民国	83	58	70	0.1	0.69	3	10.9	4.7	7.8
摩尔多瓦共和国	142	52	95	-	0.65	0	33.7	17.3	24.9
罗马尼亚	100	45	72	-	0.65	22	29.3	13.9	21.4
俄罗斯联邦	90	34	60	-	0.88	3	36.5	16.1	25.4
卢旺达	76	40	57	505.6	1.74	5 328 513	19.6	17.0	18.2
圣基茨和尼维斯	2.7	1.5	2.1	-	0.38	10	-	-	-
圣卢西亚岛	10	5.5	7.7	-	0.39	23 465	20.7	16.9	18.8
圣文森特和格林纳丁斯	2.6	1.5	2.1	-	0.42	5	27.1	19.1	23.2
萨摩亚	23	12	18	-	1.05	61 325	26.1	14.7	20.6
圣马力诺	0.0	0.0	0.0	-	0.32	0	-	-	-
圣多美和普林西比	147	89	118	11.0	1.36	192 800	18.7	18.6	18.5
沙特阿拉伯	12	7.2	10	0.1	0.30	1 021	17.8	14.2	16.4
塞内加尔	154	91	122	64.6	3.48	12 005 592	19.2	17.2	18.1
塞尔维亚	22	16	19	-	0.11	0	24.6	13.7	19.1
塞舌尔	24	15	19	-	0.15	0	28.7	13.2	21.2
塞拉利昂	359	244	301	379.7	8.18	7 000 858	28.2	32.6	30.5
新加坡	57	37	47	-	0.47	2 695	11.8	6.9	9.3
斯洛伐克	6.4	3.3	4.8	-	0.56	9	23.6	11.2	17.2
斯洛文尼亚	8.1	4.3	6.2	-	1.04	12	16.4	8.9	12.7
所罗门群岛	102	50	76	171.0	2.93	530 022	26.1	21.4	23.8
索马里	313	219	266	36.7	10.54	2 532 411	21.7	22.0	21.8
南非	671	466	567	4.0	1.74	19 334 622	32.3	21.2	26.2
南苏丹	181	111	146	141.7	21.13	9 500 223	20.0	19.5	19.8
西班牙	14	7.9	11	-	0.19	316	13.6	6.4	9.9
斯里兰卡	86	44	64	0.0	0.64	187 588	22.1	13.2	17.4
苏丹	90	63	77	37.4	2.86	11 031 353	27.8	24.3	26.0
苏里南	36	21	29	0.5	0.36	54 467	26.4	17.2	21.7
瑞典	7.3	4.0	5.7	-	0.32	140	10.7	7.6	9.1

3.4						3.6	3.7		
自杀死亡率 s,m(每10万人口)			(15岁及以上人群)人均纯酒精总消费量 n(单位:升)			道路交通死亡率 o(每10万人口)	利用现代避孕方法满足计划生育需求的育龄女性的比例 q(%)	青少年生育率 r(每1000名15-19岁女性)	
可比数据			可比数据			可比数据	原始数据	原始数据	
男性	女性	两性	男性	女性	两性				成员国
2018			2018			2016	2009-2018	2009-2017	
-	-	-	-	-	-	-	-	-	摩纳哥
22.6	3.5	13.0	12.8	2.1	7.4	16.5	65.2	26.7	蒙古
15.4	5.3	10.3	13.5	2.8	8.0	10.7	42.8	11.1	黑山
2.3	3.4	2.9	1.1	0.1	0.6	19.6	68.6 aj	-	摩洛哥
7.4	2.5	4.9	4.3	0.7	2.4	30.1	55.5	167.0	莫桑比克
5.9	9.5	7.8	8.5	1.3	4.8	19.9	74.9	36.0	缅甸
14.1	3.6	8.7	17.3	2.9	9.8	30.4	80.4	82.0	纳米比亚
-	-	-	10.5	1.6	6.0	-	-	94.0	瑙鲁
9.7	7.9	8.8	3.6	0.6	2.0	15.9	56.0 aj	88.0	尼泊尔
16.2	9.0	12.6	13.9	3.6	8.7	3.8	-	3.2	荷兰
17.9	6.6	12.1	17.2	4.6	10.7	7.8	-	16.0	新西兰
19.3	5.3	12.2	9.1	1.5	5.2	-	92.6 aj	92.0	尼加拉瓜
5.9	3.3	4.6	0.9	0.1	0.5	26.2	45.5 aj	146.0	尼日尔
9.9	9.2	9.5	21.9	4.6	13.4	21.4	42.8	145.0	尼日利亚
-	-	-	12.0	2.1	7.0	-	-	20.0	纽埃岛
11.9	3.9	7.9	13.5	2.8	8.1	6.4	22.3 aj	16.2	北马其顿
15.9	8.4	12.2	11.6	3.2	7.5	2.7	-	4.6	挪威
5.6	0.8	3.9	1.0	0.1	0.8	16.1	39.6 aj	13.5	阿曼
2.7	3.0	2.9	0.6	0.1	0.3	14.3	48.5 aj,ak	44.0	巴基斯坦
-	-	-	-	-	-	-	-	27.0	帕劳群岛
7.4	1.2	4.3	13.2	2.6	7.9	14.3	73.3	78.8	巴拿马
8.6	3.3	6.0	2.1	0.3	1.2	14.2	-	-	巴布亚新几内亚
12.4	6.5	9.5	12.2	2.1	7.2	22.7	78.9	-	巴拉圭
7.2	2.7	4.9	10.5	2.2	6.3	13.5	66.6 aj	49.4	秘鲁
4.3	2.0	3.2	11.3	1.9	6.6	12.3	52.5	47.0	菲律宾
28.9	4.3	16.2	19.2	4.7	11.6	9.7	-	12.3	波兰
22.2	6.5	14.0	20.5	5.1	12.3	7.4	-	8.2	葡萄牙
8.5	0.9	6.6	2.5	0.4	2.0	9.3	68.9 aj	10.5	卡塔尔
38.4	15.4	26.9	16.7	3.9	10.2	9.8	-	1.3	大韩民国
27.9	4.7	15.9	25.2	6.1	15.2	9.7	60.4 aj	26.7	摩尔多瓦共和国
17.9	3.3	10.4	21.0	5.0	12.7	10.3	-	35.3	罗马尼亚
55.9	9.4	31.0	18.7	5.8	11.7	18.0	72.4 aj	24.0	俄罗斯联邦
9.7	3.8	6.7	16.0	2.9	9.0	29.7	62.9	45.0	卢旺达
-	-	-	15.5	3.4	9.4	-	-	-	圣基茨和尼维斯
13.5	2.2	7.8	16.7	3.4	9.9	35.4	72.4 aj	-	圣卢西亚岛
3.9	0.9	2.4	13.7	2.7	8.2	-	-	63.7	圣文森特和格林纳丁斯
6.7	1.9	4.4	4.3	0.6	2.5	11.3	39.4 aj	39.2	萨摩亚
-	-	-	-	-	-	0.0	-	0.0	圣马力诺
3.0	1.6	2.3	11.8	2.0	6.8	27.5	52.2	92.0	圣多美和普林西比
4.5	1.5	3.2	0.3	0.1	0.2	28.8	-	-	沙特阿拉伯
9.3	2.9	6.0	1.3	0.2	0.7	23.4	50.9	80.0	塞内加尔
23.5	8.1	15.6	18.5	4.1	11.1	7.4	38.7	16.4	塞尔维亚
16.4	2.4	9.3	19.7	4.1	12.0	15.9	-	65.8	塞舌尔
11.3	8.1	9.7	9.8	1.6	5.7	-	44.7 aj	125.0	塞拉利昂
13.8	6.1	9.9	3.3	0.8	2.0	2.8	-	2.7	新加坡
22.7	3.5	12.8	18.9	4.6	11.5	6.1	-	24.3	斯洛伐克
30.4	6.9	18.6	20.4	5.1	12.6	6.4	-	4.5	斯洛文尼亚
6.8	2.6	4.7	2.5	0.3	1.4	17.4	38.0 aj	78.0	所罗门群岛
6.3	3.1	4.7	0.0	0.0	0.0	27.1	-	64.0	索马里
18.7	4.7	11.6	16.2	2.7	9.3	25.9	77.9 aj	71.0	南非
4.9	2.6	3.7	-	-	-	29.9	5.6 aj	-	南苏丹
13.1	4.5	8.7	16.4	4.0	10.0	4.1	-	7.7	西班牙
23.5	6.4	14.6	7.7	1.2	4.3	14.9	74.3 aj	-	斯里兰卡
12.2	4.0	8.1	0.9	0.1	0.5	25.7	30.1 aj	87.0	苏丹
34.7	10.9	22.8	8.7	1.6	5.1	14.5	73.2 aj	57.7	苏里南
19.1	10.5	14.8	14.6	3.8	9.2	2.8	-	4.5	瑞典

	肺结核发病率 (每 10 万人口)			疟疾发病率 (每 1000 名高危者)	5 岁以下儿童乙型肝炎表面抗原(HBsAg)流行率 ᵏ(%)	报告的需要接受被忽视的热带疾病之干预的人数	30-70 岁人群心血管疾病、癌症、糖尿病、慢性呼吸道疾病死亡概率 ˡ,ᵐ(%)		
数据类型	可比数据			可比数据	可比数据	原始数据	可比数据		
	男性	女性	两性				男性	女性	两性
成员国	2017			2017	2015	2017	2016		
瑞士	9.4	5.0	7.2	-	0.17	0	10.6	6.6	8.6
阿拉伯叙利亚共和国	22	16	19	0.0	0.37	1 925 000	24.9	18.7	21.8
塔吉克斯坦	92	77	85	0.0	0.71	2 844 918	28.6	22.0	25.3
泰国	211	105	156	0.8	0.17	53 368	18.3	11.0	14.5
东帝汶	597	396	498	0.1	0.87	1 279 948	21.7	18.0	19.9
多哥	51	31	41	370.9	3.36	5 376 102	24.1	23.1	23.6
汤加	16	7.6	12	-	2.35	37 131	29.7	17.5	23.3
特立尼达和多巴哥	22	12	17	-	0.43	18 226	24.6	18.0	21.3
突尼斯	33	34	34	-	0.76	4 800	20.2	12.2	16.1
土耳其	19	14	17	0.0	0.32	0	21.5	11.3	16.1
土库曼斯坦	50	35	43	0.0	0.23	182	36.7	22.9	29.5
图瓦卢	315	155	236	-	0.70	10 782	-	-	-
乌干达	288	114	201	200.7	3.16	22 879 140	23.8	20.3	21.9
乌克兰	121	51	84	-	0.46	0	35.1	16.2	24.7
阿拉伯联合酋长国	0.6	1.3	0.8	0.0	0.08	0	17.3	15.5	16.8
英国	10	7.5	8.9	-	0.22	473	12.9	9.0	10.9
坦桑尼亚联合共和国	368	173	269	113.0	1.69	26 709 404	18.5	17.4	17.9
美利坚合众国	3.8	2.4	3.1	-	0.04	539	17.5	11.8	14.6
乌拉圭	41	22	31	-	0.35	5	21.4	12.5	16.7
乌兹别克斯坦	81	65	73	0.0	0.60	405 951	29.7	19.6	24.5
瓦努阿图	68	33	51	8.2	8.48	277 708	27.2	19.2	23.3
委内瑞拉 (玻利瓦尔共和国)	55	29	42	47.6	0.62	4 454 888	21.8	14.5	18.1
越南	184	76	129	0.1	1.20	6 953 978	23.4	11.5	17.1
也门	47	49	48	41.9	2.54	7 342 169	33.2	28.2	30.6
赞比亚	446	276	361	203.3	1.84	12 635 340	18.5	17.4	17.9
津巴布韦	264	181	221	95.2	4.38	10 660 813	18.7	19.8	19.3
世卫组织区域									
非洲区域	294	179	237	219.4	2.34	594	21.1	20.1	20.6
世卫组织美洲地区	36	20	28	7.3	0.07	76	17.8	12.6	15.1
东南亚区域	279	169	226	7.1	0.26	733	26.5	19.6	23.1
欧洲区域	40	20	30	0.0	0.21	5	22.2	11.6	16.7
东地中海区域	121	105	113	14.8	0.69	75	24.1	19.8	22.0
西太平洋地区	126	62	95	2.5	0.38	98	19.3	13.1	16.2
全球	168	99	134	59.1	0.80	1 583	21.6	15.0	18.3

自杀死亡率 (每10万人口)			(15岁及以上人群)人均纯酒精总消费量 (单位:升)			道路交通死亡率 (每10万人口)	利用现代避孕方法满足计划生育需求的育龄女性的比例 (%)	青少年生育率 (每1000名15-19岁女性)	
可比数据			可比数据			可比数据	原始数据	原始数据	
男性	女性	两性	男性	女性	两性				
2016			2016			2016	2009-2018	2009-2017	成员国
22.0	12.4	17.2	18.1	5.1	11.5	2.7	-	5.5	瑞士
2.9	0.9	1.9	0.6	0.1	0.3	26.5	53.3 a)	54.0	阿拉伯叙利亚共和国
3.7	1.3	2.5	5.7	0.8	3.3	18.1	44.8 a)	54.0	塔吉克斯坦
23.4	5.9	14.4	14.3	2.5	8.3	32.7	89.2 a)	42.5	泰国
6.2	2.9	4.6	3.5	0.5	2.1	12.7	37.4	50.0	东帝汶
12.8	6.4	9.6	5.4	0.9	3.1	29.2	37.4	85.0	多哥
4.3	2.7	3.5	2.7	0.4	1.5	16.8	47.9 a)	30.0	汤加
23.0	4.5	13.6	13.9	3.1	8.4	12.1	58.2 a)	38.0	特立尼达和多巴哥
4.4	2.3	3.4	3.6	0.2	1.9	22.8	73.2 a)	6.9	突尼斯
11.4	3.3	7.3	3.7	0.4	2.0	12.3	59.7 a)	26.9	土耳其
10.1	3.5	6.7	9.5	1.5	5.4	14.5	75.6 a)	28.0	土库曼斯坦
-	-	-	3.1	0.4	1.7	-	-	28.0	图瓦卢
10.7	9.1	9.9	16.1	3.0	9.5	29.0	53.5 a)	141.0	乌干达
41.1	6.3	22.4	14.1	4.0	8.6	13.7	68.0 a)	26.1	乌克兰
3.6	0.7	2.8	4.8	0.6	3.8	18.1	-	34.2	阿拉伯联合酋长国
13.5	4.4	8.9	18.4	4.8	11.5	3.1	-	13.7	英国
7.7	3.2	5.4	16.0	2.9	9.4	29.2	54.0	132.0	坦桑尼亚联合共和国
23.6	7.2	15.3	15.8	4.1	9.8	12.4	77.2 a)	20.3	美利坚合众国
29.2	8.3	18.4	17.8	4.5	10.8	13.4	-	51.3	乌拉圭
9.9	4.8	7.4	4.8	0.7	2.7	11.5	-	29.5	乌兹别克斯坦
6.6	2.2	4.5	1.8	0.2	1.0	15.9	50.7 a)	78.0	瓦努阿图
6.3	1.1	3.7	9.7	1.7	5.6	33.7	-	94.5	委内瑞拉 (玻利瓦尔共和国)
10.9	3.7	7.3	14.5	2.5	8.4	26.4	69.6	30.1	越南
11.3	5.6	8.5	0.1	0.0	0.1	-	37.7 a)	67.0	也门
8.8	3.5	6.1	8.4	1.4	4.8	-	62.4	141.0	赞比亚
15.7	6.0	10.7	8.5	1.3	4.8	34.7	84.8	110.0	津巴布韦
									世卫组织区域
9.9	4.9	7.4	10.3	2.4	6.3	26.6	55.7	99.1	非洲区域
15.1	4.6	9.8	12.4	3.6	8.0	15.6	82.8	48.6	世卫组织美洲地区
14.8	11.6	13.2	7.5	1.6	4.5	20.7	71.4	33.0	东南亚区域
24.8	6.6	15.4	15.8	4.5	9.8	9.3	76.7	16.6	欧洲区域
5.1	2.7	3.9	0.9	0.1	0.6	18.0	60.8	44.5	东地中海区域
10.9	9.4	10.2	11.3	3.2	7.3	16.9	87.2	14.2	西太平洋地区
13.5	7.7	10.6	10.1	2.7	6.4	18.2	75.7	43.9	全球

	3.8			3.9					
	UHC 服务覆盖指数	家庭医疗支出超过家庭总支出或总收入10%的人口(%)	家庭医疗支出超过家庭总支出或总收入25%的人口(%)	室内和环境空气污染导致的年龄标准化死亡率(每10万人口)			对不安全的饮用水、卫生设施和个人卫生服务的暴露导致的死亡率(每10万人口)		
数据类型	可比数据	原始数据	原始数据	可比数据			可比数据		
				男性	女性	两性	男性	女性	两性
成员国	2015	2009-2015	2009-2015	2016			2016		
阿富汗	34	-	-	228.7	194.7	211.1	12.6	15.3	13.9
阿尔巴尼亚	62	16.7	5.0	82.4	54.7	68.0	0.2	0.1	0.2
阿尔及利亚	76	-	-	55.2	44.3	49.7	1.7	2.0	1.9
安道尔	-	-	-	-	-	-	-	-	-
安哥拉	36	-	-	120.2	116.9	118.5	52.6	45.2	48.8
安提瓜和巴布达	75	-	-	37.2	24.1	29.9	0.1	0.1	0.1
阿根廷	76	-	-	35.8	19.9	26.6	0.3	0.4	0.4
亚美尼亚	67	16.1	4.9	77.5	38.1	54.8	0.2	0.2	0.2
澳大利亚	≥80	3.7	0.5	10.2	6.7	8.4	0.1	0.1	0.1
奥地利	≥80	-	-	19.4	11.8	15.3	0.1	0.2	0.1
阿塞拜疆	64	-	-	80.0	51.1	63.9	1.3	1.0	1.1
巴哈马群岛	72	-	-	25.7	15.2	19.9	0.1	0.1	0.1
巴林	72	-	-	44.6	34.9	40.1	<0.1	<0.1	<0.1
孟加拉	46	13.6	4.8	161.3	136.8	149.0	10.1	13.8	11.9
巴巴多斯	79	-	-	38.9	24.9	31.1	0.1	0.2	0.2
白俄罗斯	74	4.4	0.2	93.6	39.6	60.7	0.1	0.1	0.1
比利时	≥80	11.5	1.4	20.6	11.6	15.7	0.2	0.4	0.3
伯利兹	61	-	-	82.5	54.7	68.6	1.0	0.9	1.0
贝宁	41	-	-	219.5	193.2	205.0	65.1	54.4	59.7
不丹	59	-	-	119.9	130.3	124.5	3.4	4.6	3.9
玻利维亚	60	-	-	72.4	55.9	63.7	6.2	4.9	5.6
波斯尼亚和黑塞哥维那	57	8.6	1.3	100.8	62.1	79.8	0.1	0.1	0.1
博茨瓦纳	60	-	-	120.4	88.0	101.3	11.2	12.3	11.8
巴西	77	-	-	37.2	24.1	29.9	1.0	1.1	1.0
文莱达鲁萨兰国	≥80	-	-	15.3	11.4	13.3	<0.1	<0.1	<0.1
保加利亚	64	12.8	0.8	82.0	45.1	61.8	0.1	0.1	0.1
布基纳法索	39	3.5	0.6	222.8	194.0	206.2	45.5	53.7	49.6
布隆迪	43	-	-	186.8	173.1	179.9	64.0	66.8	65.4
佛得角	62	-	-	120.4	85.2	99.5	4.3	4.0	4.1
柬埔寨	55	20.0	5.6	163.9	139.5	149.8	6.6	6.3	6.5
喀麦隆	44	10.8	3.0	228.3	189.7	208.1	46.2	44.1	45.2
加拿大	≥80	2.6	0.5	8.7	5.4	7.0	0.3	0.4	0.4
中非共和国	33	-	-	220.6	203.5	211.9	89.7	74.7	82.1
乍得	29	-	-	300.5	261.5	280.1	107.0	95.0	101.0
智利	70	-	-	32.8	19.3	25.3	0.2	0.2	0.2
中国	76	-	-	126.1	100.3	112.7	0.5	0.7	0.6
哥伦比亚	76	16.9	2.8	45.4	30.0	37.0	0.7	0.8	0.8
科摩罗	47	-	-	192.5	154.4	172.4	51.1	50.3	50.7
刚果	38	2.0	0.4	121.8	138.0	130.7	43.5	33.9	38.7
库克群岛	-	-	-	-	-	-	-	-	-
哥斯达黎加	75	10.1	1.8	28.6	18.4	23.3	0.7	1.0	0.9
科特迪瓦	44	-	-	278.9	258.5	269.1	49.5	44.7	47.2
克罗地亚	69	2.8	0.3	48.4	25.2	35.5	0.1	0.1	0.1
古巴	78	-	-	57.7	42.1	49.5	1.0	1.0	1.0
塞浦路斯	73	16.1	1.5	28.0	13.2	20.1	0.3	0.3	0.3
捷克	73	2.2	0.1	39.6	21.5	29.6	0.1	0.2	0.2
朝鲜民主主义人民共和国	68	-	-	287.5	158.5	207.7	1.6	1.1	1.1
刚果民主共和国	40	-	-	159.7	166.0	163.9	69.8	49.8	59.8
丹麦	≥80	2.9	0.5	15.8	10.9	13.2	0.2	0.4	0.3
吉布提	47	-	-	176.8	142.8	159.0	29.4	33.2	31.3
多米尼加岛	-	-	-	-	-	-	-	-	-
多米尼加共和国	74	-	-	50.0	36.3	43.0	2.2	2.2	2.2
厄瓜多尔	75	-	-	28.8	20.7	24.5	0.6	0.7	0.6
埃及	68	26.2	3.9	130.4	90.4	108.9	1.8	2.2	2.0
萨尔瓦多	77	-	-	50.8	34.9	41.9	2.4	1.6	2.0
赤道几内亚	45	-	-	180.9	174.2	177.7	21.0	23.9	22.3

3.9			3.a			3.b				
意外中毒死亡率 c, m (每10万人口)			15岁及以上人群中年龄标准化吸烟率 u (%)			1岁儿童百白破三联疫苗免疫覆盖率 v (%)	各国适龄儿童第二剂麻疹疫苗免疫覆盖率 v (%)	1岁儿童第三剂肺炎球菌结合疫苗免疫覆盖率 v (%)	各受援国医学研究和基本保健部门获得的净官方发展援助人均总额 w (美元)	
可比数据			可比数据			可比数据	可比数据	可比数据	原始数据	
男性	女性	两性	男性	女性	两性					
2016			2016			2017	2017	2017	2017	成员国
0.5	1.9	1.2	-	-	-	65	39	65	5.70	阿富汗
0.5	0.4	0.4	51.2	7.1	29.2	99	98	99	0.78	阿尔巴尼亚
0.9	0.6	0.8	30.4	0.7	15.6	91	92	89	0.01	阿尔及利亚
-	-	-	37.8	29.0	33.4	99	94	98	-	安道尔
3.4	2.0	2.7	-	-	-	52	30	59	2.09	安哥拉
0.3	0.4	0.4	-	-	-	95	68	-	0.41	安提瓜和巴布达
0.8	0.5	0.6	27.7	16.2	22.0	86	89	76	0.03	阿根廷
0.9	0.4	0.6	52.1	1.5	26.8	94	97	94	2.12	亚美尼亚
0.2	0.2	0.2	16.5	13.0	14.8	95	93	94	-	澳大利亚
0.3	0.2	0.2	30.9	28.4	29.7	90	84	-	-	奥地利
0.8	0.3	0.6	42.5	0.3	21.4	95	97	96	0.85	阿塞拜疆
0.2	0.1	0.1	20.4	3.1	11.8	94	76	93	-	巴哈马群岛
0.3	0.1	0.2	37.6	5.8	21.7	97	99	97	-	巴林
0.3	0.2	0.3	44.7	1.0	22.9	97	96	97	1.37	孟加拉
0.2	0.2	0.2	14.5	1.9	8.2	90	77	89	-	巴巴多斯
4.3	1.1	2.6	46.1	10.5	28.3	97	98	-	0.32	白俄罗斯
0.3	0.2	0.2	31.4	25.1	28.3	98	85	94	-	比利时
0.7	0.3	0.5	-	-	-	88	88	-	5.47	伯利兹
4.3	2.7	3.5	12.3	0.6	6.5	82	-	75	7.87	贝宁
0.7	0.5	0.6	-	-	-	98	99	-	3.19	不丹
2.6	1.4	2.0	-	-	-	84	-	83	1.93	玻利维亚
0.6	0.4	0.5	47.7	30.2	39.0	75	80	-	9.76	波斯尼亚和黑塞哥维那
1.2	1.1	1.1	34.4	5.7	20.1	95	74	89	7.64	博茨瓦纳
0.2	0.2	0.2	17.9	10.1	14.0	89	41	84	0.03	巴西
0.4	0.2	0.3	30.9	2.0	16.5	99	98	-	-	文莱达鲁萨兰国
0.8	0.4	0.6	44.4	30.1	37.3	92	92	91	-	保加利亚
3.4	2.6	3.0	23.9	1.6	12.8	91	50	91	4.37	布基纳法索
6.8	3.7	5.2	-	-	-	91	75	91	8.75	布隆迪
0.6	0.5	0.5	16.5	2.1	9.3	96	85	-	2.99	佛得角
0.7	0.5	0.6	33.7	2.0	17.9	93	61	82	4.83	柬埔寨
4.0	2.2	3.1	-	-	-	86	-	84	2.46	喀麦隆
0.3	0.3	0.3	16.6	12.0	14.3	91	86	80	-	加拿大
4.2	2.3	3.2	-	-	-	47	-	47	10.49	中非共和国
4.8	2.4	3.6	-	-	-	41	-	-	2.44	乍得
0.3	0.1	0.2	41.5	34.2	37.9	93	90	93	0.03	智利
1.1	1.6	1.4	48.4	1.9	25.2	99	99	-	0.10	中国
0.5	0.2	0.4	13.5	4.7	9.1	92	89	91	0.22	哥伦比亚
2.8	1.9	2.4	23.6	4.4	14.0	91	-	-	2.92	科摩罗
1.4	1.0	1.2	52.3	1.7	27.0	69	-	66	1.43	刚果
-	-	-	29.8	21.2	25.5	99	95	-	4.78	库克群岛
0.5	0.1	0.3	17.4	6.4	11.9	96	93	96	0.06	哥斯达黎加
5.1	2.8	3.9	-	-	-	84	-	99	3.98	科特迪瓦
0.2	0.1	0.2	39.9	34.3	37.1	92	95	-	-	克罗地亚
0.1	0.5	0.3	53.3	17.1	35.2	99	99	-	0.06	古巴
0.1	0.1	0.1	52.7	19.6	36.2	97	88	81	-	塞浦路斯
0.4	0.2	0.3	38.3	30.5	34.4	96	90	-	-	捷克
2.0	1.8	1.9				97	98		0.98	朝鲜民主主义人民共和国
3.9	2.5	3.2	-	-	-	81	-	79	5.32	刚果民主共和国
0.2	0.1	0.1	18.8	19.3	19.1	98	88	97	-	丹麦
2.9	1.8	2.4	24.5	1.7	13.1	68	82	68	8.85	吉布提
-	-	-	-	-	-	91	81	-	0.49	多米尼加岛
0.4	0.4	0.4	19.1	8.5	13.8	84	-	64	0.39	多米尼加共和国
0.8	0.4	0.6	12.3	2.0	7.2	85	73	84	0.47	厄瓜多尔
0.3	0.2	0.3	50.1	0.2	25.2	94	94	-	0.05	埃及
0.3	0.1	0.2	18.8	2.5	10.7	85	86	87	1.01	萨尔瓦多
2.2	1.5	1.9	-	-	-	25	-	-	2.00	赤道几内亚

	3.8			3.9					
	UHC 服务覆盖指数	家庭医疗支出超过家庭总支出或总收入 10% 的人口 (%)	家庭医疗支出超过家庭总支出或总收入 25% 的人口 (%)	室内和环境空气污染导致的年龄标准化死亡率（每 10 万人口）			对不安全的饮用水、卫生设施和个人卫生服务的暴露导致的死亡率（每 10 万人口）		
数据类型	可比数据	原始数据	原始数据	可比数据			可比数据		
				男性	女性	两性	男性	女性	两性
成员国	2015	2009-2015	2009-2015	2016			2016		
厄立特里亚	38	-	-	200.9	149.9	173.7	47.6	43.5	45.6
爱沙尼亚	76	8.8	1.2	36.2	17.3	25.0	<0.1	<0.1	<0.1
斯瓦蒂尼	58	13.4	2.0	156.9	123.7	137.0	25.9	29.8	27.9
埃塞俄比亚	39	-	-	158.2	131.9	144.4	46.5	40.8	43.7
斐济	66	-	-	130.7	69.8	99.0	3.5	2.2	2.9
芬兰	79	6.4	1.0	10.0	4.9	7.2	<0.1	<0.1	<0.1
法国	≥80			13.3	6.7	9.7	0.3	0.3	0.3
加蓬	52	-	-	79.1	73.0	76.0	22.5	18.6	20.6
冈比亚	46	-	-	254.1	220.1	237.0	30.9	28.4	29.7
乔治亚	66	29.2	9.0	139.9	73.0	101.8	0.2	0.2	0.2
德国	79			20.5	12.0	16.0	0.5	0.7	0.6
加纳	45	-	-	203.0	204.1	203.8	18.2	19.4	18.8
希腊	70	14.6	1.8	36.1	19.9	27.6	<0.1	0.1	<0.1
格林纳达	72	-	-	51.5	38.9	45.3	0.7	<0.1	0.3
危地马拉	57	1.4	0.0	81.2	67.8	73.8	6.6	6.0	6.3
几内亚	35	7.0	1.3	249.4	237.1	243.3	48.3	41.0	44.6
几内亚比绍	39	-	-	224.5	205.9	214.7	37.7	33.0	35.3
圭亚那	68	-	-	117.3	98.4	107.8	4.1	3.2	3.6
海地	47	-	-	197.5	172.4	184.3	27.5	20.1	23.8
洪都拉斯	64	-	-	75.6	47.8	60.7	3.4	3.8	3.6
匈牙利	70	7.4	0.3	53.3	28.4	38.8	0.2	0.3	0.2
冰岛	≥80	-	-	10.6	7.0	8.7	0.1	0.1	0.1
印度	56	17.3	3.9	202.3	166.0	184.3	15.9	21.5	18.6
印度尼西亚	49	3.6	0.4	134.0	93.6	112.4	6.3	7.8	7.1
伊朗伊斯兰共和国	65	15.8	3.8	55.6	45.9	50.9	1.0	1.0	1.0
伊拉克	63	-	-	88.0	64.0	75.1	3.8	2.3	3.0
爱尔兰	78	6.4	0.7	14.7	9.4	11.9	<0.1	0.1	0.1
以色列	≥80	6.7	1.0	20.6	11.1	15.4	0.2	0.3	0.2
意大利	≥80	9.3	1.1	19.6	11.1	15.0	0.1	0.2	0.1
牙买加	60	-	-	30.0	21.3	25.4	0.7	0.6	0.6
日本	≥80	-	-	16.7	8.1	11.9	0.1	0.2	0.2
约旦	70	-	-	64.7	38.6	51.2	0.5	0.8	0.6
哈萨克斯坦	71	1.8	0.1	85.6	46.6	62.7	0.4	0.4	0.4
肯尼亚	57	-	-	81.4	74.9	78.1	52.6	49.7	51.2
基里巴斯	40	-	-	186.8	106.9	140.2	13.5	19.7	16.7
科威特	77	-	-	113.6	88.8	103.8	<0.1	<0.1	<0.1
吉尔吉斯斯坦	66	3.5	0.8	142.3	86.9	110.7	0.8	0.7	0.8
老挝人民民主共和国	48	-	-	196.2	181.9	188.5	11.2	11.4	11.3
拉脱维亚	64			60.4	28.5	41.3	<0.1	<0.1	<0.1
黎巴嫩	68	-	-	61.2	41.0	51.4	0.7	0.9	0.8
莱索托	45	-	-	196.4	165.8	177.6	38.6	49.8	44.4
利比里亚	34	-	-	167.6	171.7	170.2	43.5	39.5	41.5
利比亚	63	-	-	92.0	54.3	71.9	0.5	0.7	0.6
立陶宛	67	9.8	1.6	50.8	22.8	34.0	0.1	0.1	0.1
卢森堡	≥80	3.4	0.2	15.0	8.5	11.6	<0.1	0.1	<0.1
马达加斯加岛	30	-	-	166.9	152.8	159.6	30.8	29.7	30.2
马拉维	44	1.6	0.1	129.7	103.5	115.0	29.1	27.5	28.3
马来西亚	70	-	-	55.9	39.1	47.4	0.4	0.5	0.4
马尔代夫	55	20.1	1.6	29.7	21.2	25.6	0.4	0.2	0.3
马里	32	-	-	201.0	215.7	209.1	70.4	71.1	70.7
马耳他	79	15.9	2.8	26.1	15.1	20.2	<0.1	0.1	<0.1
马绍尔群岛	-	-	-	-	-	-	-	-	-
毛里塔尼亚	33	-	-	183.7	157.0	169.5	40.7	36.5	38.6
毛里求斯	64	-	-	49.9	28.4	38.3	0.7	0.4	0.6
墨西哥	76	7.1	1.9	44.0	30.3	36.7	1.0	1.1	1.1
密克罗尼西亚联邦	60	-	-	170.7	134.9	151.8	3.4	3.7	3.6

3.9 意外中毒死亡率（每10万人口）可比数据			3.a 15岁及以上人群中老年龄标准化吸烟率(%) 可比数据			3.b 1岁儿童百白破三联疫苗免疫覆盖率(%) 可比数据	各国适龄儿童第二剂麻疹疫苗免疫覆盖率(%) 可比数据	1岁儿童第三剂肺炎球菌结合疫苗免疫覆盖率(%) 可比数据	各受援国医学研究和基本保健部门获得的净官方发展援助人均总额(美元) 原始数据	成员国
男性	女性	两性	男性	女性	两性					
2016			2016			2017	2017	2017	2017	
5.6	2.7	4.2	11.4	0.2	5.8	95	88	95	5.39	厄立特里亚
0.8	0.2	0.5	39.3	24.5	31.9	93	91	-	-	爱沙尼亚
3.2	3.4	3.3	16.5	1.7	9.1	90	89	87	10.02	斯瓦蒂尼
3.6	2.2	2.9	8.5	0.4	4.5	73	-	68	3.64	埃塞俄比亚
0.7	0.2	0.4	34.8	10.2	22.5	99	94	99	5.90	斐济
0.3	0.2	0.2	22.6	18.3	20.5	89	92	85	-	芬兰
0.3	0.6	0.5	35.6	30.1	32.9	96	80	92	-	法国
1.1	0.8	0.9	-	-	-	75			1.27	加蓬
2.3	1.5	1.9	31.2	0.7	16.0	92	68	90	23.75	冈比亚
1.2	0.5	0.8	55.5	5.3	30.4	91	90	80	2.05	乔治亚
0.1	0.2	0.2	33.1	28.2	30.7	95	93	84	-	德国
2.0	1.3	1.7	7.7	0.3	4.0	99	83	99	4.56	加纳
0.3	0.1	0.2	52.0	35.3	43.7	99	83	96	-	希腊
0.4	0.3	0.4	-	-	-	96	79	-	0.19	格林纳达
1.4	0.8	1.1	-	-	-	82	81	84	1.50	危地马拉
3.8	2.1	3.0	-	-	-	45	-	-	6.27	几内亚
2.9	1.5	2.2	-	-	-	87	-	87	11.97	几内亚比绍
0.7	0.7	0.7	-	-	-	97	93	97	4.60	圭亚那
3.0	2.2	2.6	23.1	2.9	13.0	60	25	-	8.85	海地
0.6	0.2	0.4	-	-	-	97	-	97	1.16	洪都拉斯
0.4	0.1	0.3	34.8	26.8	30.8	99	99	99	-	匈牙利
0.3	0.1	0.2	15.2	14.3	14.8	89	95	88	-	冰岛
2.8	1.9	2.4	20.6	1.9	11.3	88	77	-	0.21	印度
0.6	0.2	0.4	76.1	2.8	39.5	79	63	-	1.38	印度尼西亚
1.6	0.8	1.2	21.1	0.8	11.0	99	98	-	0.02	伊朗伊斯兰共和国
0.6	0.4	0.5	-	-	-	63	74	33	0.17	伊拉克
0.3	0.1	0.2	25.7	23.0	24.4	95	-	91	-	爱尔兰
0.2	0.1	0.1	35.4	15.4	25.4	98	96	94	-	以色列
0.2	0.3	0.3	27.8	19.8	23.8	94	86	91	-	意大利
0.2	0.2	0.2	28.6	5.3	17.0	93	95	-	0.92	牙买加
0.6	0.3	0.4	33.7	11.2	22.5	99	95	99	-	日本
0.5	0.8	0.6	-	-	-	99	99	-	4.05	约旦
3.3	1.3	2.3	43.1	7.0	25.1	99	99	98	0.64	哈萨克斯坦
2.5	1.1	1.8	20.4	1.2	10.8	82	35	71	4.98	肯尼亚
3.1	2.0	2.6	58.9	35.9	47.4	90	79	91	22.30	基里巴斯
0.2	0.1	0.2	37.0	2.7	19.9	99	99	99	-	科威特
0.8	0.4	0.6	50.5	3.6	27.1	92	96	88	4.08	吉尔吉斯坦
1.0	0.7	0.9	51.2	7.3	29.3	85	-	83	4.68	老挝人民民主共和国
1.5	0.3	0.8	51.0	25.6	38.3	98	89	87	-	拉脱维亚
0.3	0.3	0.3	40.7	26.9	33.8	79	68	68	6.44	黎巴嫩
3.0	3.3	3.1	53.9	0.4	27.2	93	82	93	14.01	莱索托
2.5	1.1	1.8	18.1	1.5	9.8	86	-	86	13.78	利比里亚
0.8	0.4	0.6	-	-	-	96	94	94	0.89	利比亚
1.2	0.3	0.7	38.0	21.3	29.7	94	92	82	-	立陶宛
0.1	0.1	0.1	26.0	20.9	23.5	99	86	95	-	卢森堡
4.0	2.6	3.3	-	-	-	74	-	74	3.22	马达加斯加岛
2.5	1.5	2.0	24.7	4.4	14.6	90	67	88	15.55	马拉维
0.6	0.3	0.5	42.4	1.0	21.7	99	99	-	0.08	马来西亚
0.0	0.0	0.0	55.0	2.1	28.6	99	99	-	1.42	马尔代夫
4.2	2.4	3.3	23.0	1.6	12.3	66	-	57	7.08	马里
0.2	0.1	0.1	30.2	20.9	25.6	98	83	-	-	马耳他
-	-	-	-	-	-	80	62	72	3.77	马绍尔群岛
2.5	1.2	1.9	-	-	-	81	-	77	3.66	毛里塔尼亚
0.1	0.1	0.1	40.7	3.2	22.0	94	95	84	0.87	毛里求斯
0.6	0.3	0.4	21.4	6.9	14.2	97	98	91	0.03	墨西哥
1.4	0.6	1.0	-	-	-	73	52	65	1.03	密克罗尼西亚联邦

附件2
第三部分

	3.8			3.9					
	UHC 服务覆盖指数	家庭医疗支出超过家庭总支出或总收入10%的人口(%)	家庭医疗支出超过家庭总支出或总收入25%的人口(%)	室内和环境空气污染导致的年龄标准化死亡率（每10万人口）			对不安全的饮用水、卫生设施和个人卫生服务的暴露导致的死亡率（每10万人口）		
数据类型	可比数据	原始数据	原始数据	可比数据			可比数据		
				男性	女性	两性	男性	女性	两性
成员国	2015	2009-2015	2009-2015	2016			2016		
摩纳哥	-	-	-	-	-	-	-	-	-
蒙古	63	2.4	0.5	203.4	118.5	155.9	1.8	0.8	1.3
黑山	54	8.9	1.0	98.2	61.9	78.6	<0.1	<0.1	<0.1
摩洛哥	65	-	-	58.4	41.6	49.1	1.8	2.0	1.9
莫桑比克	42	-	-	113.8	106.4	110.0	28.2	27.1	27.6
缅甸	60	-	-	187.5	133.0	156.4	13.1	12.2	12.6
纳米比亚	59	-	-	168.1	128.9	145.0	18.4	18.3	18.3
瑙鲁	-	-	-	-	-	-	-	-	-
尼泊尔	46	27.4	3.3	216.5	173.4	193.8	14.9	24.4	19.8
荷兰	≥80	-	-	16.6	11.2	13.7	0.2	0.3	0.2
新西兰	≥80	-	-	8.6	5.9	7.2	0.1	0.2	0.1
尼加拉瓜	70	27.7	8.9	62.5	50.0	55.7	2.4	2.0	2.2
尼日尔	33	4.1	0.4	266.9	237.5	251.8	74.7	66.9	70.8
尼日利亚	39	24.8	8.9	300.9	312.6	307.4	71.6	65.6	68.6
纽埃岛	-	-	-	-	-	-	-	-	-
北马其顿	70	-	-	102.9	63.8	82.2	0.1	0.1	0.1
挪威	≥80	-	-	10.4	6.9	8.6	0.2	0.3	0.2
阿曼	72	-	-	61.9	43.1	53.9	<0.1	<0.1	<0.1
巴基斯坦	40	1.0	0.0	197.2	149.0	173.6	16.0	23.4	19.6
帕劳群岛	-	-	-	-	-	-	-	-	-
巴拿马	75	-	-	31.2	20.9	25.8	2.1	1.7	1.9
巴布亚新几内亚	41	-	-	183.8	125.3	152.0	14.6	18.1	16.3
巴拉圭	69	-	-	66.3	49.2	57.5	1.4	1.5	1.5
秘鲁	78	8.3	1.2	74.2	54.8	63.9	1.3	1.2	1.3
菲律宾	58	6.3	1.4	225.4	150.7	185.2	4.8	3.6	4.2
波兰	75	13.9	1.6	53.3	26.2	37.9	0.1	0.1	0.1
葡萄牙	≥80	18.4	3.3	13.2	7.1	9.8	0.1	0.2	0.2
卡塔尔	77	-	-	51.7	37.0	47.4	<0.1	<0.1	<0.1
大韩民国	≥80	-	-	29.4	14.0	20.5	1.4	2.2	1.8
摩尔多瓦共和国	65	16.1	3.6	101.7	60.9	78.3	0.1	0.1	0.1
罗马尼亚	72	12.0	2.3	78.5	43.7	59.3	0.3	0.4	0.4
俄罗斯联邦	63	4.9	0.6	73.3	33.5	49.4	0.1	0.1	0.1
卢旺达	53	4.6	0.7	124.8	117.8	121.4	19.2	19.5	19.3
圣基茨和尼维斯	-	-	-	-	-	-	-	-	-
圣卢西亚岛	69	-	-	36.0	24.6	30.0	1.0	0.3	0.6
圣文森特和格林纳丁斯	65	-	-	56.2	39.6	47.6	1.4	1.3	1.3
萨摩亚	56	-	-	116.4	58.4	85.0	1.5	1.5	1.5
圣马力诺	-	-	-	-	-	-	-	-	-
圣多美和普林西比	54	-	-	168.2	158.1	162.4	11.0	11.7	11.4
沙特阿拉伯	68	-	-	92.8	72.0	83.7	0.1	0.1	0.1
塞内加尔	41	3.3	0.2	171.6	151.6	160.7	25.9	21.9	23.9
塞尔维亚	65	9.0	0.7	81.8	46.7	62.5	0.6	0.9	0.7
塞舌尔	68	-	-	70.2	31.1	49.3	0.2	0.1	0.2
塞拉利昂	36	-	-	314.1	333.3	324.1	86.8	75.8	81.3
新加坡	≥80	-	-	33.4	19.4	25.9	<0.1	0.1	0.1
斯洛伐克	76	3.8	0.4	47.1	23.6	33.5	<0.1	0.1	<0.1
斯洛文尼亚	78	2.9	0.3	28.9	17.1	22.6	<0.1	<0.1	<0.1
所罗门群岛	30	-	-	147.8	116.0	137.0	6.9	5.5	6.2
索马里	22	-	-	222.0	203.7	212.8	83.4	89.7	86.6
南非	67	1.4	0.1	117.9	65.9	86.7	13.9	13.4	13.7
南苏丹	30	-	-	168.5	161.3	165.1	65.9	60.7	63.3
西班牙	77	5.7	1.2	14.2	6.4	9.9	0.1	0.2	0.2
斯里兰卡	62	2.9	0.1	99.9	62.6	79.8	1.2	1.2	1.2
苏丹	43	-	-	195.7	175.0	184.9	16.3	18.3	17.3
苏里南	68	-	-	74.1	42.3	56.7	2.1	2.0	2.0
瑞典	≥80	-	-	8.7	5.8	7.2	0.2	0.3	0.2

3.9 意外中毒死亡率 (每10万人口) 可比数据			3.a 15岁及以上人群中年龄标准化吸烟率(%) 可比数据			3.b 1岁儿童百白破三联疫苗免疫覆盖率(%) 可比数据	各国适龄儿童第二剂麻疹疫苗免疫覆盖率(%) 可比数据	1岁儿童第三剂肺炎球菌结合疫苗免疫覆盖率(%) 可比数据	各受援国医学研究和基本保健部门获得的净官方发展援助人均总额(美元) 原始数据	成员国
男性	女性	两性	男性	女性	两性					
2016			2016			2017	2017	2017	2017	
-	-	-	-	-	-	99	79	-	-	摩纳哥
2.2	1.0	1.6	46.5	5.5	26.0	99	98	13	3.79	蒙古
0.6	0.4	0.5	47.9	44.0	46.0	87	83	-	0.07	黑山
0.7	0.5	0.6	47.1	0.8	24.0	99	99	99	0.62	摩洛哥
3.5	2.4	2.9	29.1	5.1	17.1	80	45	80	7.76	莫桑比克
0.9	1.9	1.4	35.2	6.3	20.8	89	80	89	2.22	缅甸
1.6	1.5	1.5	34.2	9.7	22.0	88	32	67	5.37	纳米比亚
-	-	-	36.9	43.0	40.0	87			39.58	瑙鲁
0.6	0.3	0.4	37.8	9.5	23.7	90	59	80	2.09	尼泊尔
0.1	0.1	0.1	27.3	24.4	25.9	94	90	93		荷兰
0.3	0.1	0.2	17.2	14.8	16.0	94	90	94	-	新西兰
0.8	0.4	0.6	-	-		98	84	98	4.92	尼加拉瓜
5.3	3.0	4.2	15.4	0.1	7.8	81	38	80	4.04	尼日尔
3.7	2.2	3.0	10.8	0.6	5.7	42	-	36	3.51	尼日利亚
-	-	-	19.3	10.5	14.9	99	99	99	30.10	纽埃岛
0.5	0.3	0.4	-	-	-	91	97	-	0.49	北马其顿
0.2	0.1	0.2	20.7	19.6	20.2	96	91	94	-	挪威
0.6	0.1	0.4	15.6	0.5	8.1	99	99	99	-	阿曼
0.8	3.9	2.3	36.7	2.8	19.8	75	45	75	1.96	巴基斯坦
-	-	-	22.7	7.7	15.2	97	95	89	3.81	帕劳群岛
0.5	0.2	0.4	9.9	2.4	6.2	81	93	90	1.16	巴拿马
2.6	0.7	1.7	48.8	23.5	36.2	62	-	44	5.45	巴布亚新几内亚
0.4	0.3	0.3	21.6	5.0	13.3	92	82	93	1.13	巴拉圭
1.2	0.6	0.9	-	-	-	83	66	80	0.38	秘鲁
0.3	0.2	0.2	40.8	7.8	24.3	88	80	61	0.72	菲律宾
0.3	0.2	0.2	33.1	23.3	28.2	98	93	-	-	波兰
0.3	0.2	0.3	30.0	16.3	23.2	98	95	96	-	葡萄牙
0.5	0.1	0.4	26.9	0.8	13.9	97	93	98	-	卡塔尔
0.7	0.3	0.5	40.9	6.2	23.6	98	97	98	-	大韩民国
1.7	0.7	1.2	44.6	5.9	25.3	88	92	78	3.16	摩尔多瓦共和国
0.5	0.3	0.4	37.1	22.9	30.0	82	75	-	-	罗马尼亚
2.7	0.8	1.7	58.3	23.4	40.9	97	97	70	-	俄罗斯联邦
3.2	1.5	2.4	21.0	4.7	12.9	98	95	98	7.16	卢旺达
-	-	-	-	-	-	97	95	-	-	圣基茨和尼维斯
0.2	0.2	0.2	-	-	-	80	73	-	3.07	圣卢西亚岛
0.2	0.2	0.2	-	-	-	99	-	-	-	圣文森特和格林纳丁斯
0.7	-	-	38.1	16.7	27.4	74	-	-	20.90	萨摩亚
-	-	-	-	-	-	86	78	53	-	圣马力诺
1.6	0.1	0.9	-	-	-	95	76	95	30.44	圣多美和普林西比
0.8	0.5	0.7	25.4	1.8	13.6	98	96	98	-	沙特阿拉伯
3.0	1.6	2.3	16.6	0.4	8.5	93	70	92	4.53	塞内加尔
0.4	0.2	0.3	40.2	37.7	39.0	95	91	-	2.86	塞尔维亚
0.7	0.5	0.6	35.7	7.1	21.4	97	99	-	0.19	塞舌尔
5.2	3.1	4.1	41.3	8.8	25.1	90	55	90	8.72	塞拉利昂
0.1	0.1	0.1	28.3	5.2	16.8	96	90	83	-	新加坡
0.5	0.3	0.4	37.7	23.1	30.4	96	97	96	-	斯洛伐克
0.4	0.2	0.3	25.0	20.1	22.6	94	94	55	-	斯洛文尼亚
1.4	0.4	0.9	-	-	-	94	-	81	7.15	所罗门群岛
5.9	3.2	4.6	-	-	-	42	-	-	3.74	索马里
1.3	1.1	1.2	33.2	8.1	20.7	66	60	60	2.15	南非
5.3	2.7	4.0	-	-	-	26	-	-	13.79	南苏丹
0.2	0.2	0.2	31.4	27.4	29.4	98	93	-	-	西班牙
0.6	0.3	0.4	27.0	0.3	13.7	99	99	-	2.35	斯里兰卡
5.0	2.9	3.9	-	-	-	95	72	95	2.10	苏丹
0.4	0.3	0.4	42.9	7.4	25.2	81	44	-	4.94	苏里南
0.5	0.3	0.4	18.9	18.8	18.9	97	95	96	-	瑞典

数据类型	3.8			3.9					
	UHC 服务覆盖指数 [f]	家庭医疗支出超过家庭总支出或总收入 10% 的人口 [g] (%)	家庭医疗支出超过家庭总支出或总收入 25% 的人口 [g] (%)	室内和环境空气污染导致的年龄标准化死亡率 [c,f] （每 10 万人口）			对不安全的饮用水、卫生设施和个人卫生服务的暴露导致的死亡率 [c,f] （每 10 万人口）		
	可比数据	原始数据	原始数据	可比数据			可比数据		
				男性	女性	两性	男性	女性	两性
成员国	2015	2009–2015	2009–2015	2016			2016		
瑞士	≥80	-	-	12.7	7.7	10.1	0.1	0.2	0.1
阿拉伯叙利亚共和国	60	-	-	90.2	62.1	75.2	3.2	4.1	3.7
塔吉克斯坦	65	-	-	145.5	115.3	129.3	3.0	2.4	2.7
泰国	75	3.4	0.7	79.3	46.5	61.5	3.7	3.4	3.5
东帝汶	47	-	-	150.1	129.6	139.8	10.0	9.8	9.9
多哥	42	-	-	267.1	233.7	249.6	42.1	41.1	41.6
汤加	62	-	-	107.1	47.8	73.3	0.8	2.0	1.4
特立尼达和多巴哥	75	-	-	48.7	30.1	38.6	0.2	0.1	0.1
突尼斯	65	16.7	2.4	72.0	42.5	56.1	0.8	1.2	1.0
土耳其	71	3.1	0.3	68.8	29.4	46.6	0.3	0.3	0.3
土库曼斯坦	67	-	-	100.0	63.1	79.3	4.5	3.5	4.0
图瓦卢	-	-	-	-	-	-	-	-	-
乌干达	44	-	-	155.9	154.8	155.7	32.7	30.4	31.6
乌克兰	63	7.2	1.1	99.8	51.1	70.7	0.3	0.2	0.3
阿拉伯联合酋长国	63	-	-	58.6	44.7	54.7	<0.1	<0.1	<0.1
英国	≥80	1.6	0.5	17.0	10.9	13.8	0.1	0.2	0.2
坦桑尼亚联合共和国	39	9.9	2.5	143.3	135.3	139.0	36.2	40.6	38.4
美利坚合众国	≥80	4.8	0.8	16.6	10.4	13.3	0.2	0.3	0.2
乌拉圭	79	-	-	25.0	12.2	17.5	0.3	0.4	0.4
乌兹别克斯坦	72	-	-	100.4	65.5	81.1	0.5	0.4	0.4
瓦努阿图	56	-	-	161.6	110.7	135.6	12.2	8.6	10.4
委内瑞拉（玻利瓦尔共和国）	73	-	-	45.1	25.9	34.6	1.4	1.4	1.4
越南	73	9.8	2.1	95.1	42.7	64.5	2.1	1.1	1.6
也门	39	-	-	211.0	179.3	194.2	8.7	11.8	10.2
赞比亚	56	0.3	0.0	134.0	121.5	127.2	36.6	33.2	34.9
津巴布韦	55	-	-	132.7	133.0	133.0	27.1	22.2	24.6
世卫组织区域									
非洲区域	44	10.3	2.6	189.9	175.6	180.9	48.2	43.5	45.8
世卫组织美洲地区	78	11.1	1.9	35.9	24.4	29.7	1.2	1.1	1.2
东南亚区域	55	12.8	2.8	185.5	147.1	165.8	13.3	17.6	15.4
欧洲区域	73	7.0	1.0	49.4	26.3	36.3	0.3	0.3	0.3
东地中海区域	53	9.5	1.4	140.3	110.0	125.0	9.2	12.2	10.6
西太平洋地区	75	14.8	3.9	118.1	89.3	102.8	1.0	1.0	1.0
全球	64	11.7	2.6	128.5	101.1	114.1	11.4	12.1	11.7

3.9			3.a			3.b				
意外中毒死亡率 c,m（每10万人口）			15岁及以上人群中年龄标准化吸烟率 v(%)			1岁儿童百白破三联疫苗免疫覆盖率 v(%)	各国适龄儿童第二剂麻疹疫苗免疫覆盖率 v(%)	1岁儿童第三剂肺炎球菌结合疫苗免疫覆盖率 v(%)	各受援国医学研究和基本保健部门获得的净官方发展援助人均总额 w（美元）	
可比数据			可比数据			可比数据	可比数据	可比数据	原始数据	
男性	女性	两性	男性	女性	两性					
2016			2016			2017	2017	2017	2017	成员国
0.1	0.1	0.1	28.9	22.6	25.8	97	89	83	-	瑞士
0.4	0.4	0.4	-	-	-	48	-	-	1.59	阿拉伯叙利亚共和国
1.4	0.9	1.2	-	-	-	96	98	-	4.19	塔吉克斯坦
0.5	0.3	0.4	38.8	1.9	20.4	99	95	-	0.55	泰国
0.5	0.4	0.4	78.1	6.3	42.2	76	50	-	9.29	东帝汶
3.0	1.8	2.4	14.2	0.9	7.6	90	-	90	5.66	多哥
1.5	1.2	1.3	44.4	11.8	28.1	81	-	-	36.07	汤加
0.3	0.2	0.2	-	-	-	89	65	93	-	特立尼达和多巴哥
0.5	0.4	0.5	65.8	1.1	33.5	98	97	-	0.46	突尼斯
0.4	0.2	0.3	41.1	14.1	27.6	96	86	96	2.06	土耳其
0.9	0.6	0.7	-	-	-	99	99	-	0.47	土库曼斯坦
-	-	-	-	-	-	96	94	-	9.02	图瓦卢
4.0	2.4	3.2	16.7	3.4	10.1	85	-	81	5.19	乌干达
4.3	1.1	2.5	47.4	13.5	30.5	50	84	-	0.77	乌克兰
0.2	0.3	0.3	37.4	1.2	19.3	97	99	96	-	阿拉伯联合酋长国
0.3	0.2	0.2	24.7	20.0	22.4	94	88	92	-	英国
3.2	2.2	2.7	26.7	3.3	15.0	97	79	97	5.11	坦桑尼亚联合共和国
1.0	0.8	0.9	24.6	19.1	21.9	95	94	93	-	美利坚合众国
0.6	0.3	0.4	19.9	14.0	17.0	95	92	94	0.06	乌拉圭
1.5	0.5	1.0	24.7	1.3	13.0	99	99	99	1.25	乌兹别克斯坦
1.3	0.4	0.9	34.5	2.8	18.7	85	-	-	14.82	瓦努阿图
0.4	0.2	0.3	-	-	-	84	59	-	0.03	委内瑞拉（玻利瓦尔共和国）
1.7	0.1	0.9	45.9	1.0	23.5	94	93	-	0.92	越南
4.8	2.7	3.8	29.2	7.6	18.4	68	46	68	10.09	也门
3.8	2.1	2.9	24.7	3.1	13.9	94	64	94	12.79	赞比亚
2.2	2.3	2.2	30.7	1.6	16.2	89	78	89	8.98	津巴布韦
										世卫组织区域
3.4	2.1	2.7	17.5	2.2	9.8	72	25	68	4.83	非洲区域
0.7	0.5	0.6	21.4	12.4	16.9	91	74	82	0.42	世卫组织美洲地区
2.1	1.4	1.8	31.6	2.2	16.9	88	77	12	0.60	东南亚区域
1.0	0.4	0.7	38.1	20.7	29.4	94	90	70	-	欧洲区域
1.2	1.8	1.5	34.0	2.2	18.1	81	67	52	1.89	东地中海区域
1.0	1.3	1.1	46.0	3.0	24.5	97	94	16	0.30	西太平洋地区
1.6	1.2	1.4	33.7	6.2	19.9	85	67	44	1.39	全球

	3.c				3.d	1.a	2.2		
	医生密度^x（每1万人口）	护士与助产士密度^x（每1万人口）	牙医密度^x（每1万人口）	药剂师密度^x（每1万人口）	《国际卫生条例》13项核心能力平均得分^y	国内一般政府卫生支出（GGHE-D）占一般政府开支的百分比^{d,z}(%)	5岁以下儿童发育迟缓率^{aa}(%)		
数据类型	原始数据	原始数据	原始数据	原始数据	原始数据	可比数据	原始数据		
成员国	2009–2018	2009–2018	2009–2018	2009–2018	2018	2016	男童 2009–2018	女童	两性
阿富汗	2.8	3.2	<0.1	0.5	35	2.0	-	-	40.9
阿尔巴尼亚	12.0	36.0	-	8.4	-	9.5	11.6	11.0	11.3
阿尔及利亚	18.3	22.4	-	-	80	10.7	12.6	10.7	11.7
安道尔	33.3	40.1	8.2	10.1	37	14.0	-	-	-
安哥拉	2.1	13.1	-	-	59	5.4	41.0	34.1	37.6
安提瓜和巴布达	27.6	31.2	-	-	42	10.8	-	-	-
阿根廷	39.6	25.8	-	-	64	13.6	-	-	-
亚美尼亚	29.0	56.1	3.9	0.5	83	6.1	10.9	7.8	9.4
澳大利亚	35.9	126.6	5.9	8.7	90	17.4	-	-	-
奥地利	51.4	81.8	5.7	7.1	59	14.9	-	-	-
阿塞拜疆	34.5	69.6	2.7	2.0	83	3.9	18.0	17.5	17.8
巴哈马群岛	19.4	31.4	2.6	5.5	50	16.0	-	-	-
巴林	9.3	24.9	1.0	1.6	88	8.4	-	-	-
孟加拉	5.3	3.1	0.5	1.6	58	3.4	36.8	35.5	36.2
巴巴多斯	24.9	60.3	3.1	-	-	9.3	8.9	6.4	7.7
白俄罗斯	40.8	114.4	5.7	3.4	-	8.5	-	-	-
比利时	33.2	111.0	7.5	12.2	80	15.8	-	-	-
伯利兹	11.3	16.9	1.5	6.8	33	12.4	18.6	20.0	15.0
贝宁	1.6	6.1	<0.1	<0.1	35	3.7	35.8	32.4	32.2
不丹	3.7	15.1	0.8	0.5	53	8.4	33.4	33.6	33.5
玻利维亚	16.1	7.4	2.2	2.3	-	11.3	16.1	16.1	16.1
波斯尼亚和黑塞哥维那	20.0	63.0	2.3	1.2	33	15.4	8.9	8.9	8.9
博茨瓦纳	3.7	33.0	0.4	2.1	26	9.2	-	-	-
巴西	21.5	97.1	12.4	6.8	87	9.9	-	-	-
文莱达鲁萨兰国	17.7	66.0	2.3	1.7	-	5.7	22.8	16.7	19.7
保加利亚	39.9	53.0	9.8	-	64	11.9	-	-	-
布基纳法索	0.6	5.7	<0.1	0.1	29	11.0	22.7	19.4	21.1
布隆迪	0.5	6.8	<0.1	0.1	23	8.5	59.4	52.4	55.9
佛得角	7.7	12.3	0.1	0.1	46	9.9	-	-	-
柬埔寨	1.7	9.5	0.2	0.3	46	6.2	41.4	38.1	32.4
喀麦隆	0.9	9.3	<0.1	0.1	38	3.0	33.5	29.8	31.7
加拿大	26.1	99.1	6.4	10.0	99	19.0	-	-	-
中非共和国	0.6	2.0	<0.1	<0.1	13	5.1	41.7	37.5	39.6
乍得	0.5	3.6	-	0.1	29	5.9	40.9	38.6	39.8
智利	10.8	8.6	1.6	<0.1	74	19.7	2.1	1.6	1.8
中国	17.9	23.1	0.9	3.0	94	9.1	9.9	8.9	8.1
哥伦比亚	20.8	12.6	9.6	-	66	13.4	13.7	11.4	12.6
科摩罗	1.7	9.2	0.2	0.2	19	3.6	33.1	29.1	31.1
刚果	1.2	17.4	0.3	0.4	47	3.9	25.1	23.8	21.2
库克群岛	14.2	58.0	12.5	0.6	65	5.7	-	-	-
哥斯达黎加	11.5	8.0	0.1	1.9	70	29.2	4.8	6.6	5.6
科特迪瓦	2.3	8.5	0.2	1.1	44	4.9	32.7	27.2	21.6
克罗地亚	30.0	81.1	8.5	6.6	73	12.0	-	-	-
古巴	81.9	77.9	16.6	-	77	17.3	-	-	-
塞浦路斯	19.5	52.5	7.3	1.6	74	7.5	-	-	-
捷克	43.1	84.1	7.5	6.8	67	14.8	-	-	-
朝鲜民主主义人民共和国	36.7	44.4	2.2	4.0	63	-	29.9	25.8	19.1
刚果民主共和国	0.9	4.7	<0.1	<0.1	34	3.7	45.1	40.3	42.7
丹麦	44.6	103.0	7.4	5.1	96	16.3	-	-	-
吉布提	2.2	5.4	0.2	2.3	37	3.1	33.7	33.3	33.5
多米尼加岛	10.8	59.0	0.7	-	70	8.0	-	-	-
多米尼加共和国	15.6	3.1	2.1	-	48	16.0	8.1	6.1	7.1

5岁以下儿童消瘦率 aa(%)			5岁以下儿童超重率 aa(%)			过去12个月中遭受现任或前任亲密伴侣殴打、性暴力或心理暴力的15岁及以上有伴侣的妇女和女童的比例 ab(%)	可享用安全饮用水服务的人口比例 ac(%)	安全卫生设施覆盖率 ac(%)	作为政府调控支出方案一部分的饮用水和环境卫生相关官方发展援助金额 ad(按2016年现价美元计算，单位：百万美元)	
原始数据			原始数据			原始数据	可比数据	可比数据	原始数据	
男童	女童	两性	男童	女童	两性					成员国
-	-	9.5	-	-	5.4	46	-	-	91.15	阿富汗
1.2	2.0	1.6	17.3	15.4	16.4		69	65	58.99	阿尔巴尼亚
4.4	3.8	4.1	12.9	12.0	12.4	-		19	3.66	阿尔及利亚
-	-	-						100	-	安道尔
5.6	4.3	4.9	3.1	3.6	3.4	26			46.64	安哥拉
-	-	-							0.37	安提瓜和巴布达
-	-	-						26	11.39	阿根廷
4.0	5.0	4.5	14.6	12.7	13.7	4	61	-	76.35	亚美尼亚
-	-	-						74	-	澳大利亚
-	-	-					99	97	-	奥地利
4.0	2.1	3.2	15.1	12.8	14.1	-	72	-	84.61	阿塞拜疆
-	-	-							-	巴哈马群岛
-	-	-					99	93	-	巴林
15.1	13.6	14.4	1.6	1.5	1.6	29 ah	56	-	283.77	孟加拉
8.3	5.0	6.8	11.3	13.3	12.2		-		-	巴巴多斯
-	-	-					94	76	2.79	白俄罗斯
-	-	-					98	97	-	比利时
3.2	3.4	1.8	8.6	7.1	7.3				0.36	伯利兹
6.3	4.4	5.0	2.2	1.3	1.9				29.08	贝宁
6.2	5.5	5.9	7.5	7.6	7.6	34			11.64	不丹
2.5	1.4	2.0	11.1	9.2	10.1	27 ah		19	193.23	玻利维亚
2.3	2.4	2.3	16.7	18.0	17.4	-	89	23	49.03	波斯尼亚和黑塞哥维那
-	-	-							0.08	博茨瓦纳
-	-	-						39	94.88	巴西
2.7	3.0	2.9	8.9	7.8	8.3				-	文莱达鲁萨兰国
-	-	-					97	74	-	保加利亚
9.7	7.5	8.6	2.0	1.3	1.7	9			110.81	布基纳法索
5.6	4.6	5.1	1.5	1.2	1.4	28			22.88	布隆迪
-	-	-							32.79	佛得角
11.4	10.6	9.8	1.8	1.9	2.2	11	24		159.90	柬埔寨
5.6	4.8	5.2	7.1	6.2	6.7	33			120.14	喀麦隆
-	-	-						77	-	加拿大
8.8	6.3	7.6	2.1	1.7	1.9				3.48	中非共和国
14.7	11.9	13.3	2.8	2.8	2.8	18			42.99	乍得
0.3	0.2	0.3	10.0	8.7	9.3		98	85	4.63	智利
2.4	2.1	1.9	7.5	5.6	9.1			60	87.60	中国
0.9	0.9	0.9	5.4	4.2	4.8	18	71	20	12.40	哥伦比亚
11.7	10.9	11.3	11.2	10.0	10.6	5			4.02	科摩罗
6.3	5.8	8.2	3.5	3.5	5.9		37		9.34	刚果
-	-	-				9 ah			3.30	库克群岛
0.6	1.5	1.0	8.3	7.9	8.1		90		28.66	哥斯达黎加
9.3	6.0	6.1	3.5	3.0	1.5	22 ah	46		7.55	科特迪瓦
-	-	-					90	60	-	克罗地亚
-	-	-						31	37.30	古巴
-	-	-					100	76	-	塞浦路斯
-	-	-					98	91	-	捷克
4.1	3.8	2.5	-		2.3			-	1.00	朝鲜民主主义人民共和国
9.3	6.9	8.1	4.5	4.4	4.4	37			132.18	刚果民主共和国
-	-	-					97	93	-	丹麦
22.8	20.4	21.6	7.8	8.5	8.1				20.46	吉布提
-	-	-							2.71	多米尼加岛
2.8	2.0	2.4	7.9	7.3	7.6	16			35.99	多米尼加共和国

	3.c				3.d	1.a	2.2		
	医生密度（每1万人口）ˣ	护士与助产士密度ˣ（每1万人口）	牙医密度ˣ（每1万人口）	药剂师密度ˣ（每1万人口）	《国际卫生条例》13项核心能力平均得分ʸ	国内一般政府卫生支出（GGHE-D）占一般政府开支的百分比 ᵈ,ᶻ(%)	5岁以下儿童发育迟缓率 ᵃᵃ(%)		
数据类型	原始数据	原始数据	原始数据	原始数据	原始数据	可比数据	原始数据		
成员国	2009–2018	2009–2018	2009–2018	2009–2018	2018	2016	2009–2018		
							男童	女童	两性
厄瓜多尔	20.5	12.0	3.2	0.4	73	11.0	25.9	21.8	23.9
埃及	7.9	14.0	2.0	4.3	82	4.2	23.6	20.8	22.3
萨尔瓦多	15.7	22.8	-	6.6	75	20.9	15.3	12.0	13.6
赤道几内亚	4.0	5.0	-	-	22	2.6	30.3	22.2	26.2
厄立特里亚	-	-	-	-	35	2.9	51.2	49.6	52.0
爱沙尼亚	34.7	64.5	9.6	7.3	74	12.4	-	-	-
斯瓦蒂尼	0.8	20.0	0.4	0.2	42	15.2	29.2	21.8	25.5
埃塞俄比亚	1.0	8.4	-	0.1	58	6.0	41.4	35.2	38.4
斐济	8.4	29.4	0.7	1.1	63	7.7	-	-	-
芬兰	38.1	147.2	7.2	11.0	94	13.1	-	-	-
法国	32.3	96.9	6.6	10.8	82	17.0	-	-	-
加蓬	3.6	25.8	<0.1	0.2	40	9.2	19.2	14.7	17.0
冈比亚	1.1	16.3	0.1	<0.1	35	2.8	25.9	23.1	24.6
乔治亚	51.0	40.9	6.2	0.8	66	10.3	12.3	10.2	11.3
德国	42.1	132.0	8.6	6.4	91	21.4	-	-	-
加纳	1.8	12.0	-	3.6	47	6.5	20.4	17.0	18.8
希腊	45.9	33.7	12.2	10.3	-	10.3	-	-	-
格林纳达	14.5	31.4	1.6	7.0	-	9.0	-	-	-
危地马拉	3.6	9.5	0.1	<0.1	62	17.9	47.3	46.1	46.7
几内亚	0.8	3.8	-	0.1	55	4.1	32.2	29.9	32.4
几内亚比绍	2.0	14.0	<0.1	0.1	40	12.9	29.1	26.1	27.6
圭亚那	8.0	13.4	0.4	0.1	-	7.7	12.5	9.9	11.3
海地	2.3	6.8	0.2	0.3	39	4.4	24.0	19.9	21.9
洪都拉斯	3.1	8.8	0.3	-	34	14.0	24.3	20.8	22.6
匈牙利	32.3	66.4	6.2	7.5	67	10.4	-	-	-
冰岛	39.7	156.8	8.3	5.1	84	14.9	-	-	-
印度	7.8	21.1	1.9	6.8	75	3.1	38.3	37.4	37.9
印度尼西亚	3.8	20.6	0.5	1.7	63	8.3	37.2	35.5	36.4
伊朗伊斯兰共和国	11.4	18.7	3.3	2.0	85	22.6	-	-	6.8
伊拉克	8.2	16.8	2.5	2.9	82	1.7	22.8	21.3	22.1
爱尔兰	30.9	142.9	6.0	11.0	67	19.7	-	-	-
以色列	32.2	52.0	8.0	7.5	91	11.6	-	-	-
意大利	40.9	58.7	8.3	11.5	85	13.5	-	-	-
牙买加	13.2	11.4	0.9	0.2	76	12.9	7.0	4.9	6.0
日本	24.1	115.2	8.0	18.0	-	23.4	7.6	6.5	7.1
约旦	23.4	33.9	7.3	16.1	48	12.0	9.3	6.2	7.8
哈萨克斯坦	32.5	84.9	3.7	8.1	71	9.4	7.7	8.3	8.0
肯尼亚	2.0	15.4	0.2	0.5	35	6.1	29.9	22.4	26.2
基里巴斯	2.0	48.3	0.7	0.3	51	5.5	-	-	-
科威特	25.8	69.7	6.6	4.8	56	6.2	7.3	4.5	4.9ᵃˡ
吉尔吉斯斯坦	18.8	64.3	1.7	0.4	57	6.6	13.8	12.0	12.9
老挝人民民主共和国	5.0	9.8	0.5	1.9	35	3.7	45.7	42.6	44.2
拉脱维亚	31.9	48.2	7.2	8.3	75	9.2	-	-	-
黎巴嫩	22.7	26.4	11.1	13.8	68	14.3	-	-	-
莱索托	0.7	6.5	-	-	33	10.9	39.1	28.1	33.4
利比里亚	0.4	1.0	0.1	0.1	46	3.9	34.7	29.0	32.1
利比亚	21.6	67.4	9.1	6.2	41	-	-	-	-
立陶宛	43.4	79.2	9.6	9.2	82	12.8	-	-	-
卢森堡	30.3	123.5	10.0	7.1	76	11.9	-	-	-
马达加斯加岛	1.8	1.1	0.1	<0.1	26	17.8	51.5	46.3	48.9
马拉维	0.2	2.5	-	-	42	9.8	39.3	35.6	37.4
马来西亚	15.1	40.7	3.4	3.4	95	8.2	-	-	20.7
马尔代夫	10.4	39.5	0.2	4.8	44	20.2	19.9	17.3	18.6

2.2						5.2	6.1	6.2	6.a	
5岁以下儿童消瘦率 aa(%)			5岁以下儿童超重率 aa(%)			过去12个月中遭受现任或前任亲密伴侣殴打、性暴力或心理暴力的15岁及以上有伴侣的妇女和女童的比例 ab(%)	可享用安全饮用水服务的人口比例 ac(%)	安全卫生设施覆盖率 ac(%)	作为政府调控支出方案一部分的饮用水和环境卫生相关官方发展援助金额 ad(按2016年现价美元计算,单位:百万美元)	
原始数据			原始数据			原始数据	可比数据	可比数据	原始数据	
男童	女童	两性	男童	女童	两性	原始数据	可比数据	可比数据	原始数据	成员国
2009-2018			2009-2018			2004-2017	2015	2015	2017	
1.8	1.4	1.6	8.4	7.6	8.0	11 ah	74	42	46.00	厄瓜多尔
9.4	9.5	9.5	16.3	15.0	15.7	14	-	61	144.62	埃及
2.6	1.7	2.1	6.2	6.6	6.4	7 ah	-	-	12.71	萨尔瓦多
2.7	3.6	3.1	11.6	7.9	9.7	44	-	-	-	赤道几内亚
16.6	14.1	15.3	1.6	2.1	2.0	-	-	-	0.65	厄立特里亚
-	-	-	-	-	-	-	82	93	-	爱沙尼亚
2.3	1.7	2.0	9.0	8.9	9.0	-	-	-	5.02	斯瓦蒂尼
10.2	9.8	10.0	3.1	2.8	2.9	20	11	-	214.62	埃塞俄比亚
-	-	-	-	-	-	-	-	-	2.63	斐济
-	-	-	-	-	-	-	97	92	-	芬兰
-	-	-	-	-	-	-	93	92	-	法国
3.7	3.2	3.4	9.2	6.2	7.7	32	-	-	3.85	加蓬
12.1	9.9	11.0	3.0	3.3	3.2	7	-	-	1.67	冈比亚
1.8	1.5	1.6	21.3	18.3	19.9	-	73	-	66.69	乔治亚
-	-	-	-	-	-	-	99	95	-	德国
4.3	5.1	4.7	3.6	1.6	2.6	-	27	-	71.56	加纳
-	-	-	-	-	-	-	99	75	-	希腊
-	-	-	-	-	-	-	-	-	3.61	格林纳达
1.0	0.4	0.8	5.1	4.8	4.9	9	61	-	14.61	危地马拉
10.4	9.5	8.1	4.5	3.0	4.0	-	-	-	19.38	几内亚
6.3	5.6	6.0	2.7	1.9	2.3	-	-	-	4.64	几内亚比绍
6.7	6.2	6.4	5.7	4.8	5.3	-	-	-	14.21	圭亚那
4.2	3.3	3.7	4.0	2.8	3.4	14	-	-	34.34	海地
1.8	0.9	1.4	5.5	4.8	5.2	11	-	-	10.21	洪都拉斯
-	-	-	-	-	-	-	82	76	-	匈牙利
-	-	-	-	-	-	-	98	69	-	冰岛
21.7	19.8	20.8	2.4	2.4	2.4	22	-	-	663.51	印度
14.2	12.7	13.5	11.8	11.3	11.5	-	-	-	121.90	印度尼西亚
-	-	4.0	-	-	-	-	91	-	1.17	伊朗伊斯兰共和国
6.6	6.4	6.5	11.8	10.8	11.4	-	-	32	208.66	伊拉克
-	-	-	-	-	-	-	99	70	-	爱尔兰
-	-	-	-	-	-	-	99	93	-	以色列
-	-	-	-	-	-	-	94	95	-	意大利
3.5	3.7	3.6	7.7	9.0	8.3	9 ah	-	-	0.55	牙买加
2.9	1.7	2.3	1.9	1.1	1.5	-	97	100	-	日本
2.4	2.4	2.4	5.6	3.8	4.7	14	93	77	508.32	约旦
2.9	3.3	3.1	8.7	10.0	9.3	-	-	-	0.71	哈萨克斯坦
4.5	3.9	4.2	4.7	3.5	4.1	26	-	-	213.78	肯尼亚
-	-	-	-	-	-	-	-	-	9.83	基里巴斯
2.8	2.0	3.1 al	8.9	8.6	6.0 al	-	100	100	-	科威特
2.8	2.9	2.8	7.8	6.1	7.0	17	66	-	11.65	吉尔吉斯斯坦
6.9	5.8	6.4	1.9	2.1	2.0	6 ah	-	-	64.60	老挝人民民主共和国
-	-	-	-	-	-	-	82	78	-	拉脱维亚
-	-	-	-	-	-	-	48	20	97.58	黎巴嫩
2.6	3.1	2.8	8.1	6.9	7.5	-	-	-	10.91	莱索托
5.9	5.3	5.6	3.1	3.3	3.2	-	-	-	80.19	利比里亚
-	-	-	-	-	-	-	-	26	2.21	利比亚
-	-	-	-	-	-	-	92	61	-	立陶宛
-	-	-	-	-	-	-	98	94	-	卢森堡
9.8	6.0	7.9	1.0	1.1	1.1	-	-	-	26.77	马达加斯加岛
3.4	2.2	2.8	5.9	3.3	4.6	24	-	-	107.74	马拉维
-	-	11.5	-	-	6.0	-	92	82	1.77	马来西亚
10.9	10.7	10.8	6.2	6.0	6.1	-	-	-	3.19	马尔代夫

	3.c				3.d	1.a	2.2		
	医生密度 ˣ（每1万人口）	护士与助产士密度 ˣ（每1万人口）	牙医密度 ˣ（每1万人口）	药剂师密度 ˣ（每1万人口）	《国际卫生条例》13项核心能力平均得分 ʸ	国内一般政府卫生支出（GGHE-D）占一般政府开支的百分比 ᵈˑᶻ（%）	5岁以下儿童发育迟缓率 ᵃᵃ（%）		
数据类型	原始数据	原始数据	原始数据	原始数据	原始数据	可比数据	原始数据		
成员国	2000-2018	2009-2018	2009-2018	2009-2018	2018	2018	男童	女童	两性
							2000-2018		
马里	1.4	3.8	<0.1	0.1	49	5.3	32.9	27.8	30.4
马耳他	38.3	89.5	4.8	13.1	60	15.8	-	-	-
马绍尔群岛	4.6	35.5	0.8	0.8	49	20.7	39.3	30.0	34.8
毛里塔尼亚	1.8	10.3	0.2	0.2	26	5.5	17.5	16.3	27.9
毛里求斯	20.2	33.8	3.0	3.9	62	10.0	-	-	-
墨西哥	22.5	29.0	1.0	0.5	86	10.4	10.7	9.3	10.0
密克罗尼西亚联邦	1.9	36.1	-	-	-	5.7	-	-	-
摩纳哥	65.6	202.6	10.0	25.7	82	6.7	-	-	-
蒙古	28.9	39.8	2.4	9.1	86	5.3	11.1	10.5	7.3
黑山	23.3	57.2	0.4	1.7	47	12.1	10.3	8.4	9.4
摩洛哥	7.3	11.0	1.4	2.6	75	9.1	15.9	13.9	14.9
莫桑比克	0.7	4.4	0.1	0.1	53	8.4	45.1	40.8	42.9
缅甸	8.6	9.8	0.8	0.4	66	4.8	31.1	27.5	29.4
纳米比亚	-	-	-	-	47	13.8	25.1	20.4	22.7
瑙鲁	12.4	61.9	1.8	1.8	34	5.0	-	-	-
尼泊尔	6.5	26.9	2.1	0.9	23	5.3	36.2	35.8	36.0
荷兰	35.1	111.0	5.1	2.2	89	19.3	-	-	-
新西兰	30.3	109.6	6.8	6.8	90	22.5	-	-	-
尼加拉瓜	10.1	15.8	0.4	1.9	73	20.0	18.2	16.4	17.3
尼日尔	0.5	3.1	<0.1	<0.1	44	5.7	42.6	38.6	40.6
尼日利亚	3.8	14.5	0.5	0.9	52	5.0	45.7	41.4	43.6
纽埃岛	-	-	-	-	71	2.0	-	-	-
北马其顿	28.7	37.9	8.8	4.9	63	13.1	5.6	4.3	4.9
挪威	46.3	181.2	8.7	8.0	92	17.6	-	-	-
阿曼	19.7	43.0	2.9	5.3	100	7.6	11.3	8.5	14.1
巴基斯坦	9.8	5.0	0.9	1.4	51	3.9	48.2	41.8	37.6
帕劳群岛	11.8	52.6	-	1.0	60	18.7	-	-	-
巴拿马	15.7	14.1	2.8	-	71	21.4	-	-	-
巴布亚新几内亚	0.5	5.1	0.2	0.5	36	7.2	50.9	47.9	49.5
巴拉圭	13.7	11.7	1.6	0.3	62	16.2	6.7	4.4	5.6
秘鲁	12.7	13.5	1.8	0.5	55	15.7	13.8	12.0	12.9
菲律宾	12.8	33.3	-	6.2	-	7.1	31.5	29.1	33.4
波兰	24.0	57.2	3.5	7.7	-	11.0	-	-	2.6
葡萄牙	33.4	63.7	8.7	8.5	77	13.4	-	-	-
卡塔尔	<0.1	66.0	8.4	10.7	87	6.3	-	-	-
大韩民国	23.7	69.7	5.0	7.3	94	13.5	-	-	2.5 ᵃᵐ
摩尔多瓦共和国	32.0	45.1	4.4	4.7	60	12.1	5.8	7.0	6.4
罗马尼亚	22.6	61.0	8.1	9.3	72	11.3	-	-	-
俄罗斯联邦	40.1	86.2	2.9	0.5	100	8.2	-	-	-
卢旺达	1.3	8.3	0.1	0.1	67	8.9	43.0	33.4	36.9
圣基茨和尼维斯	25.2	39.8	3.7	-	48	8.2	-	-	-
圣卢西亚岛	1.1	15.9	2.3	-	60	8.5	4.0	1.0	2.5
圣文森特和格林纳丁斯	6.6	25.8	-	-	45	9.6	-	-	-
萨摩亚	3.4	18.8	1.5	0.7	73	12.5	5.6	4.1	4.9
圣马力诺	61.5	87.8	6.7	6.7	-	12.2	-	-	-
圣多美和普林西比	3.2	22.6	-	-	39	7.5	20.5	14.0	17.2
沙特阿拉伯	23.9	57.0	4.4	7.9	69	10.1	-	-	-
塞内加尔	0.7	3.1	0.1	0.1	45	6.0	18.2	15.2	16.5
塞尔维亚	31.3	61.2	5.2	8.1	69	12.3	6.8	5.1	6.0
塞舌尔	9.5	32.6	2.1	0.3	48	10.0	-	-	7.9 ᵃⁿ
塞拉利昂	0.3	10.0	<0.1	0.3	38	7.9	38.8	36.9	37.8
新加坡	23.1	72.1	3.9	5.1	91	13.6	-	-	-
斯洛伐克	24.6	91.7	4.9	7.0	69	13.7	-	-	-

5岁以下儿童消瘦率[aa] (%)			5岁以下儿童超重率[aa] (%)			过去12个月中遭受现任或前任亲密伴侣殴打、性暴力或心理暴力的15岁及以上有伴侣的妇女和女童的比例[ab] (%)	可享用安全饮用水服务的人口比例[ac] (%)	安全卫生设施覆盖率[ac] (%)	作为政府调控支出方案一部分的饮用水和环境卫生相关官方发展援助金额[ac] (按2016年现价美元计算,单位:百万美元)	
原始数据			原始数据			原始数据	可比数据	可比数据	原始数据	
男童	女童	两性	男童	女童	两性					成员国
2009—2016			2009—2016			2009—2017	2015	2015	2017	
15.0	11.9	13.5	1.9	1.9	1.9	-	-	-	135.66	马里
-	-	-	-	-	-	-	100	93	-	马耳他
4.6	2.4	3.5	4.9	3.2	4.1	20[ah]	-	-	1.94	马绍尔群岛
13.1	10.0	14.8	1.1	1.2	1.3	-	-	-	56.55	毛里塔尼亚
-	-	-	-	-	-	-	-	-	0.15	毛里求斯
2.6	1.4	2.0	19.0	22.4	5.3	10[ah]	43	45	12.73	墨西哥
-	-	-	-	-	-	26[ah]	-	-	1.19	密克罗尼西亚联邦
-	-	-	-	-	-	-	100	100	-	摩纳哥
1.2	0.8	1.3	10.9	10.0	11.7	15[ah]	-	-	10.60	蒙古
3.1	2.4	2.8	24.7	19.6	22.3	-	90	-	9.60	黑山
2.8	1.8	2.3	12.6	8.9	10.8	-	69	38	156.28	摩洛哥
6.7	5.6	6.1	8.1	7.6	7.8	-	-	-	113.58	莫桑比克
7.0	6.2	6.6	1.9	1.1	1.5	11	-	-	75.91	缅甸
9.0	5.3	7.1	3.8	4.2	4.0	20	-	-	5.26	纳米比亚
-	-	-	-	-	-	-	-	-	0.11	瑙鲁
9.4	9.9	9.6	1.3	1.0	1.2	11	27	-	172.21	尼泊尔
-	-	-	-	-	-	-	100	97	-	荷兰
-	-	-	-	-	-	-	100	76	-	新西兰
2.2	2.1	2.2	8.6	7.9	8.3	8[ah]	59	-	29.76	尼加拉瓜
12.3	8.0	10.1	1.2	1.0	1.1	-	-	9	80.66	尼日尔
11.9	9.6	10.8	1.7	1.3	1.5	11	19	-	152.34	尼日利亚
-	-	-	-	-	-	-	97	-	0.03	纽埃岛
2.2	1.4	1.8	13.4	11.4	12.4	-	83	-	16.26	北马其顿
-	-	-	-	-	-	-	95	78	-	挪威
8.1	6.0	7.5	1.5	2.0	4.4	-	89	-	-	阿曼
11.1	9.8	7.1	4.7	4.8	2.5	-	36	-	259.76	巴基斯坦
-	-	-	-	-	-	10[ah]	-	20	5.39	帕劳群岛
-	-	-	-	-	-	10[ah]	-	-	4.70	巴拿马
14.4	13.7	14.1	14.3	13.0	13.7	-	-	-	28.53	巴布亚新几内亚
1.0	0.9	1.0	13.0	11.9	12.4	-	-	-	8.51	巴拉圭
0.7	0.4	0.5	9.0	7.1	8.0	11	50	30	57.59	秘鲁
8.2	7.5	7.1	5.4	4.6	3.9	6	-	-	71.91	菲律宾
-	-	-	-	-	-	-	94	77	-	波兰
-	-	-	-	-	-	-	95	62	-	葡萄牙
-	-	-	-	-	-	-	-	88	-	卡塔尔
-	-	1.2[am]	-	-	7.3[am]	-	98	98	-	大韩民国
2.1	1.8	1.9	6.0	3.7	4.9	-	70	-	18.36	摩尔多瓦共和国
-	-	-	-	-	-	-	82	57	-	罗马尼亚
-	-	-	-	-	-	-	76	-	-	俄罗斯联邦
2.5	2.1	2.0	8.5	7.4	5.6	21	-	-	57.13	卢旺达
-	-	-	-	-	-	-	-	-	-	圣基茨和尼维斯
4.1	3.4	3.7	8.9	3.8	6.3	-	-	-	2.74	圣卢西亚岛
-	-	-	-	-	-	-	-	-	0.03	圣文森特和格林纳丁斯
3.0	4.9	3.9	6.2	4.3	5.3	-	-	-	14.17	萨摩亚
-	-	-	-	-	-	-	100	78	-	圣马力诺
4.7	3.3	4.0	2.6	2.2	2.4	26	-	-	7.83	圣多美和普林西比
-	-	-	-	-	-	-	-	84	-	沙特阿拉伯
9.8	8.2	9.0	0.7	1.1	0.9	12	-	24	71.02	塞内加尔
4.2	3.6	3.9	15.6	12.0	13.9	-	88	24	42.24	塞尔维亚
-	-	4.3[an]	-	-	10.2[an]	-	-	-	0.18	塞舌尔
10.8	8.2	9.5	8.6	8.9	8.8	29	-	-	39.87	塞拉利昂
-	-	-	-	-	-	-	100	100	-	新加坡
-	-	-	-	-	-	-	93	82	-	斯洛伐克

附件2
第四部分

	3.c				3.d	1.a	2.2		
	医生密度 ˣ (每1万人口)	护士与助产士密度 ˣ (每1万人口)	牙医密度 ˣ (每1万人口)	药剂师密度 ˣ (每1万人口)	《国际卫生条例》13项核心能力平均得分 ʸ	国内一般政府卫生支出(GGHE-D)占一般政府开支的百分比 ᵈ·ᶻ(%)	5岁以下儿童发育迟缓率 ᵃᵃ(%)		
数据类型	原始数据	原始数据	原始数据	原始数据	原始数据	可比数据	原始数据		
成员国	2009-2018	2009-2018	2009-2018	2009-2018	2018	2016	男童	女童	两性
							2009-2018		
斯洛文尼亚	30.0	96.8	6.8	6.5	82	13.5	-	-	-
所罗门群岛	2.0	21.3	0.5	1.2	34	8.0	33.7	29.5	31.6
索马里	0.2	0.6	-	-	31	-	27.7	22.7	25.3
南非	9.1	35.2	1.5	1.5	66	13.3	29.4	24.9	27.4
南苏丹	-	-	-	-	39	-	33.4	29.1	31.3
西班牙	40.7	55.3	7.2	12.1	84	15.1	-	-	-
斯里兰卡	9.6	21.2	0.9	0.8	46	8.6	19.8	18.7	17.3
苏丹	4.1	8.3	2.1	4.4	65	10.7	40.3	36.1	38.2
苏里南	12.3	41.0	0.5	0.4	73	16.6	9.9	7.6	8.8
瑞典	54.0	115.4	8.0	7.6	92	18.5	-	-	-
瑞士	42.4	172.8	5.0	5.4	-	22.4	-	-	-
阿拉伯叙利亚共和国	12.2	14.6	6.8	10.1	75	-	28.5	26.7	27.6
塔吉克斯坦	17.0	52.3	1.5	-	58	5.0	17.9	17.2	17.5
泰国	8.1	29.6	1.7	4.2	79	15.3	16.4	16.3	10.5
东帝汶	7.2	16.7	0.7	0.1	44	3.2	54.0	47.6	50.9
多哥	0.5	3.0	<0.1	<0.1	32	4.3	28.2	26.9	27.6
汤加	5.2	39.3	1.1	0.4	57	8.0	9.1	7.0	8.1
特立尼达和多巴哥	26.7	35.1	3.6	5.1	49	9.7	-	-	9.2
突尼斯	12.7	26.4	3.1	2.3	66	13.7	11.3	8.8	10.1
土耳其	17.6	26.3	3.2	3.5	73	9.7	11.0	8.6	9.9
土库曼斯坦	22.2	46.3	1.2	1.7	67	8.7	11.5	11.4	11.5
图瓦卢	9.2	37.6	4.6	2.8	54	9.0	-	-	-
乌干达	0.9	6.3	0.1	<0.1	51	5.1	30.9	26.9	28.9
乌克兰	30.1	70.6	6.0	0.3	75	7.0	-	-	-
阿拉伯联合酋长国	23.9	55.9	5.6	7.4	95	7.9	-	-	-
英国	28.1	82.9	5.3	8.8	93	18.9	-	-	-
坦桑尼亚联合共和国	0.4	4.1	<0.1	0.1	47	9.5	36.7	32.2	34.5
美利坚合众国	25.9	85.5	6.1	10.5	91	39.5	3.1	1.3	3.5
乌拉圭	50.5	19.3	14.8	-	85	19.5	-	-	10.7ᵃᵐ
乌兹别克斯坦	23.7	120.7	1.5	0.4	44	9.2	-	-	-
瓦努阿图	1.7	13.9	0.7	1.2	34	5.4	-	-	28.5
委内瑞拉（玻利瓦尔共和国）	-	-	-	-	74	1.9	-	-	13.4ᵃᵒ
越南	8.2	14.3	-	3.4	61	9.0	23.7	21.6	24.6
也门	3.1	7.3	0.2	1.0	52	-	47.5	45.3	46.4
赞比亚	0.9	8.9	0.2	0.7	31	7.1	42.3	37.7	40.0
津巴布韦	0.8	1.2	0.2	0.3	55	14.5	30.0	24.2	27.1
世卫组织区域									
非洲区域	2.8	11.0	-	-	42	7.3	-	-	33.1
世卫组织美洲地区	23.3	61.9	-	-	65	15.6	-	-	6.5
东南亚区域	7.4	19.9	-	-	56	6.7	-	-	31.9
欧洲区域	33.8	80.6	-	-	74	12.5	-	-	-
东地中海区域	9.9	15.1	-	-	68	8.5	-	-	24.7
西太平洋地区	18.0	32.6	-	-	64	11.0	-	-	6.4
全球	15.1	34.8	-	-	60	10.6	-	-	21.9

5岁以下儿童消瘦率 ᵃᵃ(%) 原始数据 男童	女童	两性	5岁以下儿童超重率 ᵃᵃ(%) 原始数据 男童	女童	两性	过去12个月中遭受现任或前任亲密伴侣殴打、性暴力或心理暴力的15岁及以上有伴侣的妇女和女童的比例 ᵃᵇ(%) 原始数据	可享用安全饮用水服务的人口比例 ᵃᶜ(%) 可比数据	安全卫生设施覆盖率 ᵃᶜ(%) 可比数据	作为政府调控支出方案一部分的饮用水和环境卫生相关官方发展援助金额 ᵃᵈ(按2016年现价美元计算,单位:百万美元) 原始数据	成员国
										斯洛文尼亚
-	-	-	-	-	-	-	98	76	-	斯洛文尼亚
8.4	8.5	8.5	4.6	4.4	4.5	-	-	-	9.96	所罗门群岛
16.4	13.4	15.0	2.8	3.1	3.0	-	-	14	19.85	索马里
5.2	6.0	2.5	18.7	15.6	13.3	-	-	-	1.81	南非
27.4	21.1	24.3	5.9	5.7	5.8	-	-	-	47.62	南苏丹
-	-	-	-	-	-	-	98	97	-	西班牙
12.1	11.5	15.1	0.7	1.0	2.0	-	-	-	142.80	斯里兰卡
17.3	16.2	16.8	3.2	2.8	3.0	-	-	-	20.70	苏丹
6.3	5.2	5.8	5.0	3.0	4.0	-	-	-	1.60	苏里南
-	-	-	-	-	-	-	98	92	-	瑞典
-	-	-	-	-	-	-	95	99	-	瑞士
12.5	10.5	11.5	17.8	18.1	17.9	-	-	-	8.19	阿拉伯叙利亚共和国
6.1	5.0	5.6	17.3	15.3	3.3	19	47	-	17.92	塔吉克斯坦
7.4	6.1	5.4	10.1	11.6	8.2	-	-	-	2.61	泰国
12.6	8.4	10.5	1.2	1.5	1.4	35	-	-	5.87	东帝汶
7.6	5.6	6.6	1.8	2.2	2.0	13	-	-	16.76	多哥
5.4	5.1	5.2	18.6	16.0	17.3	19 ᵃʰ	-	-	2.30	汤加
-	-	6.4	-	-	11.4	7 ᵃʰ	-	-	-	特立尼达和多巴哥
4.2	2.3	3.3	14.7	13.7	14.2	-	93	73	162.01	突尼斯
1.6	2.2	1.9	11.9	10.2	11.1	11 ᵃʰ	-	44	84.80	土耳其
4.4	3.9	4.2	6.0	5.7	5.9	-	86	-	0.95	土库曼斯坦
-	-	-	-	-	-	-	-	9	0.95	图瓦卢
4.1	2.9	3.5	4.9	2.6	3.7	30	6	-	151.62	乌干达
-	-	-	-	-	-	-	92	-	32.02	乌克兰
-	-	-	-	-	-	-	-	93	-	阿拉伯联合酋长国
-	-	-	-	-	-	-	96	98	-	英国
5.2	3.8	4.5	3.8	3.6	3.7	30	-	-	66.53	坦桑尼亚联合共和国
0.4	0.8	0.4	5.1	6.9	9.4	-	99	89	-	美利坚合众国
-	-	1.3 ᵃᵐ	-	-	7.2 ᵃᵐ	3 ᵃʰ	-	64	0.68	乌拉圭
-	-	-	-	-	-	-	-	-	63.08	乌兹别克斯坦
-	-	4.4	-	-	4.6	44 ᵃʰ	-	-	2.13	瓦努阿图
-	-	4.1 ᵃᵒ	-	-	6.4 ᵃᵒ	-	-	19	0.17	委内瑞拉（玻利瓦尔共和国）
4.5	4.3	6.4	5.4	3.4	5.3	-	-	-	532.27	越南
17.9	14.8	16.4	2.4	2.5	2.5	-	-	-	34.53	也门
6.5	6.0	6.2	6.6	5.9	6.2	27	-	-	130.05	赞比亚
3.3	3.3	3.3	6.2	5.1	5.6	20	-	-	22.85	津巴布韦
										世卫组织区域
-	-	7.0	-	-	3.5	-	26	-	2483.89	非洲区域
-	-	0.8	-	-	7.2	-	82	43	676.69	世卫组织美洲地区
-	-	15.1	-	-	3.8	-	-	-	1484.41	东南亚区域
-	-	-	-	-	-	-	91	67	-	欧洲区域
-	-	7.8	-	-	5.7	-	56	-	1836.26	东地中海区域
-	-	2.2	-	-	6.0	-	-	57	1011.10	西太平洋地区
-	-	7.3	-	-	5.9	-	71	39	8698.25	全球

成员国	主要依赖清洁燃料的人口的比例¹(%) 7.1	城市地区细颗粒物(PM2.5)年均浓度¹(μg/m³) 11.6	凶杀死亡率 c,m,af(每10万人口) 16.1 男性	女性	两性	死因数据完整性 c,m,ag(%) 17.19.2
数据类型	可比数据	可比数据	可比数据			原始数据
	2017	2016	2016			2009-2017
阿富汗	34	53.2	13.5	0.9	7.4	-
阿尔巴尼亚	80	17.9	5.8	2.4	4.2	53
阿尔及利亚	>95	35.2	6.4	1.9	4.2	-
安道尔	>95 ᵃᵖ	9.9	-	-	-	100
安哥拉	49	27.9	16.5	3.4	9.8	-
安提瓜和巴布达	>95	17.9	2.7	0.9	1.8	83
阿根廷	>95	11.8	10.7	1.9	6.2	100
亚美尼亚	>95	30.5	4.0	1.0	2.4	100
澳大利亚	>95 ᵃᵖ	7.2	1.5	0.8	1.1	100
奥地利	>95	12.4	0.6	0.5	0.5	100
阿塞拜疆	>95	18.2	3.7	1.0	2.4	-
巴哈马群岛	>95 ᵃᵖ	17.6	52.5	7.8	29.7	89
巴林	>95 ᵃᵖ	69.0	0.9	0.4	0.8	96
孟加拉	19	58.3	4.2	1.7	2.9	-
巴巴多斯	>95	22.2	15.1	5.4	10.0	79
白俄罗斯	>95	18.1	8.0	2.8	5.2	100
比利时	>95 ᵃᵖ	12.9	1.1	0.8	1.0	100
伯利兹	87	21.2	51.2	7.8	29.4	89
贝宁	6	33.1	9.8	3.0	6.4	-
不丹	79	35.3	2.4	0.9	1.7	-
玻利维亚	83	20.2	23.5	4.6	14.1	-
波斯尼亚和黑塞哥维那	63	27.3	5.0	1.7	3.3	95
博茨瓦纳	59	21.2	19.8	3.1	11.4	-
巴西	>95	11.5	57.8	5.6	31.3	99
文莱达鲁萨兰国	>95 ᵃᵖ	5.8	2.5	1.6	2.0	100
保加利亚	91	18.8	2.4	1.0	1.7	100
布基纳法索	10	36.8	13.9	5.6	9.8	-
布隆迪	<5	35.6	10.1	3.1	6.6	-
佛得角	75	32.0	12.7	3.8	8.2	93
柬埔寨	20	24.0	3.6	0.8	2.2	-
喀麦隆	25	65.3	18.5	4.7	11.6	-
加拿大	>95 ᵃᵖ	6.5	2.2	0.8	1.5	100
中非共和国	<5	49.5	22.4	5.5	13.8	-
乍得	<5	53.0	14.9	4.2	9.6	-
智利	>95	21.0	7.8	1.1	4.4	95
中国	58	49.2	1.0	0.8	0.9	62
哥伦比亚	94	15.2	79.7	7.6	43.1	80
科摩罗	10	18.6	11.7	4.1	7.9	-
刚果	25	38.7	16.3	4.1	10.2	-
库克群岛	84	12.0	-	-	-	100
哥斯达黎加	>95	15.9	18.2	2.2	10.2	87
科特迪瓦	21	23.7	14.3	9.7	12.1	-
克罗地亚	93	17.0	1.1	0.8	1.0	100
古巴	90	18.4	8.5	2.5	5.5	100
塞浦路斯	>95 ᵃᵖ	16.8	1.9	0.8	1.4	68
捷克	>95	15.1	1.0	0.6	0.8	100
朝鲜民主主义人民共和国	11	30.4	5.6	3.2	4.4	-
刚果民主共和国	<5	37.6	21.1	5.5	13.3	-
丹麦	>95 ᵃᵖ	10.1	0.9	0.7	0.8	100
吉布提	10	40.4	10.5	3.2	6.8	-
多米尼加岛	91	18.2	-	-	-	100
多米尼加共和国	91	12.9	29.1	4.6	16.8	58
厄瓜多尔	>95	14.9	15.7	2.9	9.3	82
埃及	>95	79.3	7.6	2.0	4.8	94
萨尔瓦多	89	23.4	85.9	10.6	46.0	93
赤道几内亚	37	45.9	5.3	1.1	3.4	-
厄立特里亚	18	42.4	12.2	3.4	7.8	-
爱沙尼亚	>95	6.7	5.8	1.8	3.7	100

成员国	主要依赖清洁燃料的人口的比例[1](%) 可比数据 2017	城市地区细颗粒物(PM2.5)年均浓度[1](µg/m³) 可比数据 2016	凶杀死亡率[c,m,af](每10万人口) 可比数据 男性	女性	两性	死因数据完整性[c,m,ag](%) 原始数据 2009-2017
斯瓦蒂尼	51	16.3	32.7	8.0	20.0	-
埃塞俄比亚	<5	34.4	11.6	4.0	7.8	-
斐济	51	10.2	3.8	1.2	2.5	100
芬兰	>95 ᵃᵖ	5.9	1.7	0.9	1.3	100
法国	>95 ᵃᵖ	11.6	1.1	0.7	0.9	100
加蓬	81	38.5	14.2	3.0	8.8	-
冈比亚	<5	32.2	16.5	2.2	9.3	-
乔治亚	79	21.2	8.0	1.5	4.6	90
德国	>95 ᵃᵖ	11.7	0.6	0.8	0.7	100
加纳	25	31.9	12.3	7.1	9.7	-
希腊	>95	15.7	1.6	0.7	1.1	100
格林纳达	>95	21.6	9.9	2.7	6.3	100
危地马拉	43	23.6	44.4	7.7	25.8	100
几内亚	<5	22.4	13.0	4.7	8.9	-
几内亚比绍	<5	27.1	7.8	10.5	9.2	-
圭亚那	77	20.5	29.3	8.1	18.8	90
海地	<5	14.6	45.3	11.1	28.0	-
洪都拉斯	54	20.1	79.1	32.1	55.5	14
匈牙利	>95 ᵃᵖ	15.6	1.5	1.0	1.3	100
冰岛	>95 ᵃᵖ	5.9	1.5	1.0	1.2	100
印度	45	65.2	6.1	2.1	4.1	10
印度尼西亚	65	15.6	6.3	2.8	4.5	-
伊朗伊斯兰共和国	>95	35.1	7.3	1.7	4.5	90
伊拉克	>95	57.7	22.7	8.2	15.5	65
爱尔兰	>95 ᵃᵖ	8.3	1.2	0.5	0.8	100
以色列	>95 ᵃᵖ	19.5	2.6	1.0	1.8	100
意大利	>95 ᵃᵖ	15.3	1.1	0.5	0.8	100
牙买加	92	13.3	62.4	16.1	39.1	94
日本	>95 ᵃᵖ	11.4	0.3	0.2	0.3	100
约旦	>95	32.1	4.1	1.6	2.9	56
哈萨克斯坦	>95	11.3	13.1	3.3	8.1	87
肯尼亚	14	25.9	8.7	2.0	5.3	-
基里巴斯	6	10.5	14.0	4.3	9.1	-
科威特	>95 ᵃᵖ	57.2	3.9	1.1	2.7	59
吉尔吉斯斯坦	83	18.1	9.3	2.5	5.8	91
老挝人民民主共和国	<5	24.5	10.1	4.0	7.0	-
拉脱维亚	>95	12.7	9.0	3.5	6.0	100
黎巴嫩	-	30.7	7.1	1.9	4.5	-
莱索托	33	27.8	56.2	15.0	35.0	-
利比里亚	<5	17.2	15.1	4.7	10.0	-
利比亚	-	44.2	3.9	1.0	2.5	-
立陶宛	>95 ᵃᵖ	11.5	9.3	3.1	5.9	99
卢森堡	>95 ᵃᵖ	10.2	0.2	0.2	0.2	100
马达加斯加岛	<5	21.4	10.3	3.5	6.9	-
马拉维	<5	22.1	2.4	0.7	1.5	-
马来西亚	>95	16.0	6.2	1.8	4.1	52
马尔代夫	>95	7.6	4.8	1.6	3.4	91
马里	<5	31.2	17.2	5.4	11.3	-
马耳他	>95 ᵃᵖ	14.0	1.2	0.7	0.9	100
马绍尔群岛	66	9.4	-	-	-	-
毛里塔尼亚	46	40.8	16.1	5.7	11.0	-
毛里求斯	>95	13.5	2.4	0.8	1.6	100
墨西哥	86	20.1	29.9	4.0	16.9	100
密克罗尼西亚联邦	12	10.2	6.5	3.1	4.8	-
摩纳哥	>95 ᵃᵖ	12.2	-	-	-	100
蒙古	41	40.4	15.4	2.4	8.9	84
黑山	66	20.2	3.7	1.5	2.6	94
摩洛哥	>95	31.0	2.1	0.7	1.4	29

成员国	主要依赖清洁燃料的人口的比例 [f] (%) 7.1	城市地区细颗粒物(PM2.5)年均浓度 [g] (μg/m³) 11.6	凶杀死亡率 [c,m,af] (每10万人口) 16.1			死因数据完整性 [c,m,ag] (%) 17.19.2
数据类型	可比数据	可比数据	可比数据			原始数据
			男性	女性	两性	
	2017	2016	2016			2009-2017
莫桑比克	<5	19.4	4.1	1.1	2.5	-
缅甸	20	34.7	5.8	2.4	4.1	
纳米比亚	44	22.6	32.0	5.3	18.3	
瑙鲁	92	12.5	-	-	-	
尼泊尔	29	94.3	5.1	1.7	3.3	
荷兰	>95 [ap]	12.1	0.8	0.5	0.7	100
新西兰	>95 [ap]	5.7	1.4	0.9	1.1	100
尼加拉瓜	54	16.9	24.6	3.4	13.9	79
尼日尔	<5	70.8	15.4	5.3	10.4	
尼日利亚	7	48.7	14.0	5.4	9.8	
纽埃岛	93	11.5	-	-	-	
北马其顿	66	28.3	2.2	0.8	1.5	100
挪威	>95 [ap]	7.0	0.7	0.5	0.6	100
阿曼	>95	38.2	6.4	2.9	5.2	74
巴基斯坦	44	55.2	13.7	5.3	9.6	-
帕劳群岛	>95 [ap]	12.2	-	-	-	95
巴拿马	90	11.2	36.9	4.0	20.5	92
巴布亚新几内亚	12	10.9	15.5	4.8	10.2	-
巴拉圭	66	11.2	14.1	3.1	8.6	88
秘鲁	76	24.3	19.0	4.3	11.6	57
菲律宾	44	18.4	26.3	3.1	14.8	89
波兰	>95 [ap]	20.5	1.4	0.5	0.9	100
葡萄牙	>95 [ap]	7.9	1.6	0.9	1.2	100
卡塔尔	>95	90.3	8.8	3.0	7.4	50
大韩民国	>95 [ap]	24.6	1.6	0.9	1.3	100
摩尔多瓦共和国	94	16.0	7.5	3.3	5.3	80
罗马尼亚	89	14.3	2.2	0.9	1.6	100
俄罗斯联邦	>95	13.7	18.1	5.5	11.3	100
卢旺达	<5	40.7	8.8	2.3	5.5	-
圣基茨和尼维斯	>95 [ap]	12.3	-	-	-	88
圣卢西亚岛	>95	21.2	26.1	5.5	15.6	97
圣文森特和格林纳丁斯	>95	21.2	21.8	5.8	13.8	100
萨摩亚	31	10.6	4.9	1.4	3.2	
圣马力诺	>95 [ap]	13.4	-	-	-	100
圣多美和普林西比	<5	25.7	10.7	3.3	7.0	-
沙特阿拉伯	>95	78.4	6.3	6.1	6.2	42
塞内加尔	31	37.5	12.3	3.4	7.8	
塞尔维亚	74	24.3	2.1	1.0	1.6	94
塞舌尔	>95	18.7	15.2	4.7	9.9	91
塞拉利昂	<5	20.6	20.3	6.0	13.1	-
新加坡	>95 [ap]	18.3	0.3	0.2	0.2	66
斯洛伐克	>95	17.5	1.8	0.8	1.3	100
斯洛文尼亚	>95	15.8	0.8	0.6	0.7	100
所罗门群岛	8	10.7	6.3	2.1	4.3	
索马里	<5	29.5	8.5	2.7	5.6	
南非	86	23.6	54.9	12.1	33.1	92
南苏丹	<5	41.1	7.9	2.2	5.1	
西班牙	>95	9.5	0.8	0.5	0.7	100
斯里兰卡	28	15.2	5.2	1.0	3.0	
苏丹	44	47.9	9.2	3.1	6.2	
苏里南	91	23.6	15.4	4.7	10.0	80
瑞典	>95 [ap]	5.9	1.5	0.6	1.0	100
瑞士	>95 [ap]	10.2	0.5	0.5	0.5	100
阿拉伯叙利亚共和国	>95	39.4	3.6	1.3	2.5	83
塔吉克斯坦	83	40.0	2.0	0.7	1.3	87
泰国	78	26.2	8.8	1.4	5.0	87
东帝汶	11	17.9	8.1	2.0	5.1	
多哥	8	32.7	13.7	4.9	9.3	

附件2
第五部分

	7.1	11.6	16.1			17.19.2
	主要依赖清洁燃料的人口的比例 f (%)	城市地区细颗粒物(PM2.5)年均浓度 f (μg/m³)	凶杀死亡率 c,m,af (每10万人口)			死因数据完整性 c,m,ag (%)
数据类型	可比数据	可比数据	可比数据			原始数据
			男性	女性	两性	
成员国	2017	2016	2016			2009-2017
汤加	55	10.1	6.3	2.9	4.6	-
特立尼达和多巴哥	>95	22.0	74.3	11.0	42.2	83
突尼斯	>95	35.7	2.6	0.8	1.7	29
土耳其	>95	42.0	4.4	1.0	2.7	92
土库曼斯坦	>95	19.0	6.6	1.9	4.2	85
图瓦卢	52	11.4	-	-	-	-
乌干达	<5	48.4	20.1	5.1	12.6	-
乌克兰	>95	18.3	7.0	2.5	4.6	92
阿拉伯联合酋长国	>95	39.4	4.8	1.1	3.8	59
英国	>95 ap	10.5	1.6	1.0	1.3	100
坦桑尼亚联合共和国	<5	25.6	11.9	3.7	7.7	-
美利坚合众国	>95 ap	7.4	10.6	2.6	6.5	100
乌拉圭	>95	8.6	12.7	2.5	7.4	100
乌兹别克斯坦	92	25.3	2.9	0.9	1.9	93
瓦努阿图	11	10.3	3.6	1.3	2.5	-
委内瑞拉（玻利瓦尔共和国）	>95	15.8	92.1	6.7	49.2	89
越南	70	29.7	6.8	0.9	3.8	-
也门	63	45.0	8.8	3.2	6.1	-
赞比亚	16	24.7	15.4	5.0	10.1	-
津巴布韦	29	19.4	23.9	6.7	15.1	-
世卫组织区域						
非洲区域	17	35.5	15.9	4.9	10.4	6
世卫组织美洲地区	92	13.4	31.8	4.3	17.9	94
东南亚区域	45	57.3	6.0	2.1	4.1	10
欧洲区域	>95	17.6	4.9	1.7	3.3	97
东地中海区域	72	54.0	9.9	3.4	6.8	32
西太平洋地区	62	42.9	2.9	1.0	1.9	64
全球	61	39.6	10.1	2.6	6.4	49

a 《世界人口前景：2017年修订本》。纽约：联合国，经济和社会事务部，人口司；2017年。(https://www.un.org/development/desa/publications/world-population-prospects-the-2017-revision.html，2019年3月21日查阅)。

b "2016年全球健康估计：2000—2016年预期寿命"。日内瓦：2018年世卫组织(https://www.who.int/gho/mortality_burden_disease/life_tables/en/，2019年3月21日查阅)。

c 2016年人口少于9万的世卫组织成员国未包含在内。

d 全球卫生支出数据库[在线数据库]。日内瓦：世卫组织(https://apps.who.int/nha/database/Select/Indicators/en/，2019年3月15日查阅)。全球和区域总量为未加权平均值。

e 孕产妇死亡率趋势：1990年至2015年：世卫组织、联合国儿童基金会、联合国人口活动基金会、世界银行集团及联合国人口司数据。日内瓦：2015年世卫组织(https://www.who.int/reproductivehealth/publications/monitoring/maternal-mortality-2015/en/，2018年3月29日查阅)。2015年人口少于10万的世卫组织成员国未包含在内。相关年份数据是死亡登记系统、家庭调查或其他来源的最新数据。

f 儿童基金会/世卫组织熟练医护人员联合数据库，来自某一群体的全国家庭调查数据和常规卫生系统数据。纽约：2019年联合国儿童基金会(https://data.unicef.org/topic/maternal-health/delivery-care/，2019年2月14日查阅)。全球和区域平均值为2013—2018年数据。

g 儿童死亡率水平和趋势。2018年报告。数据由联合国儿童死亡率测算机构间工作组测算得出。联合国儿童基金会、世卫组织、世界银行集团及联合国人口司。纽约：2018年联合国儿童基金会(https://www.childmortality.org/files_v22/download/UN%20IGME%20Child%20Mortality%20Report%202018.pdf，2019年3月15日查阅)。相关年份的两性数据是死亡登记系统、人口普查、家庭调查或其他来源的最新数据(https://childmortality.org，2019年3月21日查阅)。相关年份的分性别数据是从联合国儿童死亡率测算机构间工作组获取的、死亡登记系统、人口普查、家庭调查或其他来源的最新数据。

h AIDSinfo［在线数据库］。日内瓦：联合国艾滋病规划署（UNAIDS）（http://aidsinfo.unaids.org/，2019年3月15日查阅）；及HIV/AIDS［在线数据库］，全球卫生观察站（GHO）数据。日内瓦：世卫组织（https://www.who.int/gho/hiv/epidemic_status/incidence/en/，2019年3月15日查阅）。相关年份的感染率或抗逆转录病毒治疗数据是从UNAIDS获取的、监测系统、家庭调查或其他来源的最新数据。

i 2018年全球肺结核报告。日内瓦：2018年世卫组织（https://www.who.int/tb/publications/global_report/en/，2019年3月15日查阅）。相关年份的两性病例数据是监测系统收到的最新上报数据（https://www.who.int/tb/country/data/download/en/，2019年3月21日查阅）。相关年份的分性别病例数据为监测系统收到的最新上报数据（未发布）。

j 2018年全球疟疾报告。日内瓦：2018年世卫组织（https://www.who.int/malaria/publications/world-malaria-report-2018/en/，2019年3月15日查阅）。数据是根据世卫组织全球疟疾防治计划的国家估算法计算得出的。

k 全球和国家免疫覆盖率和慢性乙型肝炎病毒感染率数据［在线数据库］。日内瓦：世卫组织；2017年3月23日更新（https://whohbsagdashboard.com/#global-strategies，2019年3月30日查阅）。全球和区域平均值系根据最新分析得出的2017年数据。此处该指标用于代替SDG指标。相关年份数据为估算流程采用的、最新乙型肝炎表面抗原血清学调查数据。

l 被忽视的热带疾病［在线数据库］，全球卫生观察站（GHO）数据。日内瓦：世卫组织（https://www.who.int/gho/neglected_diseases/en/，2019年3月15日查阅）。相关年份数据为从监测系统获取的、相关机构呈报的至少一种疾病的最新病例数。

m 2016年全球卫生估计：2000—2016年按原因、年龄、性别、国家和区域分列的死亡人数。日内瓦：2018年世卫组织（https://www.who.int/healthinfo/global_burden_disease/estimates/en/index1.html，2019年3月21日查阅）。相关年份的死因数据是死亡登记系统的最新数据（https://terrance.who.int/mediacentre/data/ghe/GlobalCOD_method_2000_2016.pdf?ua=1，2019年3月21日查阅）。

n 世卫组织全球酒精与健康信息系统（GISAH）［在线数据库］，全球卫生观察站（GHO）数据。日内瓦：世卫组织（https://www.who.int/gho/alcohol/en/，2019年3月15日查阅）。相关年份的两性酒精消费量数据为GISAH编制的、公开的政府统计、特定国家酒精行业统计及联合国粮农组织统计数据库中记录的最新数据（https://apps.who.int/gho/data/node.main.A1039?lang=en，2019年3月21日查阅）。相关年份的分性别数据是各项调查的最新性别比例数据（https://www.who.int/gho/alcohol/GISAH_1_data_sources_of_abstainer_and_heavy_episodic_drinking_data.pdf，2019年3月21日查阅）。

o 2018年全球道路安全状况报告。日内瓦：2018年世卫组织（https://www.who.int/violence_injury_prevention/road_safety_status/2018/en/，2019年3月15日查阅）。相关年份死亡数据为截至2017年12月上报给世卫组织传染性疾病、残疾、暴力和伤害预防司的最新死亡人数调查结果。

p 2019年全球避孕药具使用情况［在线数据库］。纽约：联合国、经济和社会事务部、人口司；2019年（即将发布）。全球和区域总量为"2019年计划生育指标估计和预测"［在线数据库］中的2019年估计数。纽约：联合国、经济和社会事务部、人口司；2019年（即将发布）。

q 世卫组织从2017年世界生育率数据中摘录的各国数据［在线数据库］。纽约：联合国、经济和社会事务部、人口司；2017年11月。（https://www.un.org/en/development/desa/population/publications/dataset/fertility/wfd2017.shtml，2018年3月21日查阅）。全球和区域总量是指《世界人口前景：2017年修订本》中的5年期（2015—2020年）总量。纽约：联合国、经济和社会事务部、人口司；2017年。（https://esa.un.org/unpd/wpp/Download/Standard/Fertility/，2018年2月16日查阅）。世卫组织从联合国全球SDG数据库［在线数据库］中摘录的各国其他数据。纽约：联合国、经济和社会事务部、人口司（https://unstats.un.org/sdgs/indicators/database/，2018年3月21日查阅）。

r "追踪全民健康覆盖：2017年全球监测报告"。日内瓦及华盛顿（哥伦比亚特区）：2017年世卫组织和国际复兴开发银行/世界银行（https://apps.who.int/iris/bitstream/handle/10665/259817/9789241513555-eng.pdf?sequence=1，2019年3月15日查阅）。2015年人口少于9万的世卫组织成员国未包含在内。相关数据是根据上述报告的分析确定的。正常字体表示数据可获得性"低"，加粗字体表示数据可获得性"中"和"高"。

s "追踪全民健康覆盖：2017年全球监测报告"。日内瓦及华盛顿（哥伦比亚特区）：2017年世卫组织和国际复兴开发银行/世界银行（https://apps.who.int/iris/bitstream/handle/10665/259817/9789241513555-eng.pdf?sequence=1，2019年3月15日查阅）。全球和区域总量为2010年数据，其中包括表中未显示的国家数据。

t 公共卫生与环境［在线数据库］，全球卫生观察站（GHO）数据。日内瓦：世卫组织（https://www.who.int/gho/phe/en/，2019年3月21日查阅）。固体燃料：相关年份的燃料数据是家庭调查和人口普查关于家用烹饪、取暖和照明燃料状况的最新数据（https://www.who.int/airpollution/data/household-energy-database/en/，2019年3月21日查阅）。细颗粒物：相关年份细颗粒物浓度数据是地面测量（https://www.who.int/airpollution/data/cities/en/，2019年3月21日查阅）和卫星测量获得的最新浓度数据。

u 《世卫组织吸烟流行趋势全球报告》第2版。日内瓦：2018年世卫组织（https://www.who.int/tobacco/publications/surveillance/trends-tobacco-smoking-second-edition/en/，2019年3月15日）。相关年份吸烟率数据是来自各项调查的最新数据。

v 世卫组织/儿童基金会的各国免疫覆盖率估算数据［在线数据库］。2018年7月修订（https://www.who.int/immunization/monitoring_surveillance/routine/coverage/en/index4.html，2019年3月15日查阅）。相关年份数据是行政记录、家庭调查或其他来源的最新数据

（https://www.who.int/immunization/monitoring_surveillance/data/Coverage_survey_data.xls?ua=1，2019年2月查阅）。

^w OECD.Stat［在线数据库］。巴黎：经济合作与发展组织（https://stats.oecd.org/，2019年1月19日查阅）。

^x "世卫组织全球卫生人力统计"［在线数据库］，全球卫生观察站（GHO）数据。日内瓦：世卫组织（https://who.int/hrh/statistics/hwfstats/en/，2019年3月15日查阅）。各国比较结果受相关职业的差异影响。请参考具有国家特异性的职业定义和其他描述性元数据的出处。全球和世卫组织区域平均数为2017年数据，是拥有2013年至2018年数据的国家的平均数。计算这些平均数时所使用的部分国家数据未在附件表格中显示。

^y 《国际卫生条例》（2005年）"监测框架"［在线数据库］，全球卫生观察站（GHO）数据。日内瓦：世卫组织（https://www.who.int/gho/ihr/en/，2019年3月21日查阅）。截至2019年4月24日收到的答复。

^z 此处使用该指标是因为其可以作为卫生相关SDG指标1.a.2的一部分。作为一项包括几类卫生支出的综合指标，相关数据的可获得性由支出的最大组成部分——政府在卫生方面的转移性支出决定。在使用政府预算等主要经费来源的情况下，该指标属于记录在案的指标。

^{aa} 儿童营养不良水平和趋势。儿童基金会/世卫组织/世界银行集团联合发布的儿童营养不良数据。纽约、日内瓦及华盛顿（哥伦比亚特区）：2018年联合国儿童基金会、世卫组织及世界银行集团。全球和区域总量为2018年数据。

^{ab} 全球SDG指标数据库［在线数据库］。纽约：联合国、统计司（https://unstats.un.org/sdgs/indicators/database/，2019年3月15日查阅）。包括仅针对15—49岁女性的调查。

^{ac} "饮用水、卫生设施和个人卫生"项目的进展——2017年更新和SDG基准线。日内瓦及纽约：2017年世卫组织及联合国儿童基金会（https://washdata.org/sites/default/files/documents/reports/2018-01/JMP-2017-report-final.pdf，2018年3月31日查阅）；饮用水与环境卫生［在线数据库］，全球卫生观察站（GHO）数据。日内瓦：世卫组织（https://www.who.int/gho/mdg/environmental_sustainability/en/，2019年3月21日查阅）。

^{ad} 只有拥有最新原始数据的国家才显示可比数据。相关年份的饮用水和一项或多项环境卫生数据为最新水质调查数据和最新环境卫生服务调查数据。这些未发布的数据是由世卫组织WASH计划提供的。

^{ae} 2018年给予水务部门（供水和卫生、农业水资源、防洪和水力发电厂）的官方发展援助，经合组织统一报告标准（CRS）（https://stats.oecd.org/Index.aspx?DataSetCode=crs1，2019年3月21日查阅）。包括供水和卫生（CRS 14000）、农业水资源（CRS 31140）、防洪（CRS 41050）和水力发电厂（CRS 23220）的CRS目的代码。

^{af} 相关年份的死因数据为死亡登记系统的最新数据（http://terrance.who.int/mediacentre/data/ghe/GlobalCOD_method_2000_2016.pdf?ua=1，2019年3月21日查阅），凶杀死亡数据为2014年全球暴力防治状况报告中公布的根据最新刑事审判数据统计的最新凶杀死亡数据（https://www.who.int/violenceJnjury_prevention/violence/status_report/2014/en/，2019年3月21日）。

^{ag} 完整性是相对于实际常住人口而言的，死因完整性数据为2009—2017年期间的最新可用数据。全球和区域总量为2017年数据。

^{ah} 非标准定义。有关更多详细信息，请参见指标脚注。

^{ai} 医院分娩率（%）用作该SDG指标的替代指标。

^{aj} 与非标准年龄段或婚姻状况人群相关的数据。有关更多详细信息，请参见"2019年世界避孕药具使用情况"（脚注p）。

^{ak} 初步数据。

^{al} 超重率是用年龄别体质指数z评分来计算的。

^{am} 调查数据不包括0—59个月的年龄范围，数据进行了可比性调整。

^{an} 数据来自一家机构的监控系统，这些数据涵盖了全国80%的医疗中心。

^{ao} 当时无原始数据可供比较，按美国国家卫生统计中心（NCHS）/世卫组织原来参考的世卫组织儿童生长标准进行了数据转换。

^{ap} 对于没有清洁燃料使用信息的高收入国家，假设其使用量超过95%。

附件3

世卫组织区域分类

世卫组织非洲区域：阿尔及利亚、安哥拉、贝宁、博茨瓦纳、布基纳法索、布隆迪、佛得角、喀麦隆、中非共和国、乍得、科摩罗、刚果、科特迪瓦、刚果民主共和国、赤道几内亚、厄立特里亚、埃斯瓦蒂尼、埃塞俄比亚、加蓬、冈比亚、加纳、几内亚、几内亚比绍、肯尼亚、莱索托、利比里亚、马达加斯加、马拉维、马里、毛里塔尼亚、毛里求斯、莫桑比克、纳米比亚、尼日尔、尼日利亚、卢旺达、圣多美和普林西比、塞内加尔、塞舌尔、塞拉利昂、南非、南苏丹、多哥、乌干达、坦桑尼亚联合共和国、赞比亚、津巴布韦。

世卫组织美洲区域：安提瓜和巴布达、阿根廷、巴哈马、巴巴多斯、伯利兹、玻利维亚、巴西、加拿大、智利、哥伦比亚、哥斯达黎加、古巴、多米尼克、多米尼加共和国、厄瓜多尔、萨尔瓦多、格林纳达、危地马拉、圭亚那、海地、洪都拉斯、牙买加、墨西哥、尼加拉瓜、巴拿马、巴拉圭、秘鲁、圣基茨和尼维斯、圣卢西亚、圣文森特和格林纳丁斯、苏里南、特立尼达和多巴哥、美利坚合众国、乌拉圭、委内瑞拉(玻利瓦尔共和国)。

世卫组织东南亚区域：孟加拉国、不丹、朝鲜民主主义人民共和国、印度、印度尼西亚、马尔代夫、缅甸、尼泊尔、斯里兰卡、泰国、东帝汶。

世卫组织欧洲区域：阿尔巴尼亚、安道尔、亚美尼亚、奥地利、阿塞拜疆、白俄罗斯、比利时、波斯尼亚和黑塞哥维那、保加利亚、克罗地亚、塞浦路斯、捷克、丹麦、爱沙尼亚、芬兰、法国、格鲁吉亚、德国、希腊、匈牙利、冰岛、爱尔兰、以色列、意大利、哈萨克斯坦、吉尔吉斯斯坦、拉脱维亚、立陶宛、卢森堡、马耳他、摩纳哥、黑山、荷兰、北马其顿、挪威、波兰、葡萄牙、摩尔多瓦共和国、罗马尼亚、俄罗斯联邦、圣马力诺、塞尔维亚、斯洛伐克、斯洛文尼亚、西班牙、瑞典、瑞士、塔吉克斯坦、土耳其、土库曼斯坦、乌克兰、大不列颠及北爱尔兰联合王国、乌兹别克斯坦。

世卫组织东地中海区域：阿富汗、巴林、吉布提、埃及、伊朗伊斯兰共和国、伊拉克、约旦、科威特、黎巴嫩、利比亚、摩洛哥、阿曼、巴基斯坦、卡塔尔、沙特阿拉伯、索马里、苏丹、阿拉伯叙利亚共和国、突尼斯、阿拉伯联合酋长国、也门。

世卫组织西太平洋区域：澳大利亚、文莱达鲁萨兰国、柬埔寨、中国、库克群岛、斐济、日本、基里巴斯、老挝人民民主共和国、马来西亚、马绍尔群岛、密克罗尼西亚联邦、蒙古、瑙鲁、新西兰、纽埃、帕劳、巴布亚新几内亚、菲律宾、大韩民国、萨摩亚、新加坡、所罗门群岛、汤加、图瓦卢、瓦努阿图、越南。